编委会

名誉主编：付 平

主　　编：张 凌　陈志文

副 主 编：杨莹莹　孙献坤

编　　委：王 芳　林 丽　唐 雪　代明金　李 旭
　　　　　张友福　张 敏　张雪梅　王蓓蓓　刘小兰
　　　　　杜元晨　郑 燚　赵 媛　张玲溪　陈 芳
　　　　　周圣瑜　范 晴　施 宇　李 洋　李森淼
　　　　　王 瑶　范思凡　刘 悦　代艺璇　代 礼
　　　　　彭蓝岚　杨星宇　陈昕宇　马瑗梅　何映颖
　　　　　王川妹　张 胜　强靖雅　樊 夏

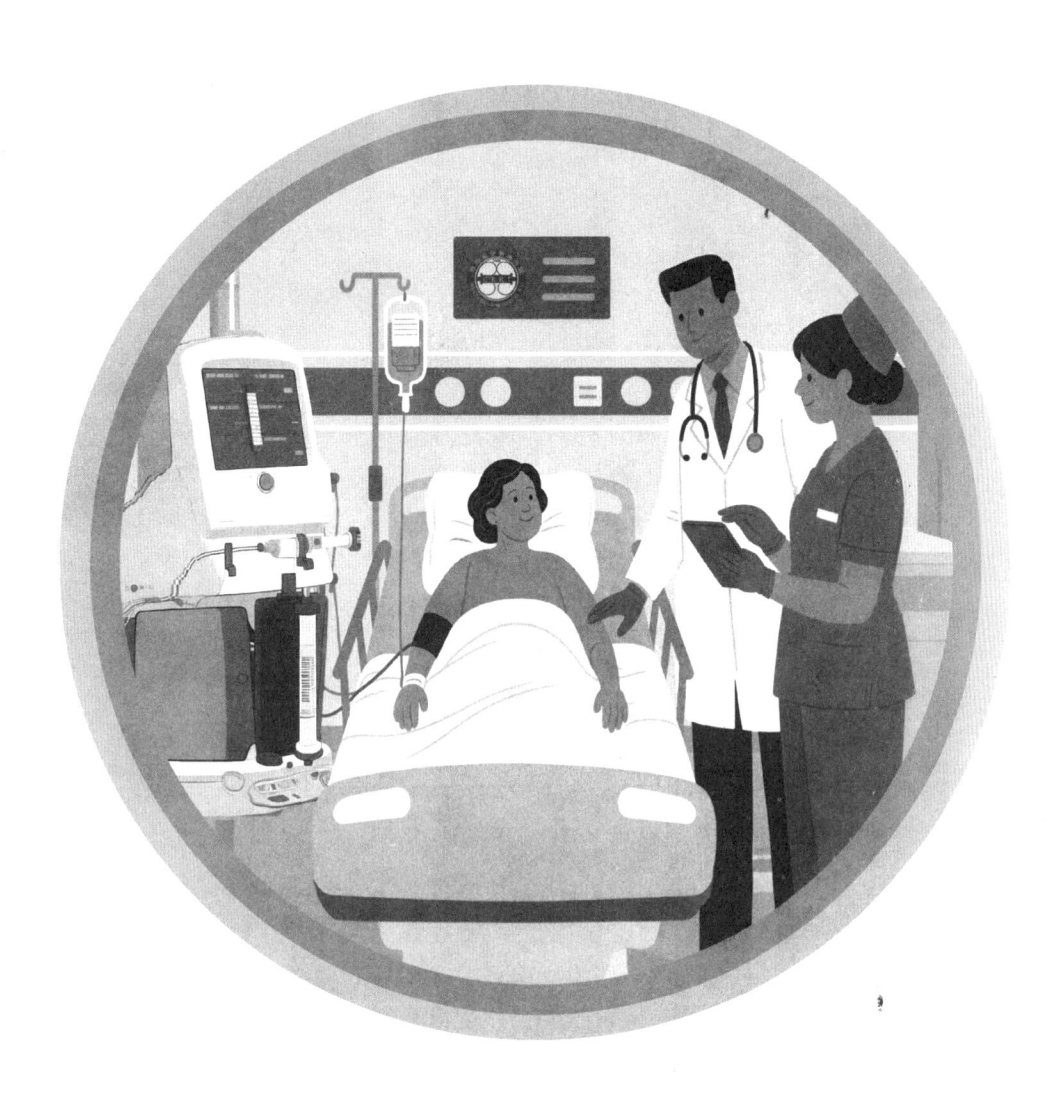

主编◎张 凌 陈志文

连续性肾脏替代治疗护理（图解版）

四川大学出版社

图书在版编目（CIP）数据

连续性肾脏替代治疗护理：图解版 / 张凌，陈志文主编． -- 成都：四川大学出版社，2025．7（2025.8重印）．-- （专业护理系列丛书）． -- ISBN 978-7-5690-7965-4

Ⅰ．R473.6-64

中国国家版本馆CIP数据核字第2025HM2743号

书　　名：	连续性肾脏替代治疗护理（图解版）
	Lianxuxing Shenzang Tidai Zhiliao Huli（Tujie Ban）
主　　编：	张　凌　陈志文
丛 书 名：	专业护理系列丛书

选题策划：	许　奕
责任编辑：	许　奕
责任校对：	张　澄
装帧设计：	裴菊红
责任印制：	李金兰

出版发行：	四川大学出版社有限责任公司
	地址：成都市一环路南一段24号（610065）
	电话：（028）85408311（发行部）、85400276（总编室）
	电子邮箱：scupress@vip.163.com
	网址：https://press.scu.edu.cn
印前制作：	四川胜翔数码印务设计有限公司
印刷装订：	成都市川侨印务有限公司

成品尺寸：	185mm×260mm
印　　张：	14.5
字　　数：	268千字

版　　次：	2025年7月 第1版
印　　次：	2025年8月 第2次印刷
定　　价：	76.00元

本社图书如有印装质量问题，请联系发行部调换

版权所有 ◆ 侵权必究

扫码获取数字资源

四川大学出版社
微信公众号

前 言

连续性肾脏替代治疗（continuous renal replacement therapy，CRRT）是指一组体外血液净化的治疗技术，是所有连续、缓慢清除水分和溶质的治疗方式的总称。近年来，随着CRRT技术和理论的不断发展，CRRT不仅仅局限于替代功能受损的肾脏，已经从单纯的肾脏替代治疗向多器官支持治疗转变，成为急危重患者救治的重要支持手段之一。

CRRT技术平台既具有连续性静脉-静脉血液滤过（continuous veno-venous hemofiltration，CVVH）、连续性静脉-静脉血液透析（continuous veno-venous hemodialysis，CVVHD）、连续性静脉-静脉血液透析滤过（continuous veno-venous hemodiafiltration，CVVHDF）等基础模式，也具有双重血浆分子吸附系统（double plasma molecular adsorption system，DPMAS）、双重血浆置换（double filtration plasmapheresis，DFPP）、配对血浆滤过吸附（coupled plasma filtration adsorption，CPFA）、分子吸附再循环系统（molecular absorbent recirculating system，MARS）等复杂模式。

CRRT治疗模式多样、设备型号性能各异、专业属性强、技术更新快，往往让初学者望而生畏。基于此，本书从初学者的视角，以电路图为灵感，避繁就简，用简单的图形、符号和线条，阐述系统的、可视化、可徒手绘制的CRRT诸多治疗模式，以期更好地帮助读者理解CRRT的基本原理、辨识治疗模式示意图、掌握CRRT相关知识、提高专业技能，使CRRT更好地发挥救治急危重患者的作用。本书最大的特色是原创性插图，编者将常见CRRT机型的治疗模式图解化，将知识表格化，将抽象的理论具象化，做到了图文结合。这样既增强了图书视觉效果，又使复杂的治疗模式及操作过程系统化、具体化、直观化、形象化，使知识浅显易懂。

本书主要面向CRRT专业临床教学，可作为各层级护理学员培训教材，也可作为血液净化、重症医学、急诊医学、感染性疾病及免疫性疾病等学科医护人员的参考用书，同样适用于CRRT初学者或爱好者自学。

本书的全体编者都以高度认真负责的态度参与编写工作。本书凝聚着编者对CRRT专业的热爱、对相关循证证据的探究以及对临床经验的总结。但因时间仓促和水平有限，不当之处在所难免。恳请各位CRRT医护同仁及读者多提宝贵意见和建议，以便再版时改进与完善。我们由衷地表示感谢。

最后，衷心感谢四川大学华西医院以及四川大学出版社的大力支持，感谢四川大学华西医院肾脏内科CRRT医护团队的辛勤付出，感谢为本书编写、审稿和出版辛勤付出的所有工作人员。

2025年6月于成都

目 录

第一章　CRRT概述 ································· 1
第一节　背景 ····································· 1
第二节　定义 ····································· 2
第三节　主要原理 ································· 2

第二章　CRRT设备构造 ···························· 6
第一节　动力系统 ································· 6
第二节　体外循环 ································· 7
第三节　核心组件 ································· 9
第四节　监测系统 ································ 14

第三章　CRRT教学图谱 ··························· 17
第一节　图标释义 ································ 17
第二节　图示色调 ································ 21

第四章　常见CRRT模式 ··························· 22
第一节　CRRT基础模式 ···························· 22
第二节　血液吸附 ································ 25
第三节　血浆吸附 ································ 26
第四节　双重血浆分子吸附系统 ···················· 27
第五节　血浆置换 ································ 28
第六节　双重血浆置换 ···························· 31
第七节　血浆透析滤过 ···························· 32

第八节 配对血浆滤过吸附 33
第九节 分子吸附再循环系统 35
第十节 血浆分离吸附系统 36
第十一节 体外二氧化碳清除 37
第十二节 白细胞清除疗法 39
第十三节 单向白蛋白透析 40
第十四节 重复白蛋白透析 41

第五章 常见CRRT机型 45
第一节 百特Prismaflex/PrisMax 45
第二节 贝朗Diapact/OMNI 55
第三节 旭化成PlasautoΣ 63
第四节 日机装Aquarius/Aquarius RCA 70
第五节 JMS JUN-55X 81
第六节 费森尤斯multiFiltrate/multiFiltrate PRO 93
第七节 健帆DX-10 112
第八节 山外山SWS-5000 117

第六章 胶体预冲与抗凝剂预冲 127
第一节 胶体预冲 127
第二节 抗凝剂预冲 129

第七章 液体成分与起始处方 132
第一节 液体成分 132
第二节 起始处方 135

第八章 抗凝剂 138
第一节 普通肝素 138
第二节 枸橼酸 140
第三节 低分子量肝素 142

第四节　磺达肝癸钠 ·············· 144
　　第五节　甲磺酸萘莫司他 ·············· 146
　　第六节　无抗凝剂 ·············· 148
　　第七节　其他抗凝剂 ·············· 149

第九章　报警干预 ·············· 151
　　第一节　压力报警 ·············· 151
　　第二节　空气报警、漏血报警、温度报警、平衡报警 ·············· 155
　　第三节　其他报警 ·············· 159
　　第四节　突发报警 ·············· 161

第十章　CRRT常用指标监测 ·············· 163
　　第一节　操作前准备 ·············· 163
　　第二节　操作过程 ·············· 164
　　第三节　结果解读 ·············· 173

第十一章　回血再循环与回浆 ·············· 177
　　第一节　回血再循环 ·············· 177
　　第二节　回浆 ·············· 180

第十二章　CRRT常用血管通路 ·············· 185
　　第一节　分类 ·············· 185
　　第二节　导管参数 ·············· 186
　　第三节　置管部位 ·············· 187
　　第四节　导管连接 ·············· 189
　　第五节　血管通路穿刺护理要点 ·············· 190

第十三章　CRRT导管维护 ·············· 192
　　第一节　更换敷料 ·············· 192
　　第二节　冲封管 ·············· 193

第三节 留置时间与拔管时机 195
第四节 经验分享 196

第十四章 凝血风险因素 198
第一节 血管通路因素 198
第二节 体外循环因素 198
第三节 医患因素 199

第十五章 CRRT联合ECMO治疗 201
第一节 ECMO概述 201
第二节 CRRT连接ECMO方式 202
第三节 经验分享 208

第十六章 CRRT院感防控 210
第一节 医护人员职业防护 210
第二节 CRRT设备消毒 213
第三节 CRRT耗材使用 213
第四节 CRRT医疗废物处理 214
第五节 CRRT设备存放 215

附录 中英词汇对照 216

第一章 CRRT 概述

第一节 背景

连续性肾脏替代治疗（continuous renal replacement therapy，CRRT）重要事件见表1-1-1。

表1-1-1 CRRT重要事件

年份	重要事件
古罗马时期	尿毒症患者洗热水澡，被称为最早的透析
1854年	苏格兰化学家Thomas Graham首先提出透析的概念
1913年	美国约翰·霍普金斯医院的John Abel及其同事展示火胶棉半透膜，并提出人工肾脏的概念
1926年	德国学者Hass完成透析人体实验
1945年	现代透析机之父荷兰学者William Kolff利用人工肾成功救治第一例急性肾衰竭患者
1960年	学者Scribner首次提出连续性肾脏替代治疗（CRRT）的概念
1977年	德国学者Peter Kramer首创连续性动脉-静脉血液滤过（CAVH），标志着CRRT技术的诞生
1978年	意大利学者Claudio Ronco对危重症患者实施全球首例CAVH
1979年	Bischoff和Doehr应用CVVH治疗心脏手术后急性肾衰竭患者
1982年	美国食品药品监督管理局（FDA）批准CAVH在重症监护病房（ICU）应用
1984年	南京军区总医院（现更名为中国人民解放军东部战区总医院）首次在国内介绍CAVH
1987年	复旦大学附属中山医院肾脏科廖履坦教授报道了其于1984年开展的CAVH
1990年	学者Metha等将枸橼酸抗凝应用于CRRT
1995年	第一届国际性CRRT学术会议在圣地亚哥召开（标准化CRRT技术命名）

续表 1-1-1

年份	重要事件
2004年	意大利学者Claudio Ronco提出将CRRT扩展为多器官支持治疗（MOST）
2008年	四川大学华西医院首次将成品含钙基础置换液应用于CRRT
2010年	四川大学华西医院在国际上率先提出并使用含钙置换液的简化枸橼酸抗凝技术
2020年	四川大学华西医院在国内率先实现CRRT全程化信息管理及AI技术

第二节 定义

CRRT是指一组体外血液净化的治疗技术，是所有连续、缓慢清除水分和溶质的治疗方式的总称。传统CRRT应持续治疗24小时以上，但临床上可根据患者的治疗需求灵活调整治疗时间。国内也有一些学者称之为连续性血液净化（continuous blood purification，CBP）或连续血液净化治疗（continuous blood purification therapy，CBPT）。近年来，国际上也有部分杂志及学者称之为CKRT（continuous kidney replacement therapy）。但是需要指出的是，目前，国内外学术交流中还是以CRRT这一名称较为权威和通用。随着CRRT的不断发展，CRRT已不再局限于肾脏替代治疗，已经成为多器官支持治疗（multiple organ support therapy，MOST）的重要手段。随着治疗模式的日益丰富，CRRT除传统治疗模式外，还包含血浆置换、血液吸附等能在CRRT设备上完成的多项血液净化技术。

第三节 主要原理

一、弥散

弥散（diffusion）是指在相对限定的分布空间，半透膜两侧的物质有达到相同浓度的趋势，其依靠浓度梯度，从高浓度一侧向低浓度一侧转运，见图1-3-1。转运的能量来源于物质的布朗运动。主要的驱动力是浓度梯度。小分子溶质可以借助浓度差，通过半透膜膜孔。随着分子量增加，中等分子溶质通过半透膜受到限制。小分子溶质清除的主要原理为弥散。血液透析（hemodialysis，

HD）、连续性静脉-静脉血液透析（continuous veno-venous hemodialysis，CVVHD）模式的主要原理为弥散。一般情况下，水作为常见溶剂能通过半透膜。

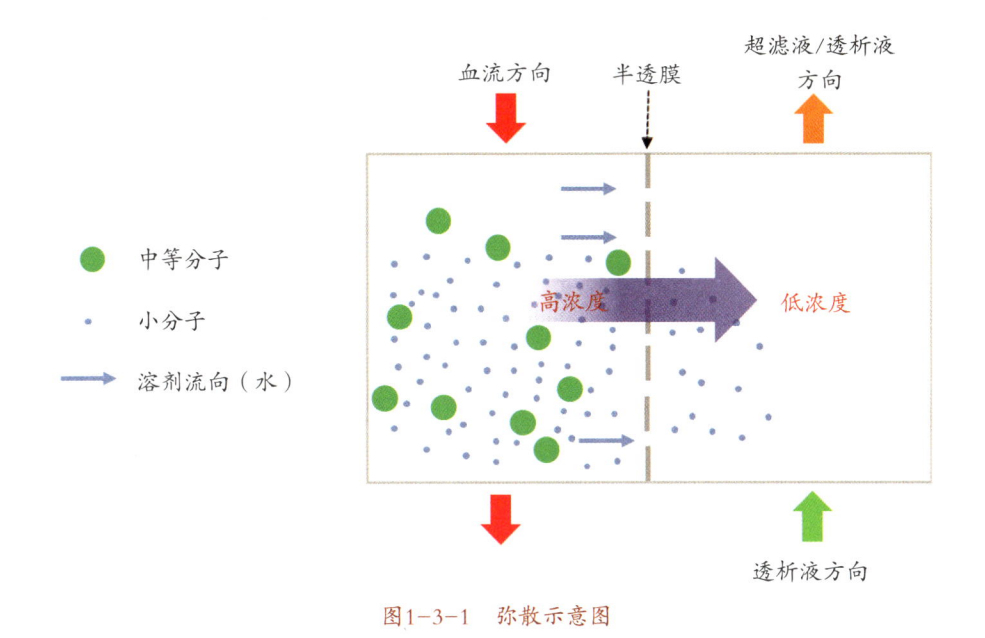

图1-3-1　弥散示意图

二、对流

对流（convection）是指在跨膜压作用下，液体及其溶质从压力高的一侧通过半透膜向压力低的一侧移动，驱动力是膜两侧的压力差，不受溶质浓度梯度的影响，见图1-3-2。相较于弥散，随着分子量的增加，对流作用清除溶质的能力占据主导地位。一般而言，血液滤过及膜式血浆置换等模式的主要原理为对流，如连续性静脉-静脉血液滤过（continuous veno-venous hemofiltration，CVVH）、血浆置换（plasma exchange，PE）等模式。

图1-3-2 对流示意图

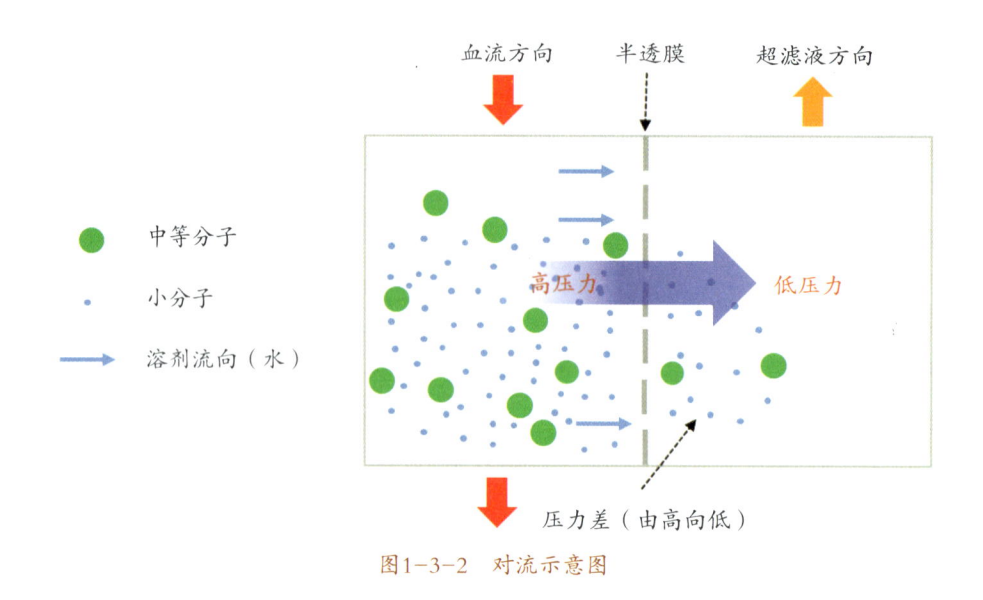

三、吸附

吸附（adsorption）利用溶质电荷、疏水性、亲水性等物理特征，用特定的吸附材料将溶质吸附清除。吸附示意图见图1-3-3。吸附所能清除的溶质大小取决于吸附材料上吸附孔径的大小。临床上常用的吸附材料主要包括活性炭和树脂。根据不同的吸附材料，吸附一般可分为非特异性广谱吸附和特异性的免疫吸附。按血液净化形式，吸附又可分为全血吸附和血浆吸附。吸附材料对溶质的吸附具有饱和性，为保证治疗效果，一般需要定期更换。临床上最常见的治疗模式为血液吸附（hemoadsorption，HA）。

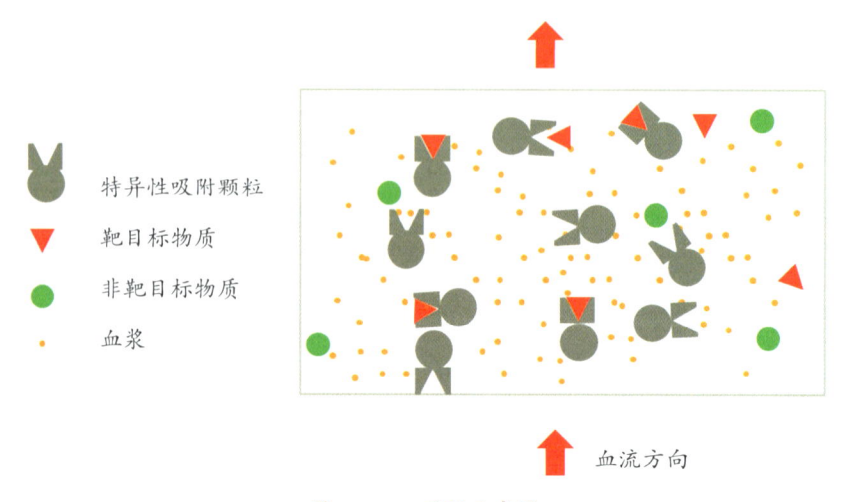

图1-3-3 吸附示意图

临床上，CRRT的原理主要为以上3种。一般而言，CRRT不同的治疗模式对应不同的原理。掌握以上溶质清除的基本原理，有利于正确选择CRRT治疗模式及采取有针对性的护理措施。

（付平　张凌　陈志文　孙献坤）

| 参考文献 |

［1］王质刚.血液净化学［M］.4版.北京：北京科学技术出版社，2016.

［2］孙仁华，黄东胜.重症血液净化学［M］.杭州：浙江大学出版社，2015.

［3］刘大为，杨荣利，陈秀凯.重症血液净化［M］.北京：人民卫生出版社，2017.

［4］丁小强，许佳瑞，沈波.重视医疗质量评价和控制　实施高质量CRRT［J］.中华医学杂志，2024，104（44）：4017-4021.

［5］邬步云，余燕婷，季大玺.连续性肾脏替代治疗在中国的发展历程与展望［J］.中国血液净化，2019，18（9）：587-590.

［6］陈香美.血液净化标准操作规程［M］.北京：人民卫生出版社，2021.

［7］血液净化急诊临床应用专家共识组.血液净化急诊临床应用专家共识［J］.中华急诊医学杂志，2017，26（1）：24-36.

［8］Claudio Ronco，张凌，陆任华，等.重症肾脏替代治疗和血液净化技术的标准化术语命名［J］.华西医学，2018，33（7）：782-796.

第二章 CRRT 设备构造

第一节 动力系统

CRRT设备的动力系统主要为蠕动泵和注射泵。

一、蠕动泵

蠕动泵通过泵轮旋转规律挤压泵管以调控治疗剂量。蠕动泵包括以下几个部分：①单泵机（血泵），主要实现全血吸附。②双泵机（血泵、废液泵），主要实现单纯超滤。③三泵机（血泵、废液泵、透析液泵/置换液泵），可实现CVVH，不能实现CVVHDF。④四泵机（血泵、废液泵、透析液泵、置换液泵），主流机型，不能实现CVVHDF模式的前后稀释。⑤五泵机（血泵、废液泵、透析液泵、置换液泵、血泵前泵/功能泵），能实现CVVHDF模式的前后稀释。⑥六泵机（血泵、废液泵、透析液泵、置换液泵、枸橼酸泵、钙泵），适用于局部枸橼酸抗凝的治疗模式，其节省外置泵，抗凝方案更精准，有利于实现治疗的联动。

二、注射泵

注射泵即抗凝剂泵，主要用于泵入抗凝剂。笔者单位常用于抗凝剂、电解质等药物的补入。机型不同，额定速率范围不尽相同。部分CRRT设备注射泵速率调整范围见表2-1-1。

表2-1-1　部分CRRT设备注射泵速率调整范围

机　型	最小速率（mL/h）*	最大速率（mL/h）
百特Prismaflex/PrisMax	2.0	20

续表 2-1-1

机 型	最小速率（mL/h）*	最大速率（mL/h）
费森尤斯multiFitrate	0.1	25
费森尤斯multiFitratePRO	0.5	25
日机装Aquarius/Aquarius RCA	0.5	15
JMS JUN-55X	0.1	15
旭化成PlasautoΣ	0.1	15
山外山SWS-5000	0.1	10
健帆DX-10	0.5	20

注：*，除0以外，可设置的最小速率。

第二节　体外循环

一、CRRT常用体外循环管路分类

CRRT常用体外循环管路分类见图2-2-1。

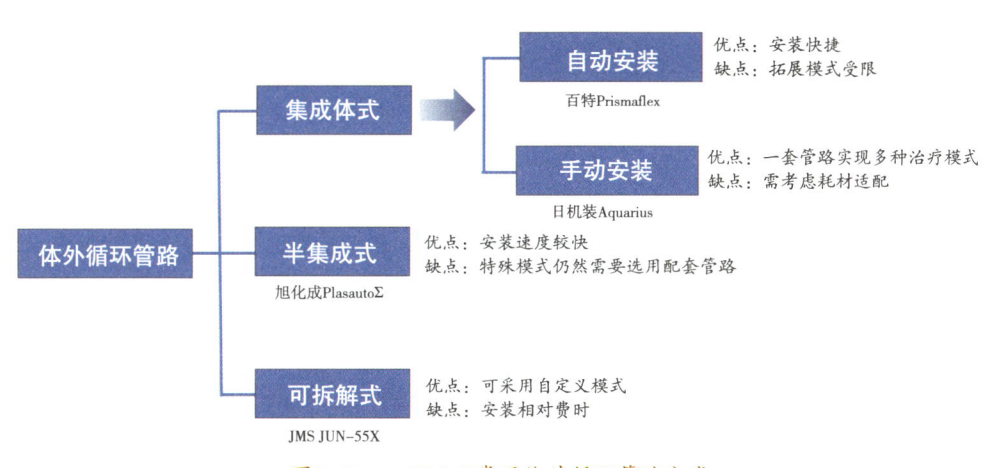

图2-2-1　CRRT常用体外循环管路分类

体外循环管路
- 集成体式
  - 自动安装　优点：安装快捷　缺点：拓展模式受限（百特Prismaflex）
  - 手动安装　优点：一套管路实现多种治疗模式　缺点：需考虑耗材适配（日机装Aquarius）
- 半集成式　优点：安装速度较快　缺点：特殊模式仍然需要选用配套管路（旭化成PlasautoΣ）
- 可拆解式　优点：可采用自定义模式　缺点：安装相对费时（JMS JUN-55X）

二、CRRT常用体外循环血路内血容量情况

CRRT常用体外循环血路内血容量情况见表2-2-1。

表2-2-1 CRRT常用体外循环血路内血容量情况

名称/型号	血路内血容量（mL）
百特AN69 M60	93*
百特AN69 M100	152*
百特AN69 ST60	93*
百特AN69 ST100	152*
百特AN69 ST150	189*
百特oXiris	189*
旭化成CRRT-CSGNL1（成人型）	69
旭化成CRRT-CPSGNL1（儿童型）	47
旭化成PE-CSGNL1（成人型）	72
旭化成PE-CPSGNL1（儿童型）	48
旭化成PA-CSGNL1（成人型）	72
旭化成DFPP-CSGNL1（成人型）	72
弗森尤斯multiFiltrate Cassette	147
弗森尤斯multiFiltrate Ci-Ca Cassette	146
弗森尤斯multiFiltrate Paed CRRT/SCUF Set	53.5
山外山TWT-CBP-01P	147
山外山TWT-CBP-03P	156
山外山TWT-CBP-04P	147
山外山TWT-CBP-05J/P	147
日机装Aquarius（成人型）	100
日机装Aquarius（儿童型）	61
日机装Aquarius RCA（成人型）	96
JMS JUN-55X（成人型）	60
JMS JUN-55X（儿童型）	38
健帆DX-10（BLS-121-DBC）	95
健帆DX-10（BLS-121-DBB）	129
健帆DX-10（BLS-701K-ZY10）	125
贝朗Diapact	128

注：*，内部容积包括滤器容积和体外循环管路容积。

第三节 核心组件

一、膜材

1. 三醋酸纤维素（cellulose triacetate，CTA）膜。

2. 聚砜（polysulfone，PSF）膜，如费森尤斯（AV600S、AV1000S）。

3. 聚醚砜（polyether sulfone，PES）膜，如日机装（HF12）。

4. 聚甲基丙烯酸甲酯（polymethyl methacrylate，PMMA）膜。

5. 聚丙烯腈（polyacrylonitrile，PAN）膜。

6. 聚丙烯腈-甲基丙烯磺酸钠（polyacrylonitrile methyl propylene sulfonate，AN69）膜，如百特M系列。

7. 聚乙烯亚胺包覆聚丙烯腈（polyacrylonitrile coated with polyethylene imine，AN69ST）膜，如百特ST系列。

8. 聚乙烯-乙烯醇共聚物（polyethylene-vinyl alcohol，EVAL）膜，如旭化成膜式血浆分离器（OP-08W）。

9. 聚苯乙烯（polystyrene，PS）膜。

10. 聚酯（polyester-polymer alloy，PEPA）膜。

滤器与纤维丝横向截面示意图见图2-3-1。

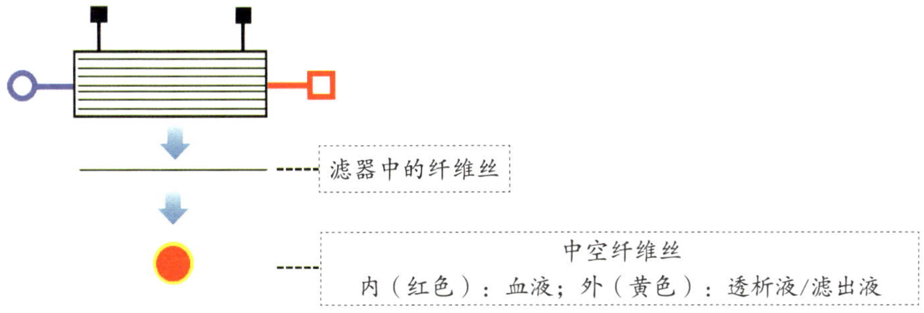

图2-3-1 滤器与纤维丝横向截面示意图

滤器纤维丝纵向截面示意图见图2-3-2。

普通膜	高通量膜	高截留膜	高通透性膜
/	膜面积大、膜孔数量多，对水通透性高，膜超滤系数多大于25 mL/（h·mmHg·m²）	膜孔径比较大，膜材的截留值接近白蛋白的相对分子质量，即66.5 kDa	膜材对溶质的通过性能取决于孔密度、平均孔径和孔的分布情况

图2-3-2 滤器纤维丝纵向截面示意图

二、分离器

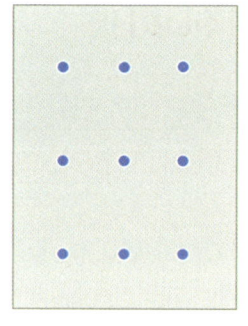

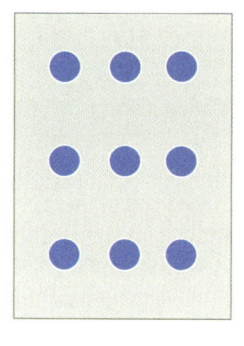

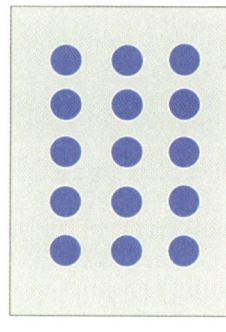

（一）血液过滤器

血液过滤器适用于CRRT基础治疗模式。常见血液过滤器参数见表2-3-1。

表2-3-1 常见血液过滤器参数

名称/型号	膜面积（m²）	内部容积（mL）	额定跨膜压（mmHg）	血流量（mL/min）
费森尤斯AV pead	0.2	18	600	/
费森尤斯AV400S	0.7	52	600	50~200
费森尤斯AV600S	1.4	100	600	100~350
费森尤斯AV1000S	1.8	130	600	200~500
百特AN69 M60	0.6	93*	450	50~180
百特AN69 M100	1.0	152*	450	80~400
百特AN69 ST60	0.6	93*	450	50~180
百特AN69 ST100	1.0	152*	450	80~400
百特AN69 ST150	1.5	189*	450	100~450
百特oXiris	1.5	189*	450	100~450
旭化成ACF-110W	1.1	66	500	/

续表 2-3-1

名称/型号	膜面积（m²）	内部容积（mL）	额定跨膜压（mmHg）	血流量（mL/min）
旭化成ACF-130W	1.3	80	500	/
旭化成ACF-180W	1.8	108	500	/
日机装HF03	0.3	32	600	/
日机装HF07+	0.8	54	600	/
日机装HF12	1.2	72	600	/
旭化成AEF-03	0.3	26	500	/
贝朗OMNI ECCO$_2$R	1.6	187*	600	10~500

注：*，内部容积包括滤器容积和体外循环管路容积。

（二）膜式血浆分离器

膜式血浆分离器适用于血浆置换、血浆吸附等。常见膜式血浆分离器参数见表2-3-2。

表2-3-2　常见膜式血浆分离器参数

名称/型号	膜面积（m²）	膜内部容积（mL）	额定跨膜压（mmHg）	血流量（mL/min）
费森尤斯P1dry	0.30	35	100	40~150
费森尤斯P2dry	0.60	67	100	80~250
旭化成OP-02W	0.20	25 [35]	60	/
旭化成OP-05W	0.50	55 [75]	60	/
旭化成OP-08W	0.80	80 [105]	60	/
百特TPE1000	0.15	71	164	50~180
百特TPE2000	0.35	125	194	100~400

注：[ ] 内示膜外部容积。

（三）膜式血浆成分分离器

膜式血浆成分分离器适用于双重血浆置换、血浆透析滤过等。常见膜式血浆成分分离器参数见表2-3-3。

表2-3-3 常见膜式血浆成分分离器参数

名称/型号	膜孔径（μm）	膜面积（m²）	膜内部容积（mL）	膜外部容积（mL）	额定跨膜压（mmHg）	主要清除物质
旭化成EC-20W	0.010	2.0	150	120	500	抗体
旭化成EC-30W	0.020	2.0	150	120	500	抗体
旭化成EC-40W	0.030	2.0	150	120	500	巨球蛋白/脂蛋白
旭化成EC-50W	0.035	2.0	150	120	500	脂蛋白

（四）吸附器

吸附器适用于全血吸附、血浆吸附治疗模式。常见吸附器参数见表2-3-4。

表2-3-4 常见吸附器参数

名称/型号	内部容积（mL）	最高使用压力（mmHg）	用途
旭化成BR350	350	500	吸附、清除胆红素、胆汁酸，适用于肝功能不全患者
旭化成TR350	350	500	吸附抗乙酰胆碱受体抗体，适用于神经免疫相关性疾病
旭化成PH350	350	500	吸附免疫复合物、风湿因子及抗DNA抗体，适用于风湿免疫性及神经免疫性疾病
健帆HA60	65±20	750	血室容量小，满足低体重患者（>11 kg，1岁）血液/血浆吸附治疗
健帆HA130	100±20	750	清除尿毒症患者体内尿毒症毒素中的中大分子毒素及与蛋白结合类毒素，如PTH、β2微球蛋白（β2-MG）、IL-6、TNF-α等
健帆HA150	120±25	750	吸附剂装量增加，毒素清除能力提升，满足体重偏高透析患者的需求，给临床提供不同的选择
健帆HA230	145±25	750	主要用于急性药物毒物中毒（含生物毒、工业毒），特别是无特效解毒剂的中毒，如有机磷中毒、巴比妥类及镇静催眠类药物中毒
健帆HA280	160±30	750	皮肤病：银屑病（牛皮癣）、天疱疮、黄褐斑、重症痤疮、重症药疹等；自身免疫性疾病：类风湿性关节炎、系统性红斑狼疮、白塞病、多发性肌炎、强直性脊柱炎、系统性硬皮病、干燥综合征等；血管炎：过敏性紫癜、ANCA相关性血管炎、荨麻疹性血管炎、结节性多动脉炎、变应性血管炎、川崎病等；蛋白结合毒素/药物等

续表 2-3-4

名称/型号	内部容积（mL）	最高使用压力（mmHg）	用途
健帆HA330	170±30	750	主要用于危重症，如脓毒血症、重症急性胰腺炎、全身炎症反应综合征、多器官功能障碍综合征等，清除患者体内炎症介质
健帆HA330-Ⅱ	170±30	750	用于清除重型肝炎患者的肝衰竭毒素，清除多种导致肝损伤的毒性物质和代谢产物，能够暂时部分替代肝脏解毒功能
健帆HA380	180±40	750	用于多器官功能障碍、多器官衰竭、急性呼吸窘迫综合征、高脂血症急性胰腺炎等危重患者的救治；通过吸附过多的炎症介质，如IL-6、IL-8、TNF-α等，调节炎症介质的失衡，改善"细胞炎症风暴"
健帆BS330	125±25	750	用于各种疾病引起的高胆红素、高胆汁酸血症
健帆KHA80	70±20	750	用于维持期血液透析患者进行血液吸附治疗，清除以β2微球蛋白为代表的尿毒症中大分子毒素
健帆DNA230	100±15	750	特异性识别和吸附患者体内DNA自身抗体，降低ANA、抗ds-DNA抗体的滴度，主要用于系统性红斑狼疮及其相关并发症
健帆CA330	185±30	750	适用于脓毒症患者的炎症早期或细胞因子风暴期，降低血液中以IL-6为代表的细胞因子的水平

注：PTH，甲状旁腺激素；IL-6，白细胞介素-6；TNF-α，肿瘤坏死因子-α；ANCA，抗中性粒细胞胞浆抗体；IL-8，白细胞介素-8；ANA，抗核抗体；ds-DNA，双链DNA。

（五）膜式氧合器

膜式氧合器用于改善患者氧合、清除其体内二氧化碳，常用于体外二氧化碳清除治疗。人工心肺机膜式氧合器的主要技术参数见表2-3-5。

表2-3-5　人工心肺机膜式氧合器*的主要技术参数

项目	产品规格			
	婴儿型	幼儿型	儿童型	成人型
患者体重（kg）	5~10	10~20	20~35	35以上
氧合室有效氧合膜面积（m²）	0.5	0.8	1.2	1.8
热交换器有效热交换面积（m²）	0.18	0.35	0.35	0.35
贮血器通透量（mL）	60	90	90	140
贮血器预充量（mL）	80	160	160	220

续表 2-3-5

项目	产品规格			
	婴儿型	幼儿型	儿童型	成人型
氧合室和热交换器血量（mL）	85	155	190	220
贮血器容量（mL）	800	2000	2000	3500
最小血流量（L/min）	0.5	1	1.5	2
最大血流量（L/min）	1.5	2	3.5	6
贮血器推荐最低血平面（mL）	160	350	350	400
残留血量（mL）	≤115	≤210	≤260	≤310
气血比	不大于1∶1			
氧气和二氧化碳转换率	在6小时内能保证每分钟通过1 L流经氧合器的血液中氧含量增加大于45 mL，二氧化碳含量减少38 mL以上			
热交换系数	0.4以上（最大血流量下）			
血液通道临床使用压力极限（MPa）	0.04			
水路临床使用压力极限（MPa）	0.2			
气道通道压力极限	开放状态			

注：*，西安西京医疗用品有限公司。

第四节 监测系统

一、压力监测

CRRT设备的压力监测器用于监测CRRT过程中的各项压力，一般分为接触式和非接触式（膜式）。接触式可能会出现被液体打湿的情况，影响监测效果。当隔离膜被破坏时，液体可能会进入机身，导致机器污染或损坏，且不利于医院感染（院感）防控。非接触式损坏后不易更换。CRRT常见的监测压力见表2-4-1。

表2-4-1 CRRT常见的监测压力

监测压力	具体内容
输入压（in-flow pressure）	又名动脉压、泵前动脉压，监测患者血管通路流出端与血泵之间的压力，反映引血情况

续表 2-4-1

监测压力	具体内容
滤器前压（pre-filter pressure）	又名泵后动脉压，监测血泵与过滤器血液入口端之间的压力，反映血流进入过滤器的通畅度
回输压（out-flow pressure）	又名静脉压、滤器流出压，监测过滤器血液出口端与患者血管通路回输端之间的压力，反映血液回流情况
超滤压（ultrafiltration pressure）	又名废液压、滤出液压，监测过滤器侧支超滤液出口与废液袋之间的压力，反映过滤器侧支流出通畅度
一级膜压（primary membrane pressure）	又名膜式血浆分离器滤出压，监测膜式血浆分离器侧支血浆出口端与分浆泵之间的压力，反映分浆通畅度
二级膜压（secondary membrane pressure）	又名血浆成分分离器入口压，监测血浆进入血浆成分分离器的压力，反映血浆成分分离器的通畅度
跨膜压（transmembrane pressure）	监测过滤器/分离器半透膜两侧间的压力差，反映过滤器/分离器横向通畅度

注：这里仅介绍常见的二级膜压释义，不同治疗模式存在差异。

二、空气监测

CRRT设备的空气监测器按照不同位置可分为两类：一类位于血液回输端，监测回输血液中是否含有空气，避免空气进入患者体内导致空气栓塞；若监测到空气，血泵停止，回输管路夹自动夹闭。另一类位于置换液/透析液补入端，监测置换液/透析液补入是否含有空气，提示更换液袋或管路附壁气泡；若监测到空气，置换液泵/透析液泵停止。

三、漏血监测

CRRT设备的漏血监测器用于监测超滤液中是否含有红细胞，避免滤器或分离器超负荷工作，造成机械性溶血或破膜，进而导致患者血细胞丢失。其工作原理是借助光学反射，极易受到强光、有色液体、管路质量等因素的影响。

四、温度监测

按照不同加温位置，加温分为血液直接加温和置换液/透析液间接加温。不同型号的CRRT设备，其加温范围设定存在一定差异。需注意，CRRT过程中，加温效果直接关乎患者舒适度和治疗质量，应予以高度重视。

五、平衡监测

CRRT设备的平衡监测有重力计量、容量计量和通量计量三种方式,其中重力计量最为常见。容量计量无需称重,通量计量所用流量计价格昂贵,所以临床上较少使用。液体平衡监测是治疗过程中的关键监测内容之一,一旦液体丢失超标,机器便会发出报警提示,甚至强制停机。

(陈志文　唐雪　孙献坤)

第三章　CRRT 教学图谱

第一节　图标释义

一、管路组件图标释义

管路组件图标释义见表3-1-1。

表3-1-1　管路组件图标释义

图标	名称	释义
	输入端	空心正方形示输入端（引血端、动脉端）
	回输端	空心圆形示回输端（回血端、静脉端）
	抗凝剂管接口	空心三角形示抗凝剂管及接口位置
	盲端接口	小实心方形示盲端接口
	采样口	空心圆加实心点示采样口
	医用三通	空心圆内由三条线段连接的三个小方形示医用三通
	"T"字形采样口	采样口加盲端接口示"T"字形采样口，旭化成Plasauto∑独有
	血路接口处	空心方形加开口矩形示血管路接口处
	单向阀	空心梯形下底延长示单向阀，从下底流向上底
	放电圈	空心方形右边延长示放电圈

续表 3-1-1

图标	名称	释义
Y	塑料夹	三叉线示管路上的塑料夹
R	调节阀	字母"R"是"Regulation"的缩写，方形加字母"R"示调节阀
▽	静脉壶	倒置的梯形示静脉壶
⌂	收集壶	子弹形示各种收集壶（动脉壶/压力缓冲壶/计量壶）；有中位线的子弹形示滴速探测器，为费森尤斯multiFiltrate Ci-Ca独有

二、机器组件图标释义

机器组件图标释义见表3-1-2。

表3-1-2 机器组件图标释义

图标	名称	释义
P	压力探测器	字母"P"是"Pressure"的缩写，空心圆加"P"示压力探测器
⊞	漏血探测器	方形中心有一条垂直线，右侧中点处有一条短水平线，示漏血探测器，垂直线可以看作"Leakage"中的字母"L"；回输管上可探测血液
△	空气探测器	空心方形中有一个三角形，右侧中点处有一条短线，表示空气探测器，三角形可以看作"Air"中的字母"A"
×	机器固有夹子	交叉线示静脉夹或机器固有夹子
⊖	断流探测器/温度控制模块/采血负压监测器	圆形和竖线示断流监测器（健帆DX-10）、温度控制模块（山外山SWS-5000）、采血负压监测器（JMS JUN-55X）
⊖	泵	半圆加小扇形示动力泵，小扇形尖端示泵的转向，又似泵的英文"Pump"的首字母"P"
—▭—	加热器	加热器

三、液体组件图标释义

液体组件图标释义见表3-1-3。

表3-1-3 液体组件图标释义

图标	名称	释义
	置换液	方形加两条竖线示置换液包装袋（紫色）
	透析液	方形加两条竖线示透析液包装袋（绿色）
	废液	方形加两条竖线示废液袋，其中一条竖线伸进方形（黄色）
	血浆	方形加两条竖线示血浆包装袋，其中一条竖线与两条短横线相交（橙色）
	生理盐水（0.9%氯化钠注射液）	方形加两条竖线示生理盐水包装袋
	枸橼酸	方形加两条竖线示枸橼酸包装袋
	碳酸氢钠	"NaHCO$_3$"是碳酸氢钠的化学分子式，一个大方形上加个小方形示瓶子
	钾/钙/钠/磷	矩形加竖线示安瓿瓶，矩形内部线条数示药物种类

四、核心组件图标释义

核心组件图标释义见表3-1-4。

表3-1-4 核心组件图标释义

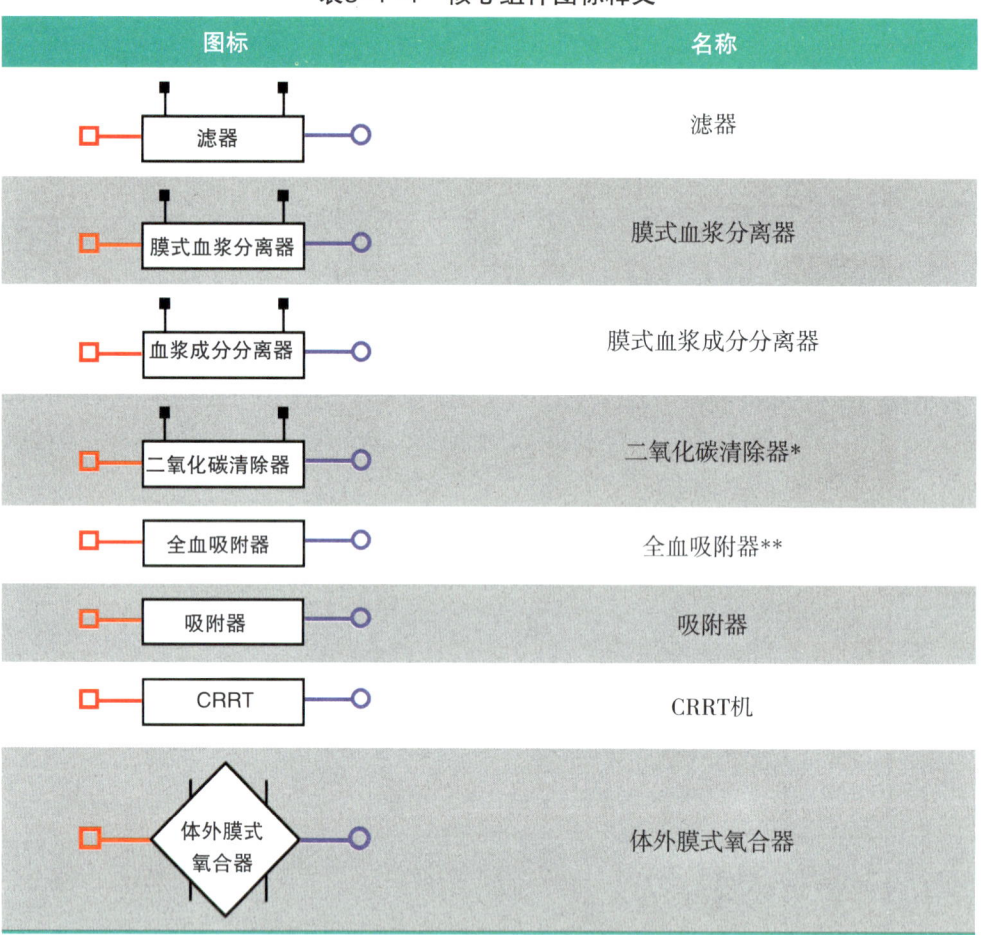

图标	名称
滤器	滤器
膜式血浆分离器	膜式血浆分离器
血浆成分分离器	膜式血浆成分分离器
二氧化碳清除器	二氧化碳清除器*
全血吸附器	全血吸附器**
吸附器	吸附器
CRRT	CRRT机
体外膜式氧合器	体外膜式氧合器

注：*，此处为与ECMO的膜肺区别，写成二氧化碳清除器。
**，此处指能进行全血吸附的吸附器，如血液灌流器。

五、其他组件图标释义

其他组件图标释义见表3-1-5。

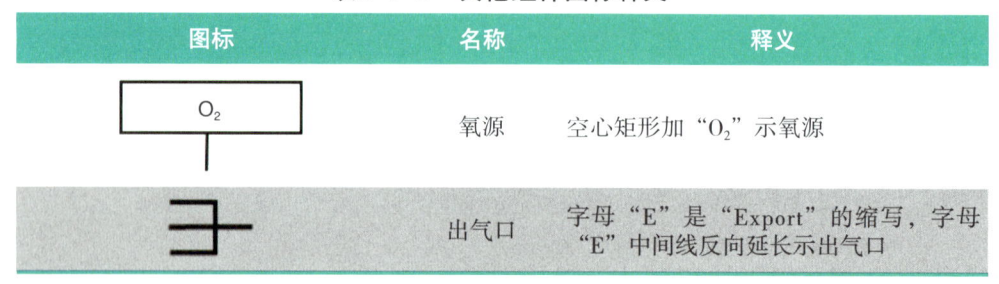

表3-1-5 其他组件图标释义

图标	名称	释义
O_2	氧源	空心矩形加"O_2"示氧源
出气口	出气口	字母"E"是"Export"的缩写，字母"E"中间线反向延长示出气口

续表 3-1-5

图标	名称	释义
▷	交叉导向	分开的三角形示单向流动，箭头所指方向是与"底边竖线"垂直的线路流向
··············	假想线	虚线示未使用或待连接的管路
- - - - - →	引导线	带方向的虚线示点位标注，辅助指引流向

第二节　图示色调

图示色调见表2-3-1。

表3-2-1　图示色调

线条颜色	RGB值	所示管路
红色线	（255，0，0）	输入管路
蓝色线	（0，0，255）	回输管路
绿色线	（0，255，0）	透析液管路
紫色线	（128，0，128）	置换液管路
黄色线	（255，255，0）	废液管路
橙色线	（255，165，0）	血浆管路
灰色线	（128，128，128）	抗凝管路
青色线	（0，255，255）	辅助管路

注：（1）原始版本为黑白色，并不影响表达效果。
（2）配备颜色可提高辨识度。
（3）标注中文可增加易读性。

（孙献坤　王芳　陈志文　张凌）

第四章　常见 CRRT 模式

第一节　CRRT基础模式

一、连续性静脉-静脉血液滤过

连续性静脉-静脉血液滤过（continuous veno-venous hemofiltration，CVVH）采用对流原理，用置换液部分或者全部补充超滤部分，达到容量管理和溶质清除的目标。置换液可以在滤器前（前稀释）和（或）滤器后（后稀释）补入。CVVH模式见图4-1-1。

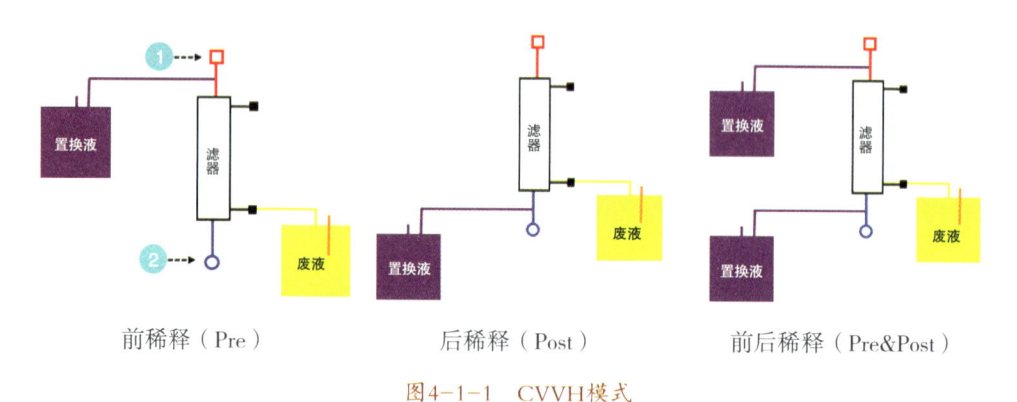

前稀释（Pre）　　　　后稀释（Post）　　　　前后稀释（Pre&Post）

图4-1-1　CVVH模式

注：点位1，输入端；点位2，回输端。

二、连续性静脉-静脉血液透析

连续性静脉-静脉血液透析（continuous veno-venous hemodialysis，CVVHD）是一种连续性血液透析的模式，血流和透析液在透析器里反向流动，采用弥散的原理净化血液。CVVHD模式见图4-1-2。连续性静脉-静脉高通量透析（continuous veno-venous high-flux hemodialysis，CVVHFD）的原理与之相同。

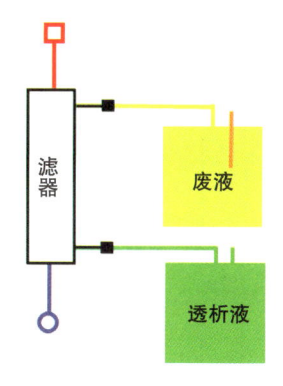

图4-1-2 CVVHD模式

三、连续性静脉-静脉血液透析滤过

连续性静脉-静脉血液透析滤过（continuous veno-venous hemodiafiltration，CVVHDF）是用置换液部分或者全部补充超滤部分，达到容量管理和溶质清除的目标。置换液可以在滤器前（前稀释）和（或）滤器后（后稀释）补入。同时，血流和透析液在滤器里反向流动。其主要采用弥散和对流两种原理净化血液。CVVHDF模式见图4-1-3。

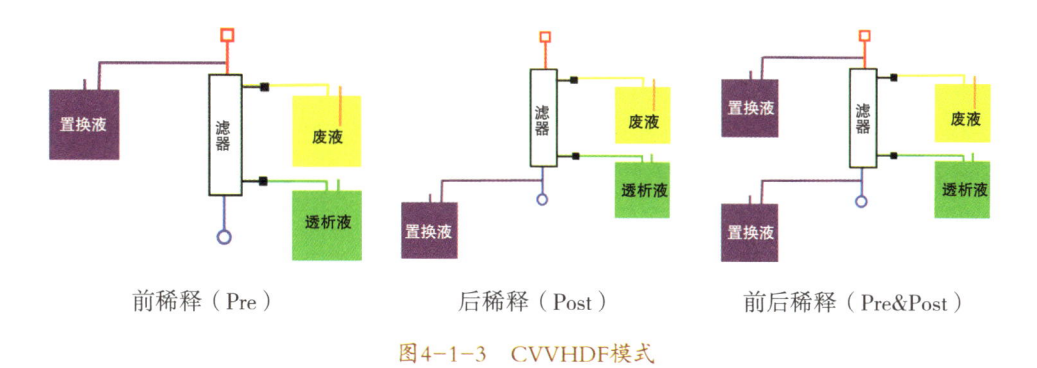

前稀释（Pre）　　后稀释（Post）　　前后稀释（Pre&Post）

图4-1-3 CVVHDF模式

四、缓慢连续超滤

缓慢连续超滤（slow continuous ultrafiltration，SCUF）主要用于以清除体内过多液体为主的治疗，但溶质清除能力极弱，既不使用置换液，也不使用透析液，常用于充血性心力衰竭患者的脱水治疗。主要原理为对流。SCUF模式见图4-1-4。

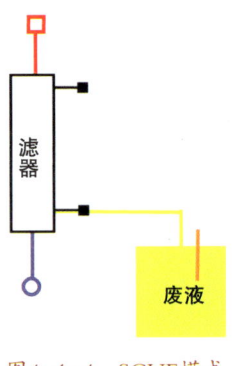

图4-1-4　SCUF模式

五、CRRT基础模式异同点

CRRT基础模式异同点见表4-1-1。

表4-1-1　CRRT基础模式异同点

比较项目	CVVH	CVVHD	CVVHDF	SCUF
主要原理	对流	弥散	弥散+对流	对流
治疗时间	持续	持续	持续	持续
血流量（mL/min）	50～200	50～200	50～200	50～200
透析液（mL/min）	/	20～30	20～30	/
置换液（mL/min）	20～30	/	20～30	/
经膜超滤（mL/h）	1500～2000	/	1000～1500	100～300
净脱水量	自定义	自定义	自定义	自定义

注：治疗剂量：持续（20～25 mL/kg/h）；间断（25～35 mL/kg/h）。
预设治疗剂量=置换液+透析液+单位脱水量。
机显治疗剂量=置换液+透析液+机显脱水量。

CRRT剂量是指单位时间内通过体外循环清除废弃物和毒素的血液的容量，通常以mL/kg/h表示。目前，对于CRRT剂量仍无统一的确定方法。临床上多采用机器流量参数，简化为废液流出量。当患者出现高血钾、严重酸碱失衡时，可能需要提高治疗剂量以增加溶质清除效率，缓解病情。如遇手术、抢救，经上级医生授权，短时间内，患者净脱水量可调整到1000 mL/h以上。此处需注意，高容量血液滤过（high-volume hemofiltration，HVHF）的治疗剂量大于35 mL/kg/h。

第二节　血液吸附

血液吸附（hemadsorption，HA）是将患者血液从体内引到体外循环系统，通过吸附器中吸附剂（活性炭、树脂等材料）与体内待清除的代谢产物、毒性物质以及药物的吸附结合清除这些物质的治疗方法，又称血液灌流（hemoperfusion，HP）。1948年，Muirhead和Reid首次发表关于HA应用的研究，他们使用离子树脂去除狗体内的尿毒症毒素。HA模式见图4-2-1。

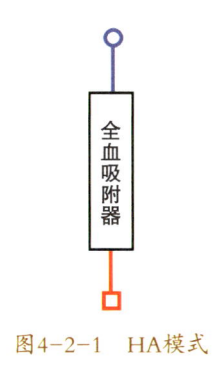

图4-2-1　HA模式

一、参数设置

1. 预冲速度为200～300 mL/min，一般预冲盐水总量为2000～5000 mL，或参照产品说明书。

2. 启动血泵时，血流速度以50～100 mL/min为宜，逐渐调至100～200 mL/min（考虑产品额定血流量，再根据抗凝方式动态调整）。

3. 吸附器中吸附材料的吸附能力与饱和速度决定了每次吸附治疗的时间。一般在2小时左右达到饱和。如临床需要，可每间隔2小时更换1个吸附器，但一次连续吸附治疗的时间一般不超过6小时。最新的临床研究表明，部分血液吸附器单次使用时长可延长至8～12小时。

二、优缺点

1. 优点：全血吸附形式，操作相对简单，适应证较广。

2. 缺点：①广谱吸附可能导致部分有益大分子丢失（如白蛋白等）；②消耗血液有形成分（如血小板等）；③降低药物有效浓度（如部分蛋白结合药物）。

三、适应证

适应证包括急性药物或毒物中毒、终末期肾脏疾病（尿毒症）、重症肝炎、系统性炎症反应综合征、重症感染（脓毒症等）以及各种自身免疫性疾病等（根据病因，选用相应型号的血液吸附器）。

第三节　血浆吸附

血浆吸附（plasma adsorption，PA）指将血液引出后先进入膜式血浆分离器，应用膜式分离技术，将血液的有形成分（血细胞、血小板）和血浆分开，血浆再进入吸附柱，通过吸附作用清除血浆中的特定物质，吸附后血浆与分离的有形成分再回输至体内。PA模式见图4-3-1。若吸附柱为一般非特异性血液吸附器，又称为血浆灌流（plasma perfusion，PP）；若吸附柱为针对胆红素及胆汁酸的吸附器，又称为胆红素吸附；若为特异性吸附致病性抗体或免疫复合物的吸附柱，又称为免疫吸附（immunoadsorption，IA），如蛋白A免疫吸附。

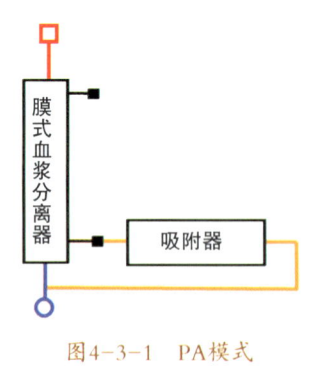

图4-3-1　PA模式

一、参数设置

1. 先全血自循环5~10分钟，观察正常后再进入治疗程序。

2. 治疗开始时，血流量一般从50~80 mL/min逐渐增加至100~150 mL/min。

3. 分离的血浆以25~50 mL/min的流速流经吸附柱吸附后回输至体内。

4. 一般单次吸附治疗的剂量为2~3倍血浆量，治疗持续时间以2~3小时为宜。若有必要，可更换1次吸附柱继续吸附，或定时、定期再进行吸附。吸附柱类型根据患者病情及治疗目的选择。

二、优缺点

1. 优点：对血细胞等血液有形成分破坏小。
2. 缺点：①耗材费用增加；②操作相对复杂；③抗凝难度较大。

三、适应证

适应证包括肝衰竭伴肝性脑病、高胆红素血症、肝衰竭伴系统性炎症反应综合征、肾脏疾病、免疫性神经系统疾病、血液系统疾病、器官移植排斥反应、脓毒血症、急性中毒、自身免疫性疾病、血脂代谢紊乱等。

第四节　双重血浆分子吸附系统

双重血浆分子吸附系统（double plasma molecular adsorption system，DPMAS）指将血液引出体外，经过一个血浆分离器，分离出来的血浆依次经过阴离子交换树脂血浆胆红素吸附柱和中性大孔树脂吸附柱，血浆中的胆红素等毒素被吸附一部分后，与血细胞等有形成分汇合回到人体。一般将阴离子交换树脂（BS330，健帆）和中性大孔树脂（HA330-Ⅱ，健帆）两种吸附剂联合应用，增加体内炎性介质、胆红素等多种物质的清除能力。DPMAS模式见图4-4-1。2013年，该技术由国内健帆生物研发。

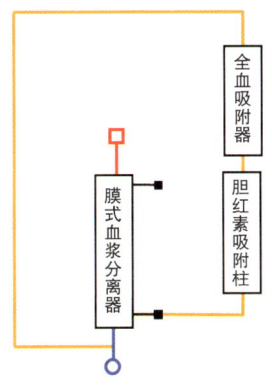

图4-4-1　DPMAS模式

一、参数设置

1. 血流量为100～150 mL/min。

2. 分离血浆速度为20～45 mL/min（血流量的20%～30%，需兼顾产品额定血浆速度）。

3. 治疗时长为2～4小时（或一般单次治疗剂量为2～3倍血浆量）。

二、优缺点

1. 优点：相对特异性吸附肝脏相关蛋白结合毒素，可迅速清除胆红素、炎性介质等，且无需外源性血浆。

2. 缺点：①费用昂贵；②操作复杂；③体外循环容量大，可能诱发低血压；④凝血风险较大；⑤对部分蛋白与凝血因子有一定的吸附作用。

三、适应证

适应证包括肝衰竭、肝衰竭前期、高胆红素血症、肝性脑病、肝移植围手术期、伴有黄疸的多器官功能障碍综合征或脓毒症等。

第五节　血浆置换

血浆置换（plasma exchange，PE）是一种清除血液中大分子物质的血液净化疗法。具体操作为将血液引出至体外循环系统，通过膜式或离心式血浆分离方法，从全血中分离并弃除血浆，再补充等量新鲜冰冻血浆或白蛋白溶液，以非选择性或选择性地清除血液中的致病因子（如自身抗体、免疫复合物、冷球蛋白、轻链蛋白、毒素等），并调节免疫系统，恢复细胞免疫及网状内皮细胞吞噬功能，从而达到治疗疾病的目的。

按不同分浆方式，血浆置换分为离心式血浆置换（centrifugal plasma exchange）和膜式血浆置换（membrane plasma exchange）两种形式。其中，膜式血浆置换依据不同治疗模式，又分为单重（单膜）血浆置换和双重（双膜）血浆置换。需要强调的是，血浆置换对于绝大多数疾病并非病因治疗，只是更迅速、有效地降低体内致病因子的浓度，减轻或终止由此导致的组织损害。因此，在进行血浆置换的同时，应积极进行病因治疗，使疾病得到有效的控制。

1952年，离心式血浆置换首次用于多发性骨髓瘤的治疗。1978年，膜式血浆置换出现并被推广。血浆置换应用到血浆分离（plasmapheresis）技术，其基本原理是对流，只是半透膜的孔径不同（孔径大小：膜式血浆分离器＞膜式血浆成分分离器＞高截留血液过滤器＞普通血液过滤器）。PE模式见图4-5-1。

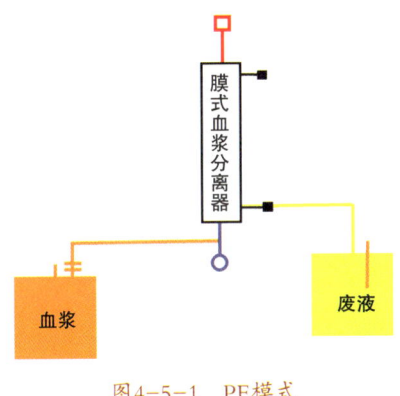

图4-5-1　PE模式

注：估算血浆容量（L）=0.065×患者体重（kg）×（1-红细胞比容）。

一、参数设置

（一）膜式血浆置换（单重）

1. 血浆置换治疗开始时，先全血自循环5~10分钟，观察情况正常后再进入血浆分离程序。全血液速度宜慢，观察2~5分钟，无反应后再以正常速度运行。

2. 通常血浆分离器的血流速度为80~150 mL/min。

3. 血浆分离速度为20~45 mL/min（一般为血流量的20%~30%）。

4. 血浆/血浆替代品补入速度等于血浆分离速度。晶体液补充量一般为丢失血浆的1/3~1/2，即500~1000 mL。

5. 治疗时长为1~2小时。单次置换剂量以患者血浆容量的1.0~1.5倍为宜，不建议超过2倍。

6. 一般血浆置换频率是每天1次或间隔1~2天1次，一般5~7次为1个疗程，或直到致病抗体转阴。同时，强调应制订个体化治疗方案。

（二）离心式血浆置换

1. 使用专用血浆离心机器。

2. 血流量为30~80 mL/min。

3. 血浆分离速度为15~30 mL/min。

4. 血浆补入速度一般等于血浆分离速度。

二、优缺点

1. 优点：①操作简单；②清除溶质谱广；③可补充凝血因子；④治疗时间相对短。

2. 缺点：①需要的外源性血浆量较大，治疗开展受血浆资源限制；②存在血浆相关不良反应及风险（如过敏、感染、血细胞破坏等）。

三、适应证

1. 消化系统疾病：急性肝衰竭、重症肝炎、肝性脑病、胆汁淤积性肝病、高胆红素血症等。

2. 血液系统疾病：多发性骨髓瘤、巨球蛋白血症、血栓性血小板减少性紫癜、溶血性尿毒症综合征、血型不合溶血、血友病等。

3. 免疫系统疾病：系统性红斑狼疮、ANCA相关性血管炎等。

4. 神经系统疾病：重症肌无力、格林-巴利综合征、慢性炎性脱髓鞘性多神经病变、多发性硬化症。

5. 肾脏疾病：局灶性肾小球硬化、ANCA相关的急进性肾小球肾炎等。

6. 心血管系统疾病：家族性高脂血症、闭塞性动脉硬化症。

7. 皮肤病：天疱疮、中毒性表皮坏死、Stevens-Johnson综合征。

8. 器官移植领域：器官移植前去除抗体（ABO血型不相容移植、免疫高致敏受者移植等）、器官移植后排斥反应等。

9. 急性中毒：部分药物中毒、生物毒素（如毒蕈类中毒、蛇咬伤、蜂蜇伤等）。

四、禁忌证

无绝对禁忌证，相对禁忌证如下：

1. 对血浆、人血白蛋白、肝素、血浆分离器、透析管路等有严重过敏史。

2. 非稳定期的心肌梗死或缺血性脑卒中。

3. 药物难以纠正的全身循环衰竭。

4. 颅内出血或重度脑水肿伴有脑疝。

5. 存在精神障碍而不能很好地配合治疗。

第六节　双重血浆置换

双重血浆置换（double filtration plasma pheresis，DFPP）在临床上也称为双膜（双重）血浆置换，指先使用血浆分离器将血浆分离出来，接着让分离出来的血浆通过孔径更小的膜式血浆成分分离器，去除含有较大分子质量的致病因子（主要由分子量和三维结构决定，如自身抗体、免疫复合物、脂蛋白等）的血浆，同时补充等量的血浆或白蛋白溶液。DFPP模式见图4-6-1。1980年，Agishi等首先提出了DFPP的原理。

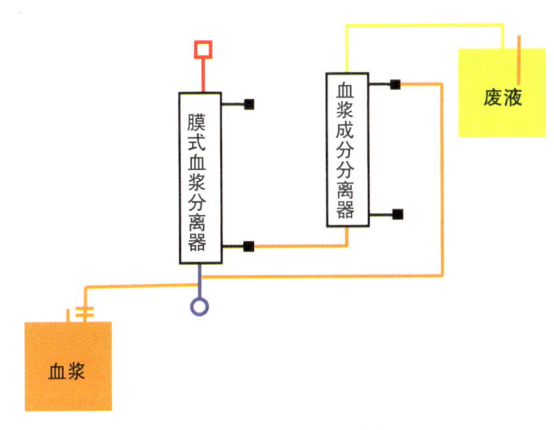

图4-6-1　DFPP模式

一、参数设置

1. 血浆置换治疗开始时，先全血自循环5~10分钟，观察情况正常后再进入血浆分离程序。全血液速度宜慢，观察2~5分钟，无反应后再以正常速度运行。

2. 通常血浆分离器的血流速度为80~150 mL/min。

3. 血浆分离速度为25~30 mL/min（血流量的20%~30%）。

4. 血浆成分分离器的血流速度为25~30 mL/min。

5. 弃浆速度与分浆速度比值为10%~30%。

6. 弃浆速度一般应与补浆速度相等。

7. 治疗时长一般在2~4小时。

二、优缺点（与单重血浆置换相比）

1. 优点：①对外源性血浆的需求量更少；②感染、过敏反应的发生概率降低；③可选择性清除血浆中大分子致病物质。

2. 缺点：①操作较复杂；②凝血风险增加，可导致费用增加；③由于补充的血浆量较少，丢失部分凝血因子。

三、适应证与禁忌证

参考单重血浆置换。

第七节　血浆透析滤过

血浆透析滤过（plasma diafiltration，PDF）是将血浆置换与血液透析滤过等结合起来联合应用的一种人工肝治疗模式。该模式通过大孔径中空纤维膜，将血液中含有蛋白结合毒素的血浆滤出膜外丢弃，再经过弥散、对流过程清除水溶性毒素，最后以外源性血浆或人血白蛋白作为置换液，与膜内保留的血液有形成分一起回输体内。PDF模式见图4-7-1。2002年，日本学者Mori T 和Eguchi Y首次报道了该技术。

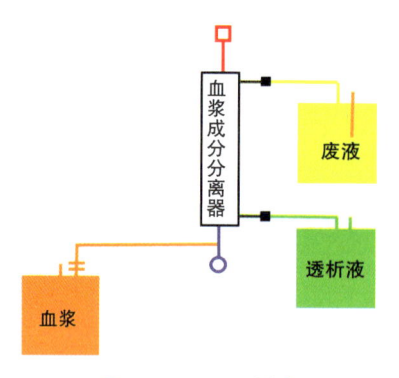

图4-7-1　PDF模式

一、参数设置

1. 血流量为100～200 mL/min（根据抗凝方式调整）。

2. 透析液速度为1000～3000 mL/h。

3. 血浆（置换液）补入速度为300～600 mL/h（后稀释）。

4. 治疗时长为6～8小时（或更长时间）。

二、优缺点

1. 优点：①清除蛋白结合毒素和水溶性毒素，补充体内缺乏的凝血因子、生物活性物质，维持电解质及酸碱平衡；②治疗后血液中毒素的反跳相对更少，避免可能出现的失衡综合征、组织水肿等并发症；③与PE相比需要的血浆量更少（可节省30%～50%的血浆），减少出现过敏反应、感染等的风险，有利于保持血流动力学稳定。

2. 缺点：①治疗开展受血浆资源限制；②存在血浆相关不良反应及风险（如过敏反应、感染等）；③可能丢失白蛋白；④治疗时间相对较长，对抗凝和护理操作要求高等。

三、适应证

适应证包括肝衰竭（尤其是合并肝性脑病）、肾功能不全、全身炎症反应综合征、中毒、电解质及酸碱平衡紊乱等。

第八节　配对血浆滤过吸附

配对血浆滤过吸附（coupled plasma filtration adsorption，CPFA）也称连续性血浆分离吸附（continuous plasma filtration coupled with adsorption），是指先利用膜式血浆分离器从全血中分离出血浆，使血浆流经吸附器，之后将处理后的血浆与血细胞混合，再经血液滤过或血液透析后回输到体内。CPFA模式见图4-8-1。CPFA可以视为血浆吸附与血液透析（HD）/血液滤过（HF）的串联。CPFA最初是20世纪90年代中期为治疗脓毒症而开发的技术。

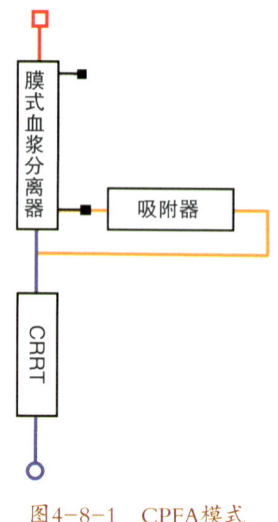

图4-8-1　CPFA模式

一、参数设置

1. 血流量为100～200 mL/min（根据抗凝方式调整）。

2. 分浆比为20%～30%。

3. 血液过滤器滤过分数控制在25%～30%。

4. 一般单次治疗量为2~3倍血浆量。

5. 单次治疗时长为4～8小时。

二、优缺点

1. 优点：血浆吸附治疗和HF/HD有机结合，可以同步清除蛋白结合毒素和水溶性毒素，广谱、连续清除血液中的致病溶质，同时调整水电解质、酸碱平衡及维持内环境稳定。在血浆吸附部分，可根据治疗目的，灵活地选用吸附器，且不需要血浆或白蛋白。HF/HD可部分清除中、小分子量的水溶性毒素，如氨、肌酐等，并能调节容量，进行肾脏支持。

2. 缺点：①护理操作复杂；②抗凝难度相对较大；③设备要求高；④治疗费用相对较高。

三、适应证

适应证包括各种原因导致的肝衰竭，也可用于伴有肾功能不全、高氨血症者，以及横纹肌溶解、烧伤、严重的自身免疫性疾病和中毒等。

第九节　分子吸附再循环系统

分子吸附再循环系统（molecular absorbent recirculating system，MARS）由3个循环构成，即血液循环、透析循环、白蛋白循环。患者血液首先通过MARS FLUX透析器（血液循环），该透析器连接一个标准透析器（透析循环），最后通过一个活性炭吸附器和一个阴离子交换树脂吸附器，实现白蛋白再生（白蛋白循环）。MARS模式见图4-9-1。1993年，德国的Stange和Mitzner两位学者首次报道该技术。

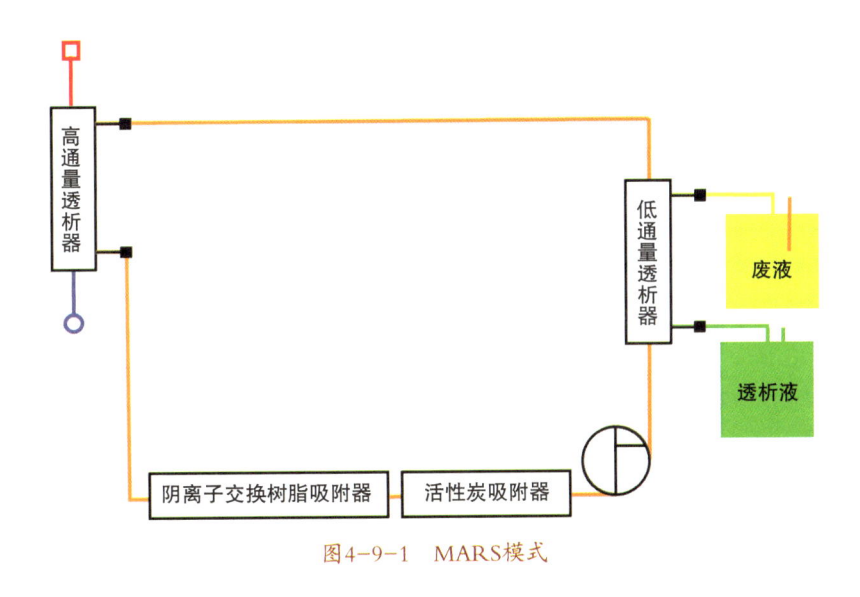

图4-9-1　MARS模式

1. 血液循环：血液首先流经MARS FLUX透析膜（模拟肝细胞膜），大分子毒素与透析膜结合转运到膜外逆流的白蛋白透析液中，被"净化"的血液回流入体内。

2. 透析循环：携带毒素的白蛋白透析液到达dia FLUX透析器（低通量透析器）与透析液交换，清除水溶性小分子物质。

3. 白蛋白循环：白蛋白透析液依次通过活性炭吸附器和阴离子交换树脂吸附器，在此处与白蛋白结合的毒素解离，释放出白蛋白，毒素被吸附而白蛋白得以再生和循环使用。

一、参数设置

1. 血流量为80～200 mL/min（根据抗凝方式调整）。

2. 白蛋白透析液速度与血流量同步。

3. 透析液速度为150～250 mL/min。

4. 10%～20%的人血白蛋白溶液600 mL。

5. 治疗时长为6～24小时，一般为6～8小时。

二、优缺点

1. 优点：①较好的生物相容性；②可以有效清除蛋白结合毒素和水溶性毒素；③调节水电解质及酸碱平衡紊乱，维持内环境稳定；④治疗相对安全、可靠，不良反应少。

2. 缺点：①需要多设备协同开展；②操作及抗凝难度大；③费用昂贵；④不能补充凝血因子。

三、适应证

适应证包括各种原因导致的急性重度肝损伤、肝衰竭，包括合并肝性脑病、肝肾综合征、多器官功能障碍综合征、原发性移植肝脏无功能等。

第十节 血浆分离吸附系统

血浆分离吸附系统（fractionated plasma separation and adsorption，FPSA）使用对白蛋白筛选系数达0.6~0.7的血浆成分分离器（膜孔筛选分子量约为250 kDa），使白蛋白结合毒素以对流方式穿过分离器膜，血浆含白蛋白成分连续被中性树脂吸附器和阴离子交换树脂吸附器处理，从而被清除。经过吸附柱纯化的白蛋白血浆成分再进入主循环，以CVVHD模式清除水溶性毒素（又称Prometheus系统）。FPSA模式见图4-10-1。1999年，Falkenhagen D首次报道FPSA。最初，Prometheus系统与FPSA略有差异，前者由后者演变而来。早期FPSA的CVVHD模式接在阴离子交换树脂吸附器之后的支路上，不在主循环。

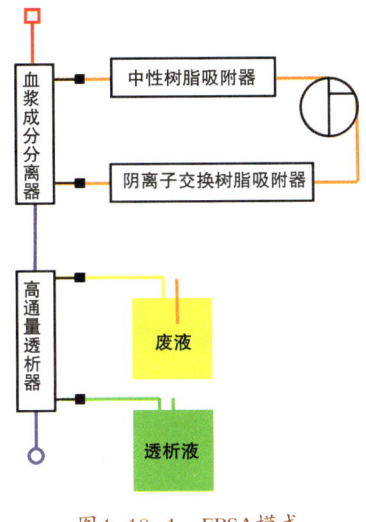

图4-10-1　FPSA模式

一、参数设置

1. 血流量为100~300 mL/min（根据抗凝方式调整）。

2. 血浆速度为90~300 mL/min。

3. 透析液速度为500 mL/min。

4. 治疗时长约6小时。

二、优缺点

1. 优点：①可同时清除蛋白结合毒素和水溶性毒素；②可实现超滤，调节内环境。

2. 缺点：①需要多设备协同开展；②操作及抗凝难度大；③费用昂贵。

三、适应证

适应证包括肝衰竭或伴肾功能不全、重型肝炎、多器官功能障碍、高胆红素血症等。

第十一节　体外二氧化碳清除

体外二氧化碳清除（extracorporeal carbon dioxide removal，$ECCO_2R$）是一种

重要的体外生命支持（ECLS）技术。它将血液引流至人工膜肺，排除CO_2后回输至体内，实现气体交换，部分替代肺通气功能，以纠正高碳酸血症和呼吸性酸中毒。该技术通过膜肺进行肺外气体交换，为患者提供呼吸支持。$ECCO_2R$又称mini-ECMO，是基于ECMO发展起来的ECLS技术。$ECCO_2R$可单独应用，也可与CRRT设备串联应用。$ECCO_2R$模式见图4-11-1。1980年，Gattinoni L等报道通过$ECCO_2R$治疗难治性急性呼吸窘迫综合征患者。

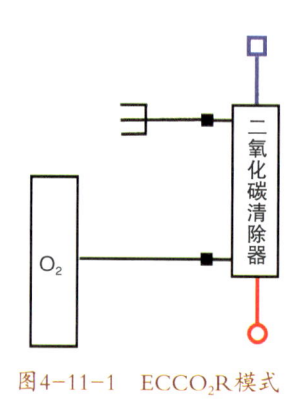

图4-11-1　$ECCO_2R$模式

注：二氧化碳清除器回输端为氧合后的动脉血。

一、参数设置

1. 血流量为200～500 mL/min（连接CRRT平台，根据抗凝方式调整）。
2. 氧气流速为8～10 L/min。
3. 治疗时长为8～12小时，根据临床情况可延长。

二、优缺点

1. 优点：①可连接CRRT平台；②相比于ECMO费用更低，操作护理难度更低。
2. 缺点：①对血管通路功能要求高；②抗凝难度相对较高。

三、适应证

适应证包括急性高碳酸血症性呼吸衰竭、急性低氧性呼吸衰竭、慢性阻塞性肺疾病、急性呼吸窘迫综合征、肺移植等待期、哮喘等合并高碳酸血症。

四、$ECCO_2R$与ECMO的比较

$ECCO_2R$与ECMO的比较见表4-11-1。

表4-11-1　$ECCO_2R$和ECMO的比较

项目	$ECCO_2R$				VV-ECMO	AV-ECMO
	极低流量	低流量	中等流量	高流量	高流量	高流量
血流量（L/min）	0.2~0.4	0.4~0.5	0.5~1.0	0.5~4.5	2.5~5.0	2.5~7.0
血管通路	静脉-静脉	静脉-静脉	静脉-静脉	动脉-静脉	静脉-静脉	动脉-静脉
导管配置	双腔导管	双腔导管	双腔导管	动脉、静脉插管	双腔导管静脉-静脉插管	动脉、静脉插管
导管型号	13 Fr	15.5 Fr	18~19 Fr	15 Fr	23~29 Fr	输入端23~29 Fr 输出端17~21 Fr
预充容量（mL）	140~160	200~300	250~350	150~250	300~500	300~500
膜面积（m^2）	0.32	0.59	0.65	1.30	1.80	1.80
CO_2清除量（初始值的%）	<25	25	50	50~60	>50	>50
O_2转移量（mL/min）	/	10	20	20~50	150~300	150~350

第十二节　白细胞清除疗法

白细胞清除疗法也称白细胞清除疗法（leukocyte apheresis，LCAP），是指利用血细胞分离机处理患者血液，分离并去除其中的白细胞（如白血病细胞或粒细胞），将其他血液成分回输至患者体内的技术。LCAP模式见图4-12-1。患者接受该项技术治疗的过程中可适当补充晶体和（或）胶体溶液。

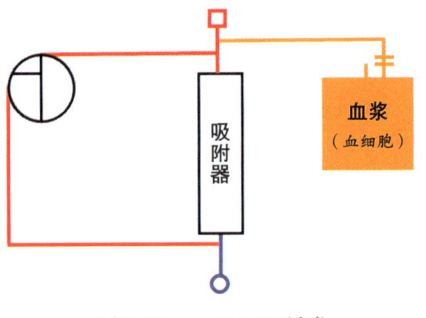

图4-12-1　LCAP模式

一、参数设置

1. 血流量为30～50 mL/min。
2. 治疗时长约1小时。

二、优缺点

1. 优点：操作相对简单，安全性较高。
2. 缺点：治疗相关不良反应包括发热、头痛、头昏、恶心、皮疹等，治疗结束后多可自行缓解。

三、适应证

适应证包括各种原因导致的严重白细胞增多症（如白血病）、溃疡性结肠炎、Crohn病等。

第十三节　单向白蛋白透析

单向白蛋白透析（single pass albumin dialysis，SPAD）是患者使用高通量透析器（白蛋白不能通过该透析器），以含白蛋白的透析液进行透析的技术。此过程能去除可通过膜孔的毒素，由于白蛋白透析液经过透析器后被直接丢弃，故又称为单通道白蛋白透析。SPAD模式见图4-13-1。20世纪90年代末，单向白蛋白透析被作为MARS的替代方案之一。

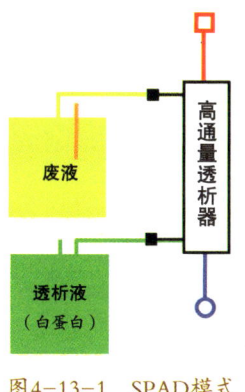

图4-13-1　SPAD模式

一、参数设置

1. 治疗模式与CVVHD类似。

2. 血流量为150～200 mL/min（根据抗凝方式调整）。

3. 白蛋白透析液速度为12～33 mL/min（700～2000 mL/h）。

4. 白蛋白透析液中人血白蛋白含量为2%～4%。

5. 治疗时长一般为6～10小时或更长。

二、优缺点

1. 优点：操作简单，容易实现（与MARS相比）。

2. 缺点：外源性白蛋白消耗量大。

三、适应证

适应证包括肝衰竭、蛋白结合率高的药物中毒等。

第十四节　重复白蛋白透析

重复白蛋白透析（repeated albumin dialysis，RAD）与SPAD相似，不同之处在于RAD重复利用含白蛋白的透析液。RAD模式见图4-14-1。

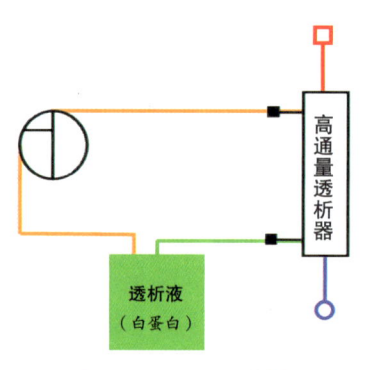

图4-14-1　RAD模式

一、参数设置

1. 血流量为150~200 mL/min（根据抗凝方式调整）。
2. 白蛋白透析液中人血白蛋白含量为2%~4%。
3. 治疗时长一般为8~12小时。

二、优缺点

1. 优点：操作简单，充分利用外源性白蛋白（与SPAD相比）。
2. 缺点：透析效果偏差（与SPAD相比）。

三、适应证

参考SPAD。

（张凌　陈志文　孙献坤　杨莹莹）

| 参考文献 |

［1］陈香美.血液净化标准操作规程［M］.北京：人民卫生出版社，2021.

［2］Kidney Disease Improving Global Outcome KDIGO. Acute kidney injury work group: KDIGO clinical practice guideline for acute kidney injury［J］. Kidney Int Suppl，2012，2：1-138.

［3］Claudio Ronco，张凌，陆任华，等.重症肾脏替代治疗和血液净化技术的标准化术语命名［J］.华西医学，2018，33（7）：782-796.

［4］Macedo E，Cerdá J. Choosing a CRRT machine and modality［J］. Semin Dial，2021，34（6）：423-431.

［5］Nakanishi T，Suzuki N，Kuragano T，et al. Current topics in therapeutic plasmapheresis

［J］. Clin Exp Nephrol，2014，18（1）：41-49.

［6］中华医学会肝病学分会重型肝病与人工肝学组. 人工肝血液净化技术临床应用专家共识（2022年版）［J］. 临床肝胆病杂志，2022，38（4）：767-775.

［7］中华医学会感染病学分会肝衰竭与人工肝学组，中华医学会感染病学分会肝衰竭与人工肝专家委员会，国家感染性疾病临床医学研究中心，等. 人工肝血液净化系统治疗指南（2023年版）［J］. 中华临床感染病杂志，2023，16（6）：401-411.

［8］Nakae H，Igarashi T，Tajimi K. Selective plasma exchange with dialysis in patients with acute liver failure［J］. Ther Apher Dial，2012，16（5）：467-471.

［9］La Manna G，Donati G. Coupled plasma filtration adsorption：a multipurpose extracorporeal detoxification therapy［J］. Blood Purif，2018，46（3）：228-238.

［10］冯继宁，吴建新. 分子吸附再循环系统的工作原理与肝功能衰竭的治疗研究［J］. 国际消化病杂志，2008，28（2）：117-119，151.

［11］Tan H K. Molecular adsorbent recirculating system（MARS）［J］. Ann Acad Med Singap，2004，33（3）：329-335.

［12］Ronco C，Tetta C. Extracorporal blood purification：more than diffusion and convection. Does this help?［J］. Curr Opin Crit Care，2007，13（6）：662-667.

［13］Rademacher S，Oppert M，Jörres A. Artificial extracorporeal liver support therapy in patients with severe liver failure［J］. Expert Rev Gastroenterol Hepatol，2011，5（5）：591-599.

［14］Mitzner S，Klammt S，Stange J，et al. Albumin regeneration in liver support-comparison of different methods［J］. Ther Apher Dial，2006，10（2）：108-117.

［15］Dong J，Zhang M，Yang X，et al. Fractionated plasma separation and adsorption integrated with continuous veno-venous hemofiltration in patients with acute bipyridine herbicide poisoning［J］. Ren Fail，2024，46（2）：2374013.

［16］Boyle A J，Sklar M C，McNamee J J，et al. Extracorporeal carbon dioxide removal for lowering the risk of mechanical ventilation：research questions and clinical potential for the future［J］. Lancet Respir Med，2018，6（11）：874-884.

［17］Kaushik M，Wojewodzka-Zelezniakowicz M，Cruz D N，et al. Extracorporeal carbon dioxide removal：the future of lung support lies in the history［J］. Blood Purif，2012，34（2）：94-106.

［18］Hanks J，Fox S，Mehkri O，et al. On the horizon：extracorporeal carbon dioxide removal［J］. Cleve Clin J Med，2022，89（12）：712-718.

[19] Cappadona F, Costa E, Mallia L, et al. Extracorporeal carbon dioxide removal: from pathophysiology to clinical applications; focus on combined continuous renal replacement therapy [J]. Biomedicines, 2023, 11 (1): 142.

[20] 张凌, 李明鹏. 体外二氧化碳清除技术的临床应用进展 [J]. 西南医科大学学报, 2023, 46 (5): 369-373.

[21] d'Andrea A, Banfi C, Bendjelid K, et al. The use of extracorporeal carbon dioxide removal in acute chronic obstructive pulmonary disease exacerbation: a narrative review [J]. Can J Anaesth, 2020, 67 (4): 462-474.

[22] Giraud R, Banfi C, Assouline B, et al. The use of extracorporeal CO_2 removal in acute respiratory failure [J]. Ann Intensive Care, 2021, 11 (1): 43.

[23] Bosch T. Therapeutic apheresis—state of the art in the year 2005 [J]. Ther Apher Dial, 2005, 9 (6): 459-468.

[24] Sawada K, Muto T, Shimoyama T, et al. Multicenter randomized controlled trial for the treatment of ulcerative colitis with a leukocytapheresis column [J]. Curr Pharm Des, 2003, 9 (4): 307-321.

[25] 《治疗性血液成分单采技术标准》编写专家组. 《治疗性血液成分单采技术标准》专家共识（第2版）[J]. 国际输血及血液学杂志, 2020, 43 (5): 369-373.

[26] García Martínez J J, Bendjelid K. Artificial liver support systems: what is new over the last decade? [J]. Ann Intensive Care, 2018, 8 (1): 109.

[27] Rademacher S, Oppert M, Jörres A. Artificial extracorporeal liver support therapy in patients with severe liver failure [J]. Expert Rev Gastroenterol Hepatol, 2011, 5 (5): 591-599.

第五章 常见 CRRT 机型

第一节 百特Prismaflex/PrisMax

一、CVVH模式前稀释

百特Prismaflex CVVH模式前稀释示意图见图5-1-1。

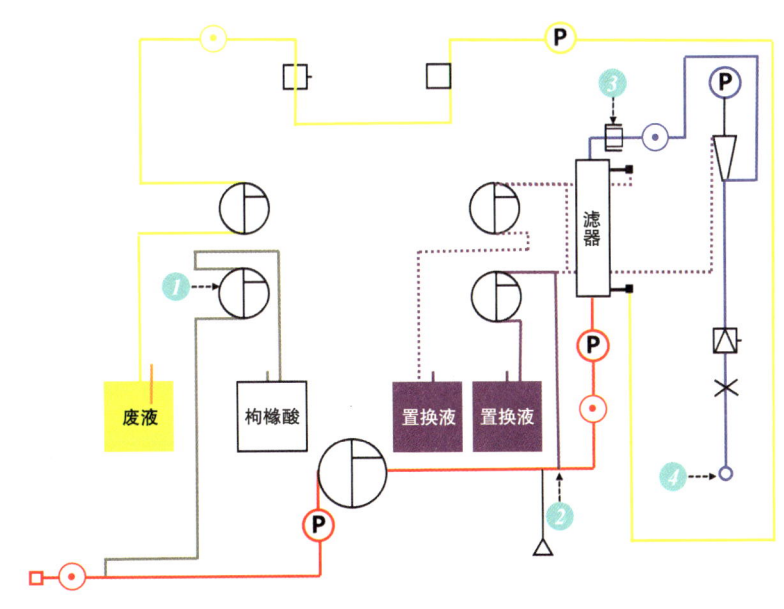

图5-1-1 百特Prismaflex CVVH模式前稀释示意图

1. 点位1示血泵前泵，无抗凝剂或全身抗凝时，可以用此泵来补入枸橼酸、碳酸氢钠、置换液等。

2. 点位2示 CVVH模式前稀释的置换液补入点位。该模式下，透析液泵不运行。

3. 点位3示血路的接口，常连接一次性使用三通旋塞（三通）和一次性使用单向阀输液接头（单向阀）作为钾剂、钠剂、磷剂、碳酸氢钠、抗凝剂的补入点位。

4. 点位4示局部枸橼酸抗凝状态下，可在回输末端连接三通，作为钙剂补入点。钙剂也可使用CRRT设备自带的注射泵或外置微量泵持续泵入。

5. CVVH模式前稀释可降低滤器内血液黏稠度，减缓滤器凝血。

6. 百特Prismaflex机器在CVVH模式中可灵活切换前后稀释方式及补液比例。

7. 百特PrisMax机器兼容Prismaflex配套耗材，本节以Prismaflex为例进行展示。

二、CVVH模式后稀释

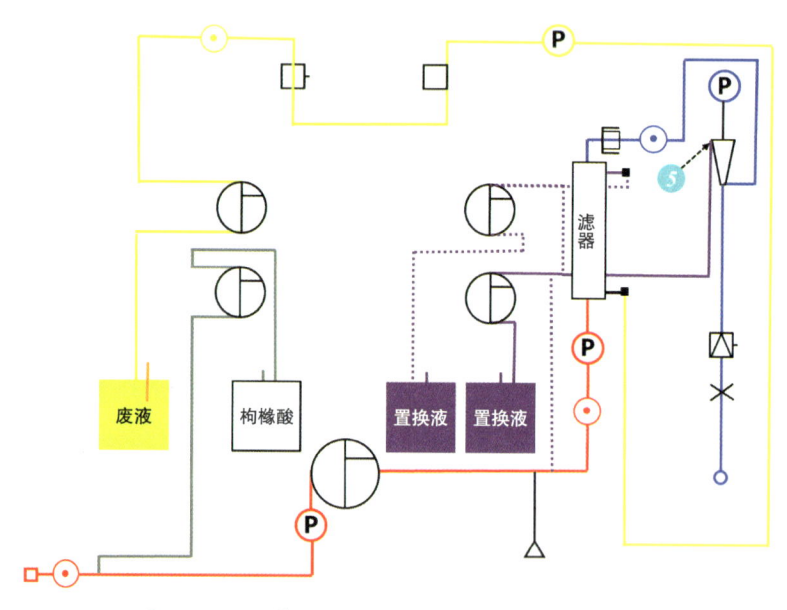

百特Prismaflex CVVH模式后稀释示意图见图5-1-2。

图5-1-2　百特Prismaflex CVVH模式后稀释示意图

1. 点位5示CVVH模式后稀释的置换液补入点位。

2. CVVH模式后稀释有利于稀释静脉壶内血液，避免静脉壶血液高度浓缩，可减缓静脉壶血栓形成。

3. 百特Prismaflex机器的静脉壶具有独有的无气血界面设计，能有效隔绝血液与空气接触，降低凝血风险。

4. 百特Prismaflex机器的静脉壶中的回旋血流设计，能有效排出血液中的气泡，减少空气报警及空气栓塞的发生，减少血流瘀滞，预防凝血。

三、CVVH模式前后稀释

百特Prismaflex CVVH模式前后稀释示意图见图5-1-3。

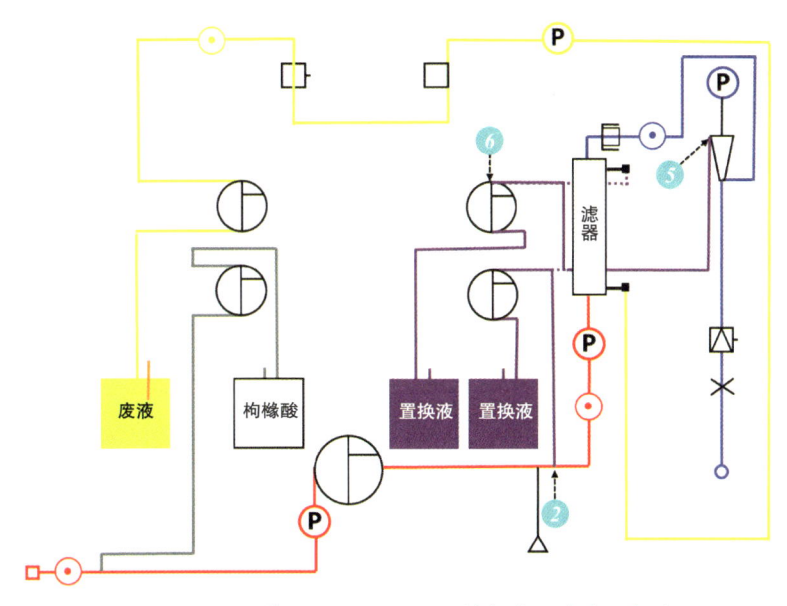

图5-1-3 百特Prismaflex CVVH模式前后稀释示意图

1. 点位6示置换液泵/透析液泵，完成置换液后稀释，补入点位在点位5。
2. 点位2示置换液前稀释补入点位，由置换液泵提供动力。
3. 此模式下，根据临床需求可调节置换液前后稀释的比例，侧重选择性保护滤器或静脉壶。

四、CVVHD模式

百特Prismaflex CVVHD模式示意图见图5-1-4。

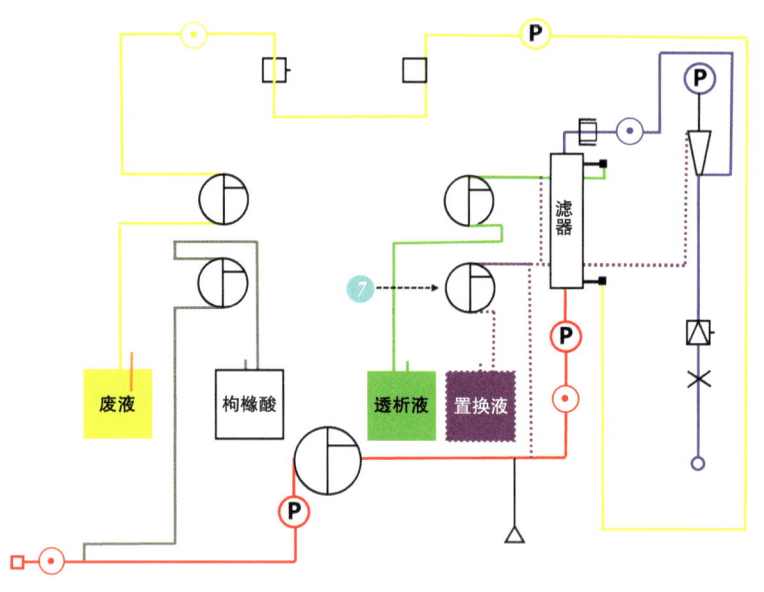

图5-1-4　百特Prismaflex CVVHD模式示意图

1. 点位7示置换液泵，在CVVHD模式时是静止的。

2. 此模式下，溶质清除原理以弥散为主，对小分子溶质清除较有优势，如高钾血症，单位时间治疗剂量越大，钾离子单位时间内的清除效率越高。

五、CVVHDF模式前稀释

百特Prismaflex CVVHDF模式前稀释示意图见图5-1-5。

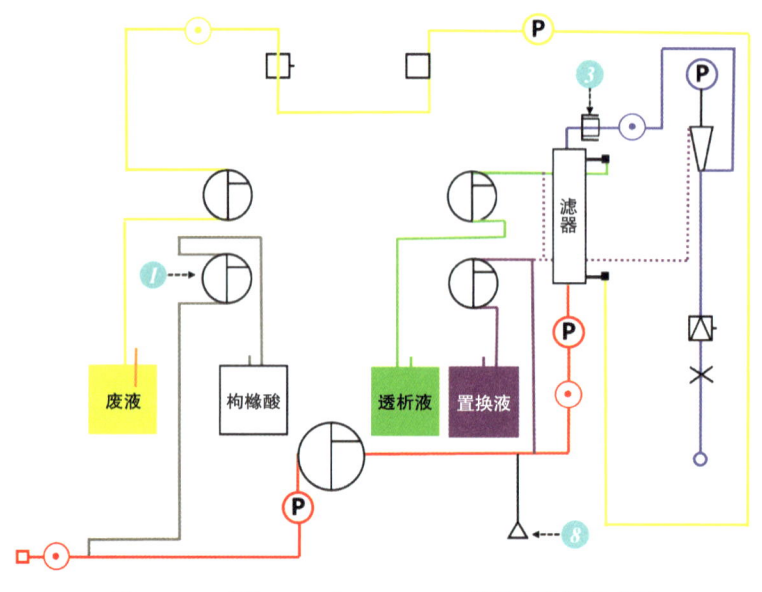

图5-1-5　百特Prismaflex CVVHDF模式前稀释示意图

1. 点位8示抗凝剂管接口点位，可用于普通肝素、低分子量肝素、甲磺酸萘莫司他等抗凝剂的补入。低分子量肝素从点位3补入（笔者单位常用）。点位8为正压接口，在治疗过程中，更换注射器时注意防止血液反流，同时观察剂量泵入是否准确。在此点位百特Prismaflex管路配备有单向阀可有效避免反流的现象。笔者单位常用点位8补入钾剂。若要泵入其他药品，注意此机器剂量调节范围为2~20 mL/h。

2. 若不使用血泵前泵（点位1），可以悬挂生理盐水或置换液（便于更改抗凝方式）。

六、CVVHDF模式后稀释

百特Prismaflex CVVHDF模式后稀释示意图见图5-1-6。

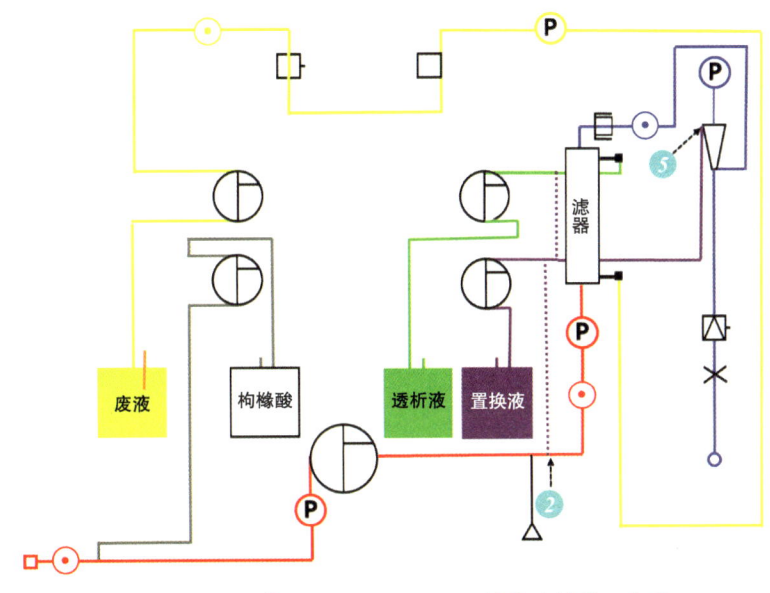

图5-1-6　百特Prismaflex CVVHDF模式后稀释示意图

在CVVHDF模式后稀释过程中，补入置换液，由前稀释的点位2更换到点位5，即置换液后稀释补入点位。

七、CVVHDF模式前后稀释

百特Prismaflex CVVHDF模式前后稀释示意图见图5-1-7。

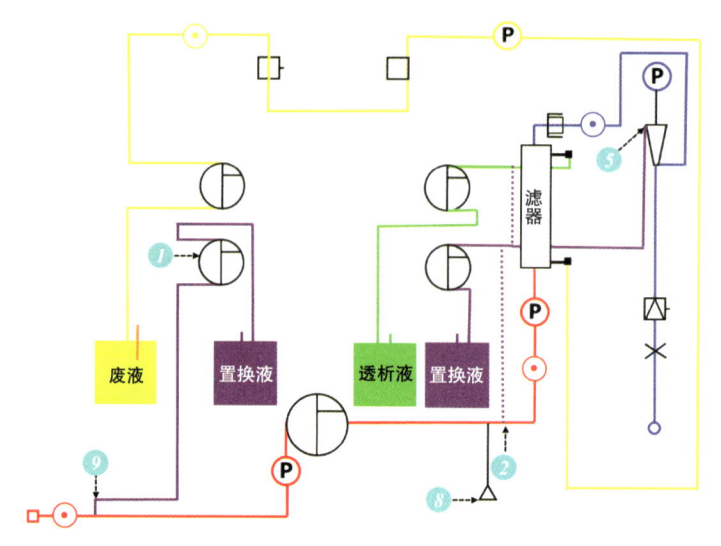

图5-1-7　百特Prismaflex CVVHDF模式前后稀释示意图

1. 在CVVHDF模式中，点位2不能补入置换液，而是从点位9补入置换液（前稀释）、点位5补入置换液（后稀释），从而实现前后稀释。点位1，血泵前泵不用于局部枸橼酸抗凝剂的补入，如需使用可用外置输液泵补入。

2. 点位8用于抗凝剂/钾剂的补入，具体同前。

3. 在无抗凝剂时，Oxiris配套多应用该模式。

八、SCUF模式

百特Prismaflex SCUF模式示意图见图5-1-8。

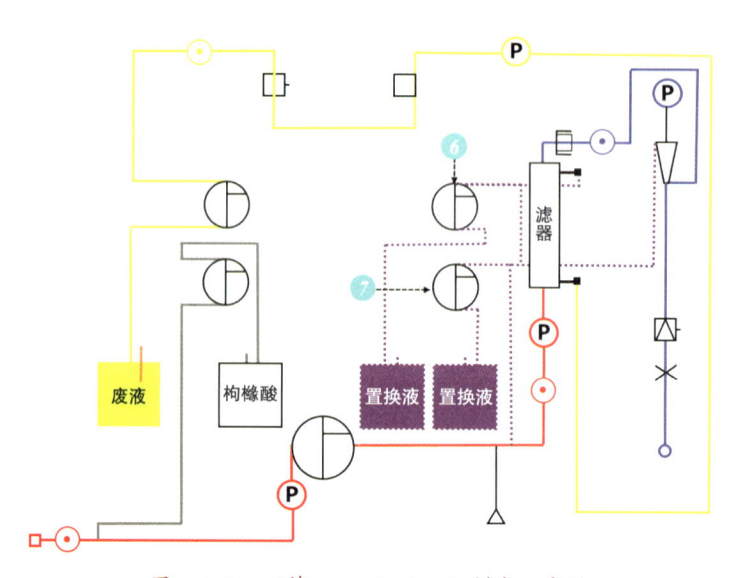

图5-1-8　百特Prismaflex SCUF模式示意图

1. 点位6和点位7分别是透析液泵和置换液泵，处于停止状态。

2. CVVH模式、CVVHD模式、CVVHDF模式下均可以调整参数，更改为SCUF模式。

3. 此模式主要以清除水分为主，允许进行血泵前泵输注。

九、HP模式

百特Prismaflex HP模式示意图见图5-1-9。

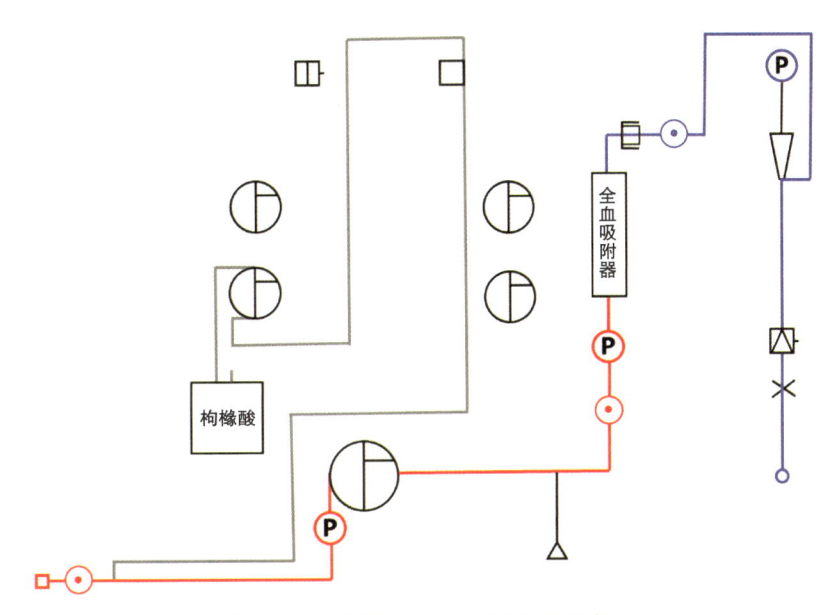

图5-1-9　百特Prismaflex HP模式示意图

1. 血泵前泵可用来补充枸橼酸、生理盐水、其他抗凝剂等。

2. 在HP模式治疗期间不能清除血泵前泵补入液体。

3. 目前，该机型进行HP治疗的相关耗材已经停产。

十、CVVHDF模式后稀释+HP

百特Prismaflex CVVHDF模式后稀释+HP示意图见图5-1-10。

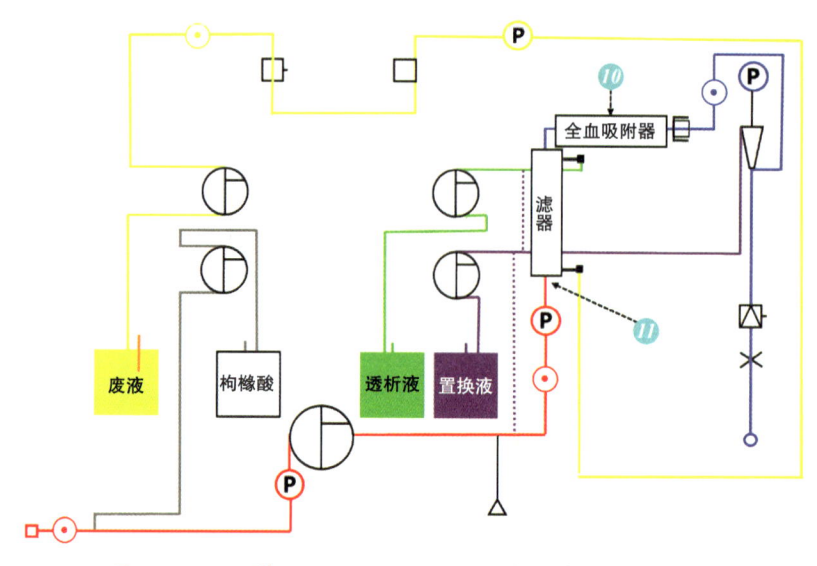

图5-1-10　百特Prismaflex CVVHDF模式后稀释+HP示意图

1. 点位10在滤器血流出口端，可串联全血吸附器。需使用辅助管路（红蓝软管）。串联时，注意吸附器血流方向。

2. 点位11可用于串联人工心肺机膜式氧合器（氧合器）。笔者单位常用此点位串联氧合器。

3. 串联血液吸附器或氧合器时，上机、下机等护理操作应严格遵循无菌操作原则。

4. 治疗过程中密切监测CRRT设备压力值和血液吸附器（氧合器）的变化，评估其是否有凝血发生，及时干预。

十一、TPE模式

百特Prismaflex TPE模式示意图见图5-1-11。

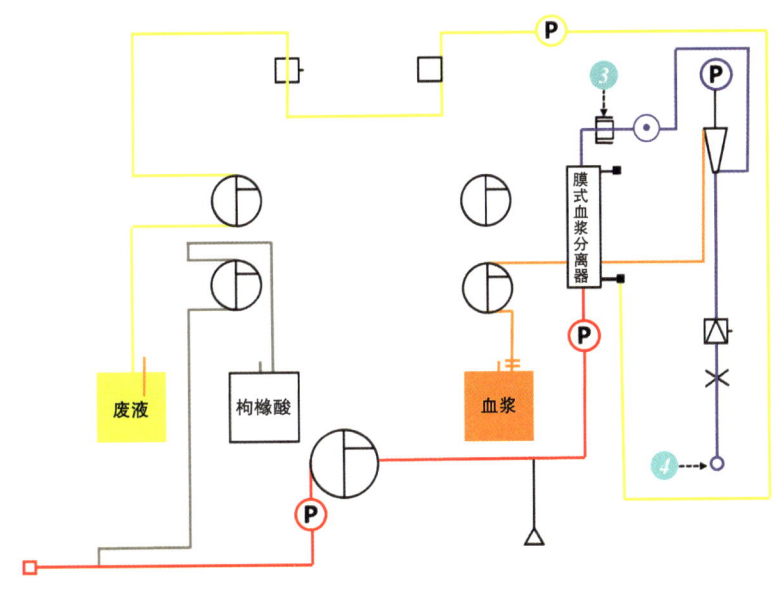

图5-1-11 百特Prismaflex TPE模式示意图

1. 点位3连接三通，用于补入地塞米松、氢化可的松等抗过敏药物。
2. 点位4连接三通，用于补入钙剂。若从点位3补入，会导致静脉壶血钙浓度升高，增加静脉壶凝血风险。
3. 在TPE模式治疗期间不能清除血泵前泵溶液量和注射器输注量。
4. 如不采用局部枸橼酸抗凝，PBP秤可悬挂生理盐水用于预冲。

十二、MARS-CVVHD模式

百特Prismaflex MARS-CVVHD模式示意图见图5-1-12。

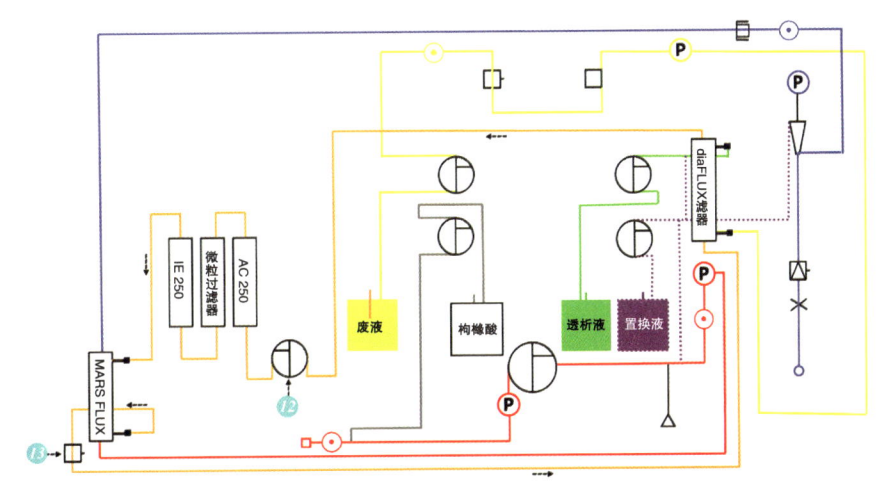

图5-1-12 百特Prismaflex MARS-CVVHD模式示意图

1. 点位12：MARS泵。

2. 点位13：MARS漏血探测器。

3. MARS FLUX滤器接在干路上。

4. DiaFLUX滤器在CRRT配套上。

5. 特别注意体外血液量。对于"体外血液量/患者血液量"比值较高的患者，在患者连接之前使用足量的置换液预冲体外循环。

十三、MARS-CVVHDF模式前稀释

百特Prismaflex MARS-CVVHDF模式前稀释示意图见图5-1-13。建议在血液循环中使用肝素化预冲溶液。切勿在白蛋白循环中使用肝素化预冲溶液，因为肝素会滞留在吸附器中，降低MARS的疗效。

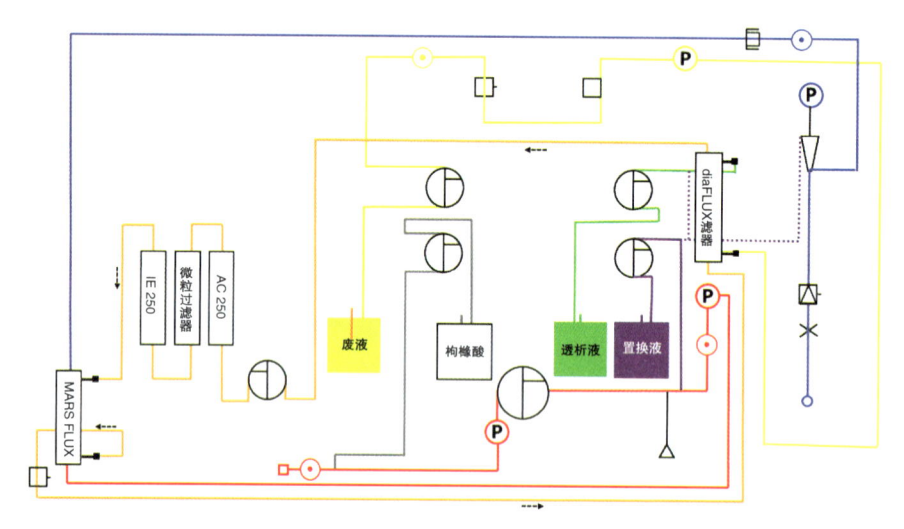

图5-1-13　百特Prismaflex MARS-CVVHDF模式前稀释示意图

十四、MARS-CVVHDF模式后稀释

百特Prismaflex MARS-CVVHDF模式后稀释示意图见图5-1-14。

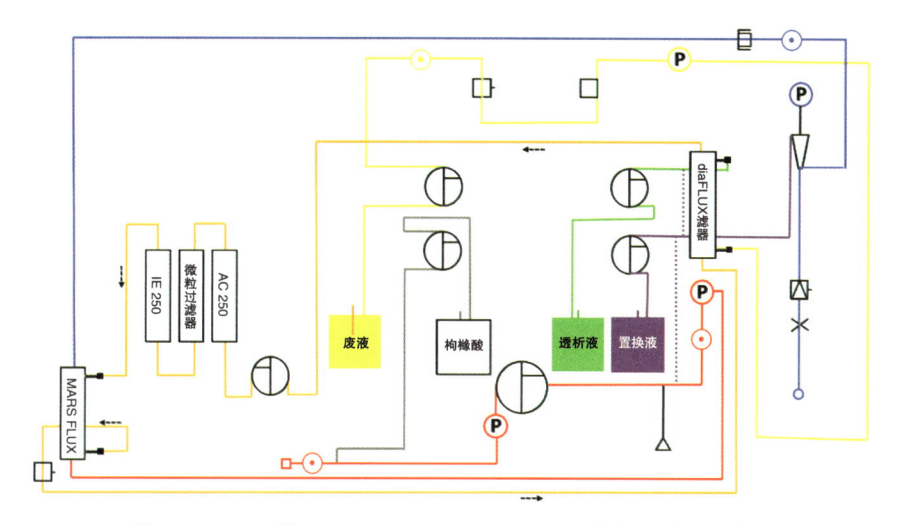

图5-1-14 百特Prismaflex MARS-CVVHDF模式后稀释示意图

（林丽　赵媛　王芳）

第二节　贝朗Diapact/OMNI

一、CVVH模式前稀释

贝朗Diapact CVVH模式前稀释示意图见图5-2-1。

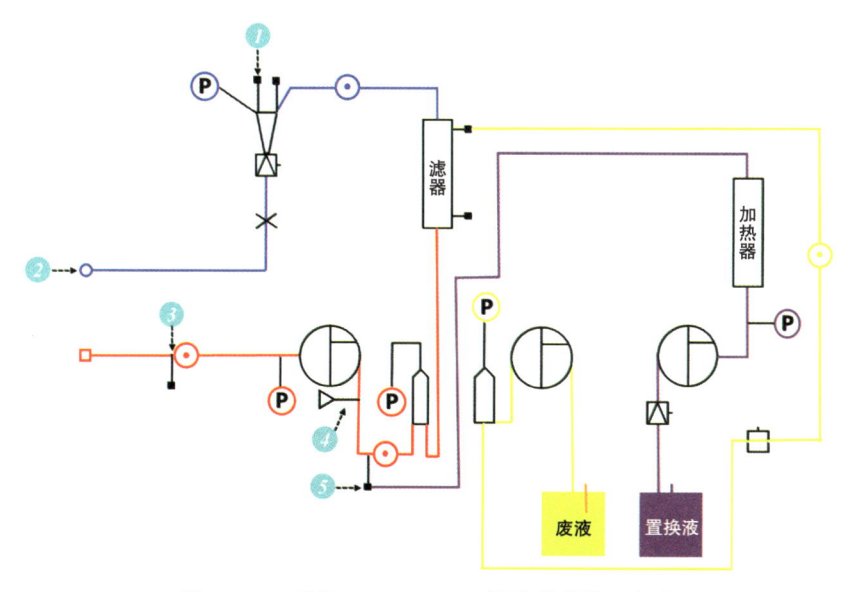

图5-2-1　贝朗Diapact CVVH模式前稀释示意图

1. 点位1示静脉壶侧支接口，可连接三通或单向阀作为钾剂、钠剂、磷剂、碳酸氢钠等的补入点。

2. 点位2：采用枸橼酸抗凝时，可在回输端连接三通作为钙剂补入点。

3. 点位3示密闭式回血时的生理盐水连接点。

4. 点位4示抗凝剂管接口点位，可用于普通肝素、低分子量肝素、甲磺酸萘莫司他等抗凝剂的补入。

5. 点位5示置换液前稀释补入点位。

二、CVVH模式后稀释

贝朗Diapact CVVH模式后稀释示意图见图5-2-2。

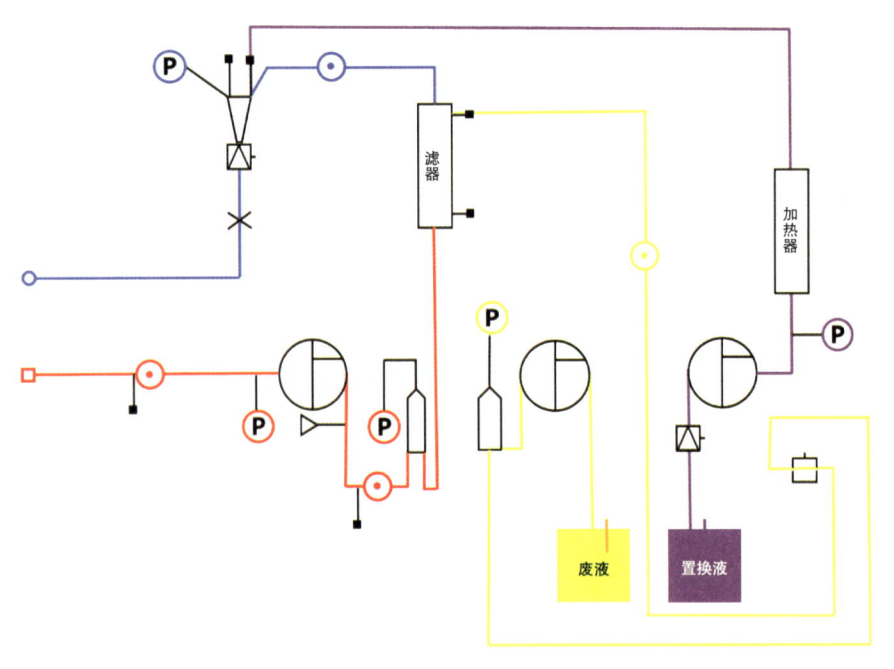

图5-2-2　贝朗Diapact CVVH模式后稀释示意图

1. 该机器有两个空气探测器，分别位于透析液泵/置换液泵下方、静脉壶下方。

2. 该机器可提供重新计时功能（持续治疗）、倒计时功能（间断治疗）。

3. 治疗过程中，如需切换模式，无需回血。

三、CVVHD模式

贝朗Diapact CVVHD模式示意图见图5-2-3。

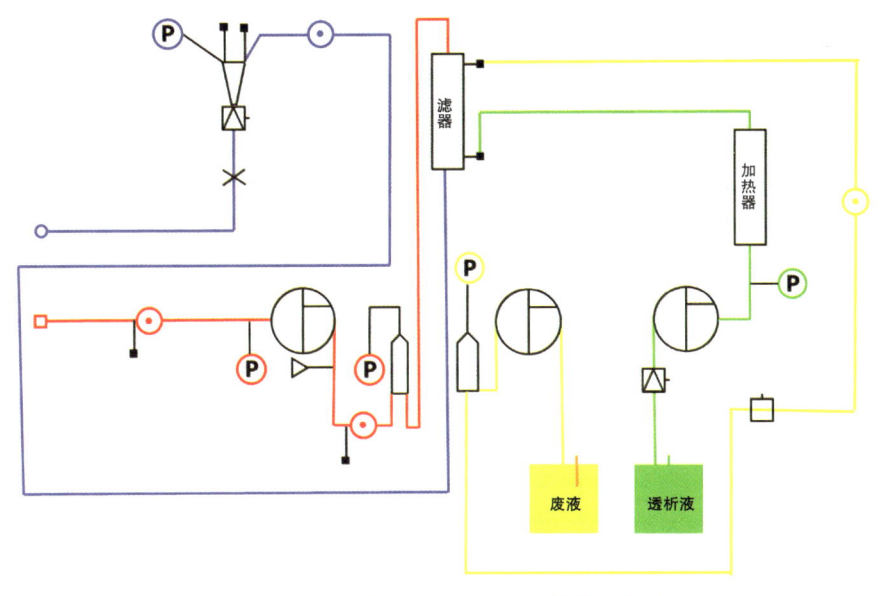

图5-2-3 贝朗Diapact CVVHD模式示意图

四、SCUF模式

贝朗Diapact SCUF模式示意图见图5-2-4。目前,临床上已较少使用此机型开展该模式治疗。

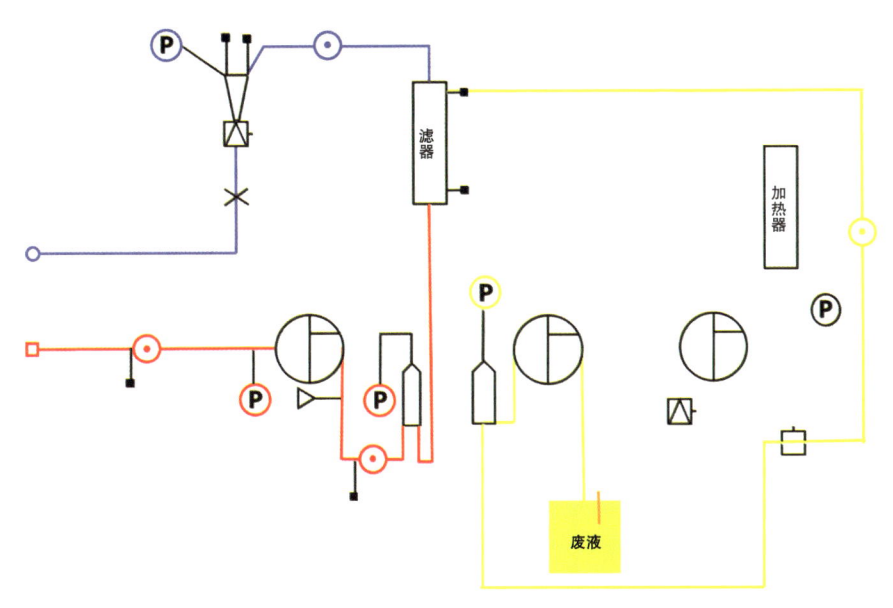

图5-2-4 贝朗Diapact SCUF模式示意图

五、PAP模式（血浆吸附/灌注）

贝朗Diapact PAP模式示意图见图5-2-5。

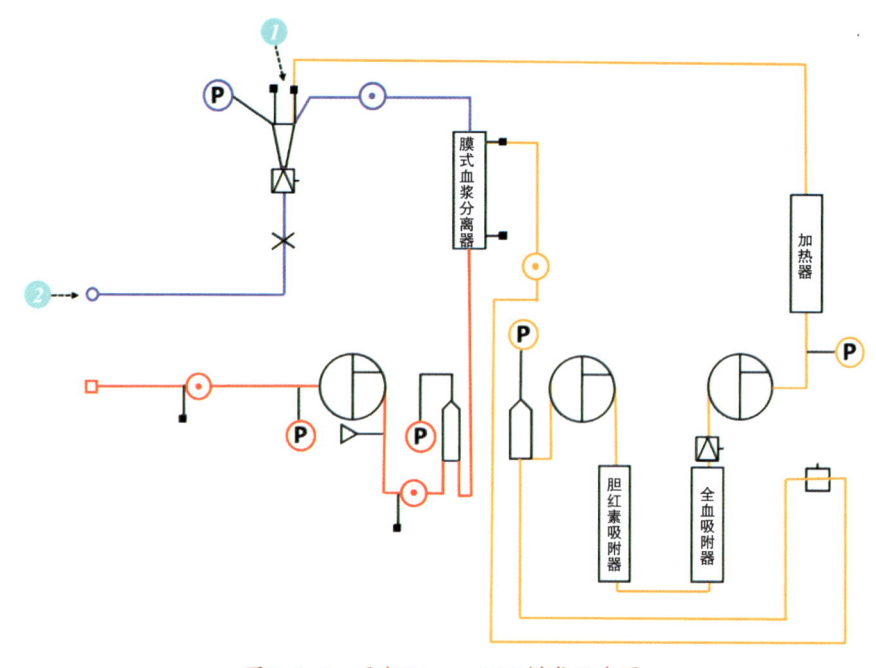

图5-2-5　贝朗Diapact PAP模式示意图

1. 点位1示静脉壶侧支，可串联三通用于补入地塞米松、氢化可的松等抗过敏药物。

2. 采用局部枸橼酸抗凝时，建议于点位2（即回输末端）串联三通，用于钙剂的持续补入。

3. 治疗中，若需临时追加钙剂、抗过敏药物、抗凝剂等，可选择点位1、点位2、回输端采样点。推荐首选点位1，操作相对简单。

4. 进行DPMAS治疗时，还可选用CVVH模式、CVVHD模式。

六、PEX模式（血浆置换）

贝朗Diapact PEX模式示意图见图5-2-6。

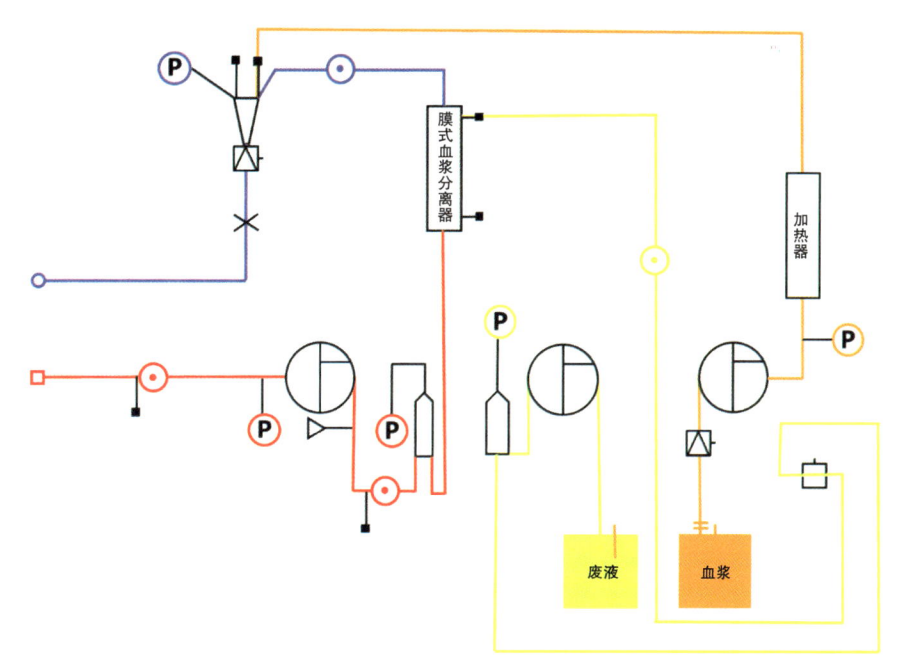

图5-2-6　贝朗Diapact PEX模式示意图

1. 补浆管路经过加热器，可进行温度管理。加温范围在0～40℃。
2. 进行PEX模式治疗时，也可选用CVVH模式、CVVHD模式。
3. 药物补入参考本节PAP模式。

七、DFPP模式

贝朗Diapact DFPP模式示意图见图5-2-7。

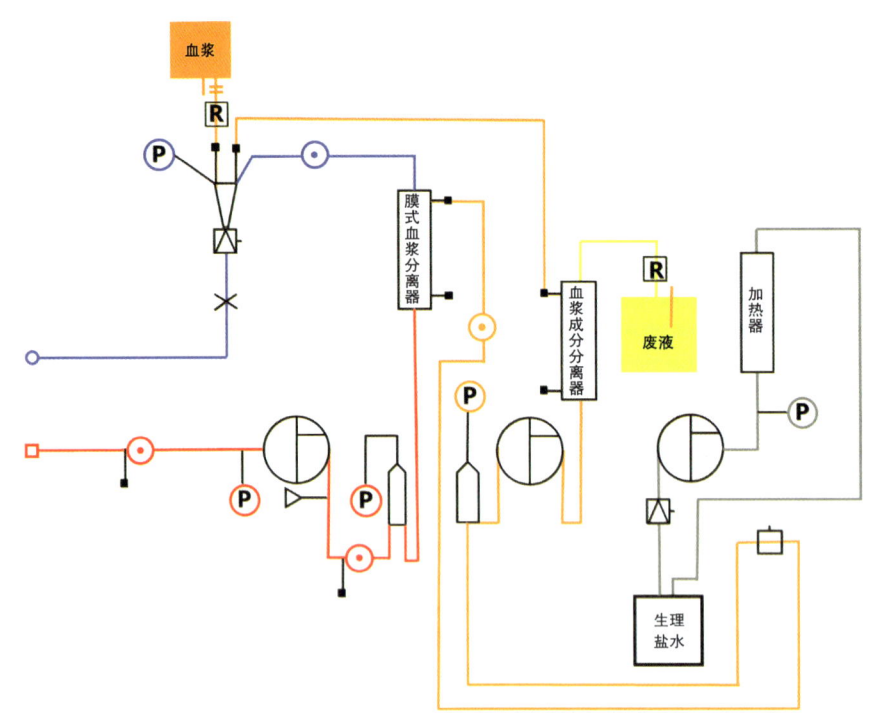

图5-2-7 贝朗Diapact DFPP模式示意图

1. 进行DFPP模式治疗时，也可选用CVVH模式、CVVHD模式。

2. 进行DFPP模式治疗时，需使用透析型人工肾一次性使用血液回路导管（双膜血浆置换辅助管路）。由于缺少二级膜入口压力监测，且借用外置输液泵或调节阀控制补浆速度、外置输液泵或调节阀控制弃浆速度，安全性和精确性有待提高，可应急使用，但笔者不推荐常规使用。治疗过程中需密切观察患者生命体征、机器各项运转参数及膜式血浆分离器、膜式血浆成分分离器的外观变化。

3. 进行DFPP模式治疗时，透析液管/置换液管需连接生理盐水袋形成自循环。

4. 药物补入参考本节PAP模式。

八、贝朗OMNI CVVHDF模式后稀释

贝朗OMNI可实现以下治疗模式：①连续性肾脏替代治疗，如SCUF、CVVH、CVVHD、CVVHDF；②血浆治疗，如TPE，抗凝方式包括肝素和局部枸橼酸抗凝。本节以贝朗OMNI CVVHDF模式后稀释为例。

贝朗OMNI CVVHDF模式后稀释示意图见图5-2-8。

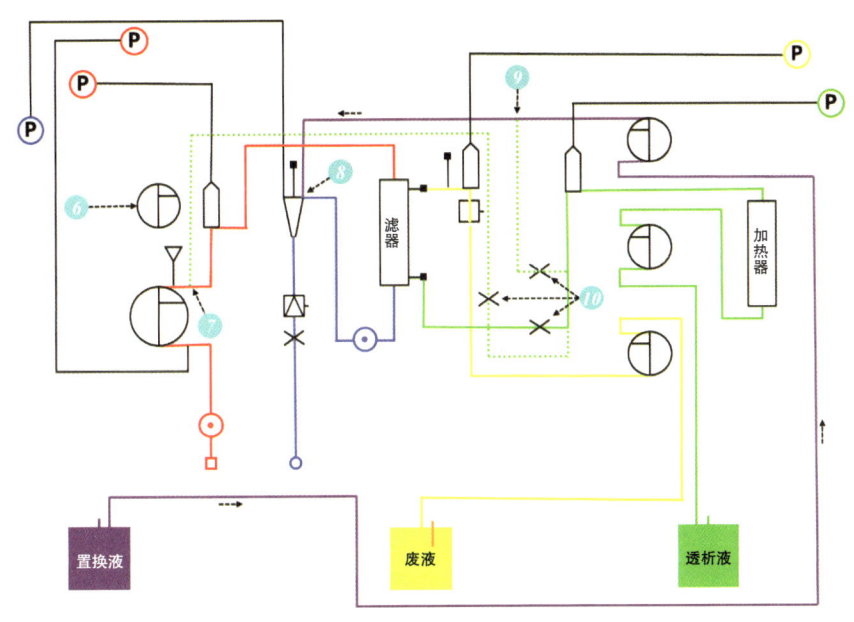

图5-2-8 贝朗OMNI CVVHDF模式后稀释示意图

1. 贝朗OMNI配套管路为一体化管路，可以自动安装。

2. 点位6示枸橼酸泵，贝朗OMNI配套可实现局部枸橼酸抗凝。

3. 点位7示置换液前稀释补入位点。

4. 点位8示置换液后稀释补入位点一（静脉壶），点位9示置换液后稀释补入位点二。

5. 点位10示三通管夹，控制液体流向。

6. CVVH模式通过设置参数可实现CVVH模式前稀释、CVVH模式后稀释、CVVH模式前后稀释。

7. 全身抗凝时，CVVH模式、CVVHD模式、CVVHDF模式可自由切换。

8. 局部枸橼酸抗凝时，可实现SUCF模式、CVVHD模式、CVVHDF模式。

9. 贝朗OMNI配有滤器前壶（动脉壶）、静脉壶、废液壶、溶液液壶（置换液/透析液），可自动调节液面或手动调节液面。

10. 置换液管、透析液管、废液管均配有双接头，可连接多个液袋，减少换袋次数。

11. 暂时抑制压力报警，尝试自动解决暂时压力问题引起的报警。

12. 屏幕保护模式下，屏幕放大显示6个重要的治疗参数：输入压（动脉压力）、回输压（静脉压力）、滤器前压、跨膜压、血流量、注射器更换时间。

13. 贝朗OMNI还提供患者护理模式（进行患者护理操作时不易触发报警）、

日间/夜间模式（控制屏幕亮度，有助于患者夜间休息）、再循环模式、实际肾剂量等。

九、贝朗OMNI CVVHDF模式后稀释+ECCO₂R

贝朗OMNI CVVHDF模式后稀释+ECCO₂R示意图见图5-2-9。

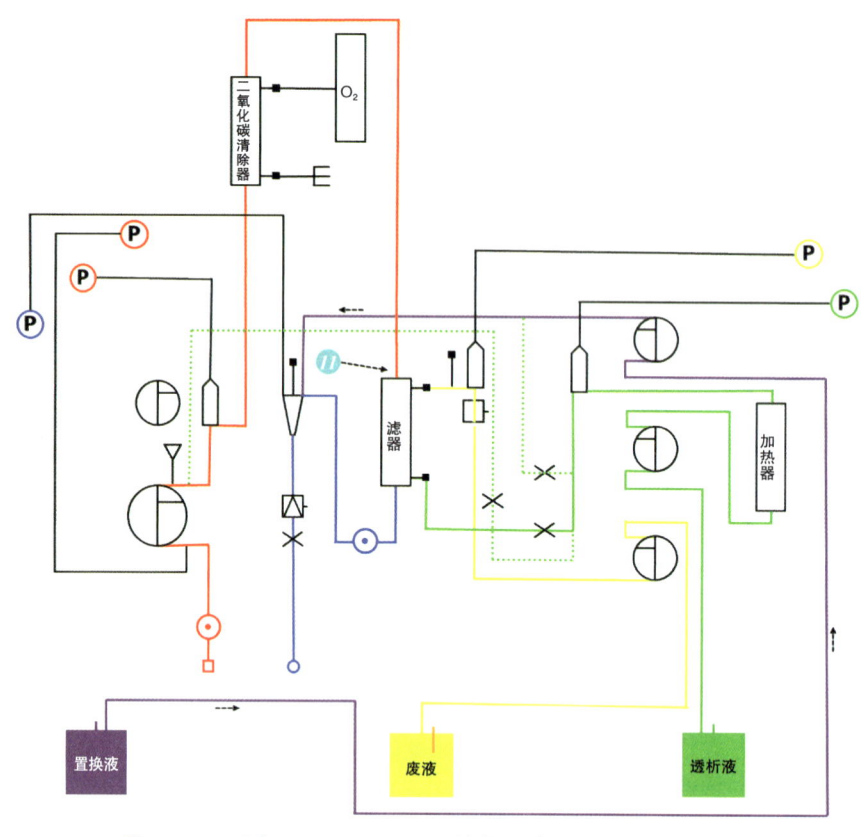

图5-2-9 贝朗OMNI CVVHDF模式后稀释+ECCO₂R示意图

1. 贝朗OMNI能在CVVH模式、CVVHD模式、CVVHDF模式下实现ECCO₂R治疗。本节以贝朗OMNI CVVHDF模式后稀释+ECCO₂R为例。

2. 点位11示滤器输入端，二氧化碳清除器一般串联在滤器前。

（陈志文 孙献坤 张敏 周圣瑜）

第三节 旭化成Plasauto∑

一、CHF模式前稀释（持续性血液滤过）

旭化成Plasauto∑CHF模式前稀释示意图见图5-3-1。

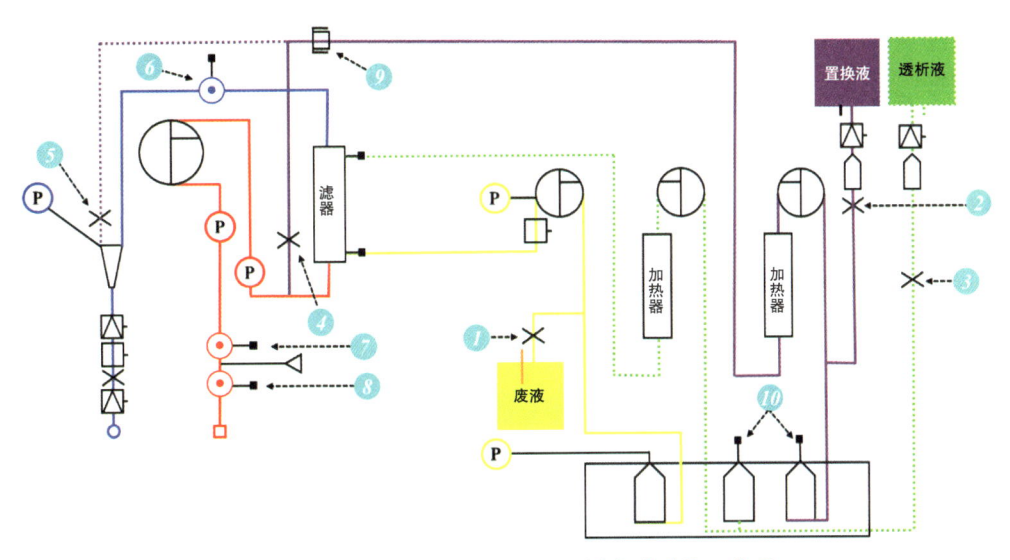

图5-3-1 旭化成Plasauto∑CHF模式前稀释示意图

1. 点位1~点位5示相应位置的截止阀点位。注意各动力泵转向不同。

2. 点位4开，点位5关，实现置换液前稀释。

3. 点位4关，点位5开，实现置换液后稀释。

4. 点位6、点位7和点位8既可作为采样点，又是管路接入口，又称"T"字管PC（pipe coupling，PC）。采样时应去除针头，避免穿刺影响管路气密性。

5. 点位9可连接三通和（或）单向阀作为钾剂、钠剂、磷剂、碳酸氢钠、抗凝剂等的补入点位。

6. 点位10示透析液、置换液计量壶上方盲端，配有空气滤清器。

7. 该机器可在治疗过程中自由切换前后稀释方式。

二、CHF模式后稀释（持续性血液滤过）

旭化成Plasauto∑CHF模式后稀释示意图见图5-3-2。该机器基础模式管路相同，在治疗过程中可切换为其他CRRT模式。

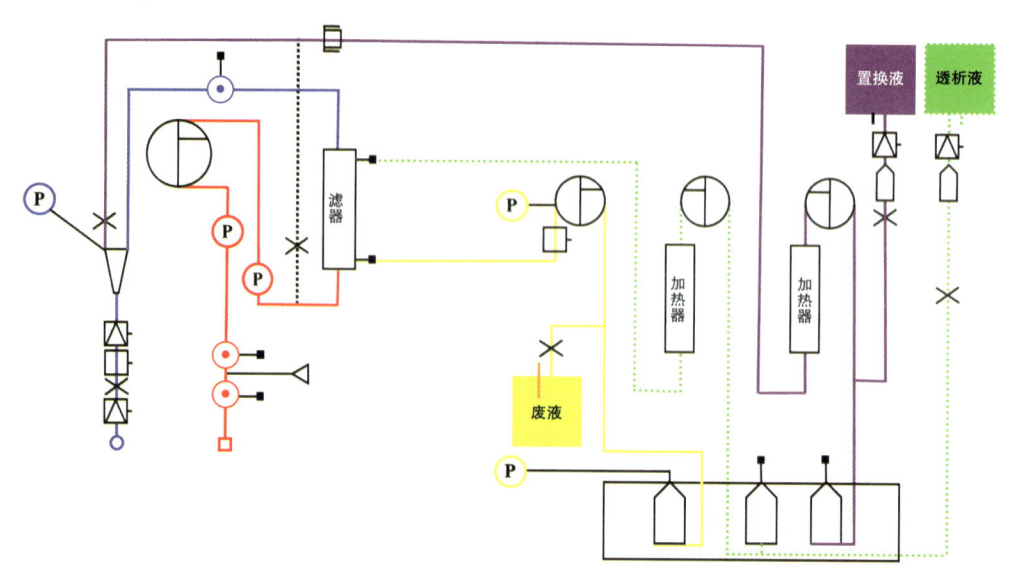

图5-3-2　旭化成Plasauto∑CHF模式后稀释示意图

三、CVVHD模式

旭化成Plasauto∑CVVHD模式示意图见图5-3-3。

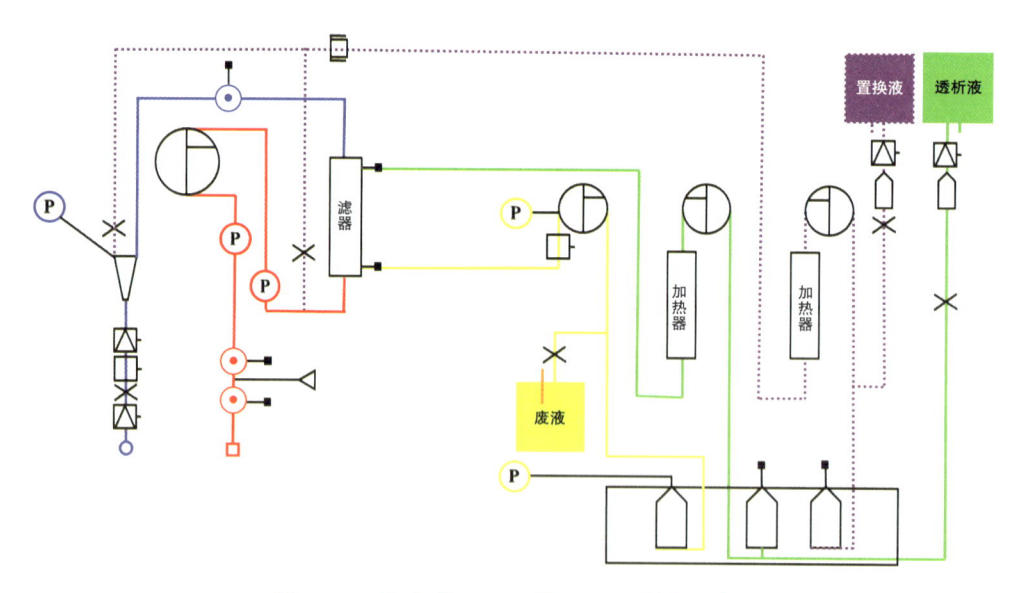

图5-3-3　旭化成Plasauto∑CVVHD模式示意图

四、CHDF模式前稀释（持续性血液透析滤过）

旭化成Plasauto∑CHDF模式前稀释示意图见图5-3-4。

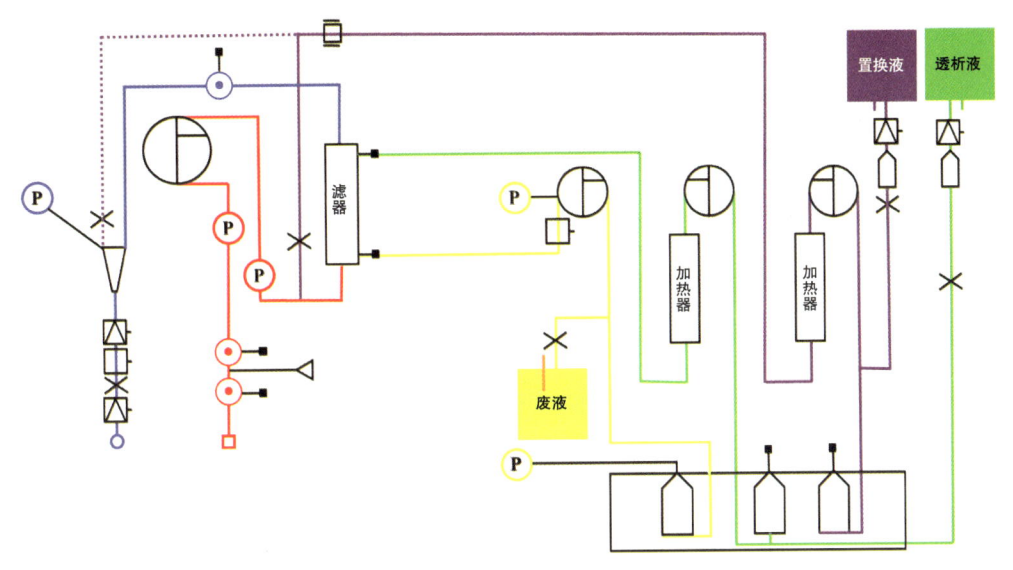

图5-3-4 旭化成Plasauto∑CHDF模式前稀释示意图

五、CHDF模式后稀释（持续性血液透析滤过）

旭化成Plasauto∑CHDF模式后稀释示意图见图5-3-5。

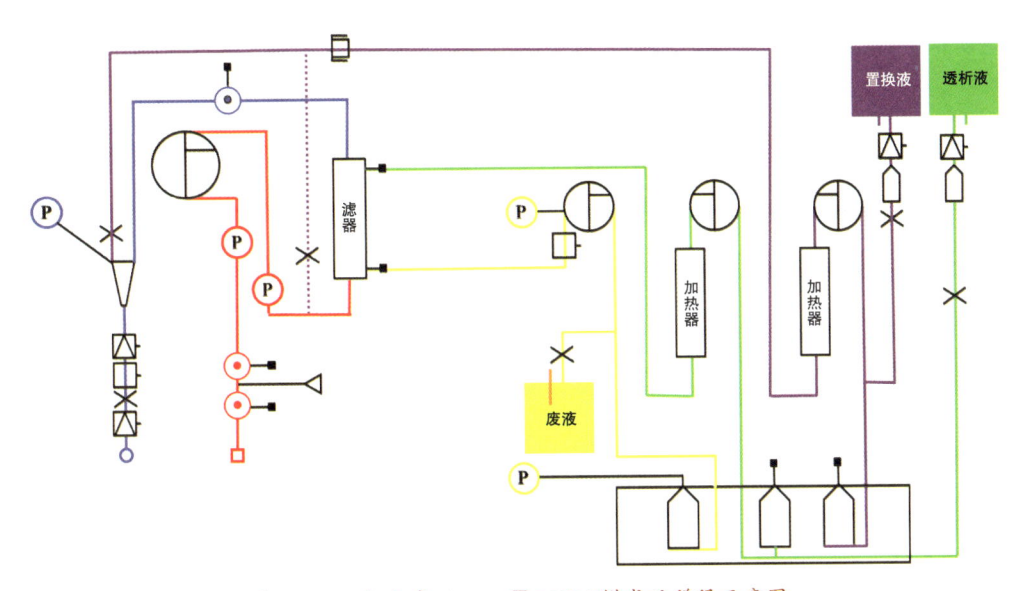

图5-3-5 旭化成Plasauto∑CHDF模式后稀释示意图

六、SCUF模式

旭化成Plasauto∑SCUF模式示意图见图5-3-6。

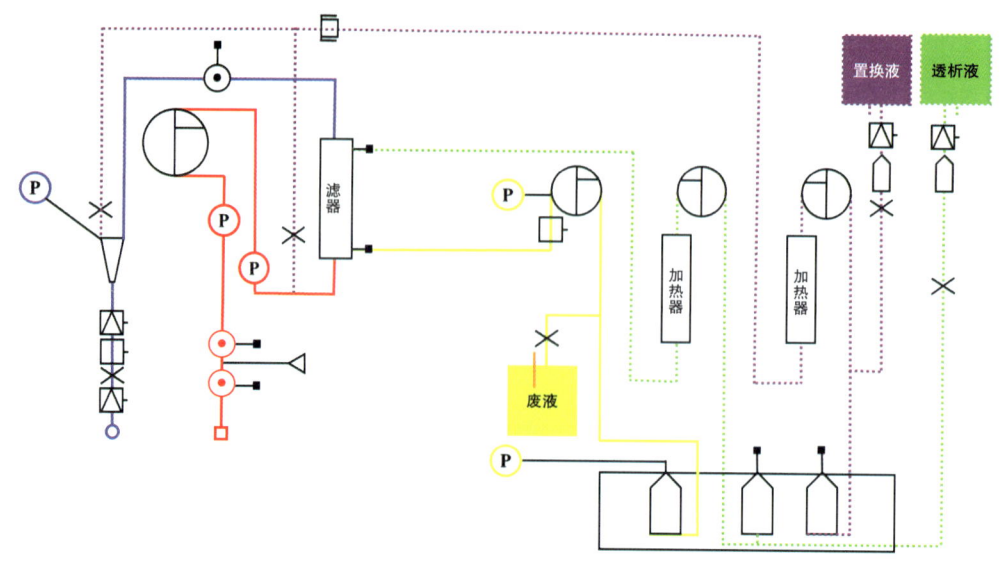

图5-3-6　旭化成Plasauto∑SCUF模式示意图

七、HA模式（血液吸附疗法）

旭化成Plasauto∑HA模式示意图见图5-3-7。点位11示动脉壶。此模式采用反向预冲方式，输入端在上、回输端在下，有利于气体从输入端排出。另外，PE模式、DFPP模式、PA模式（血浆吸附疗法）、LACP模式（白细胞清除疗法）等也同样采用反向预冲的方式。

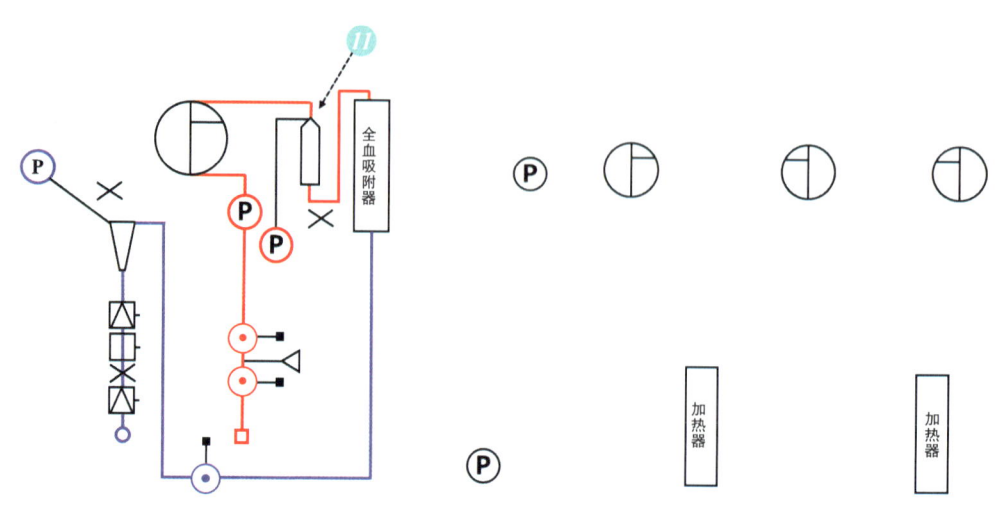

图5-3-7　旭化成Plasauto∑HA模式示意图

八、PE模式

旭化成Plasauto∑PE模式示意图见图5-3-8。

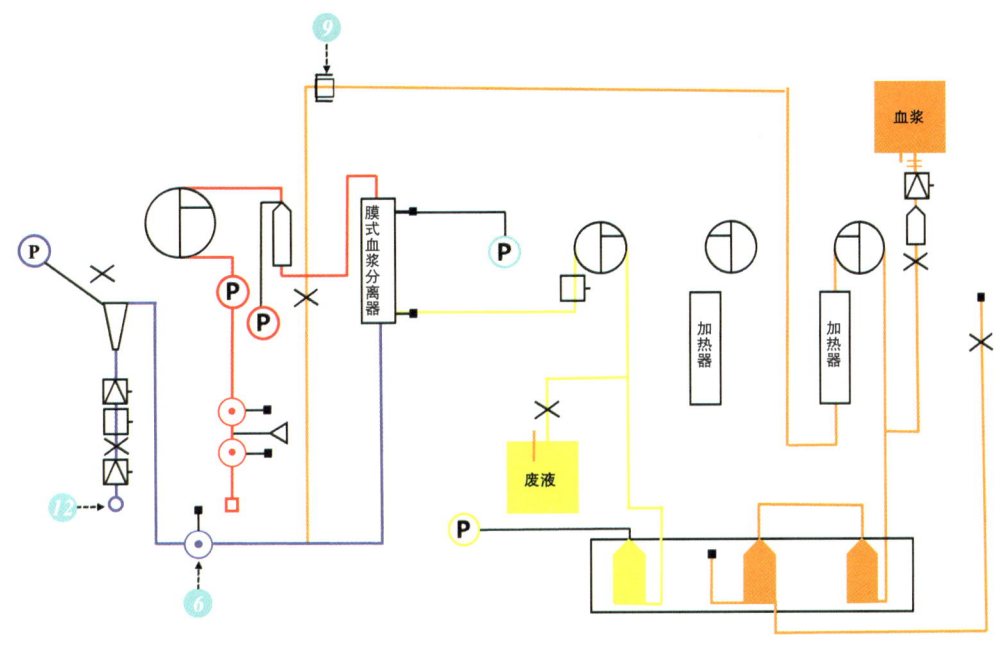

图5-3-8 旭化成Plasauto∑PE模式示意图

1. 点位9：静脉壶侧支串联三通用于补入地塞米松、氢化可的松等抗过敏药物。

2. 采用局部枸橼酸抗凝时，建议回输末端（点位12）串联三通用于钙剂持续补入。

3. 治疗中，若需临时追加钙剂、抗过敏药物、抗凝剂等，可选择点位9、回输端采样点（点位6）、回输末端（点位12）。

九、DFPP模式

旭化成Plasauto∑DFPP模式示意图见图5-3-9。

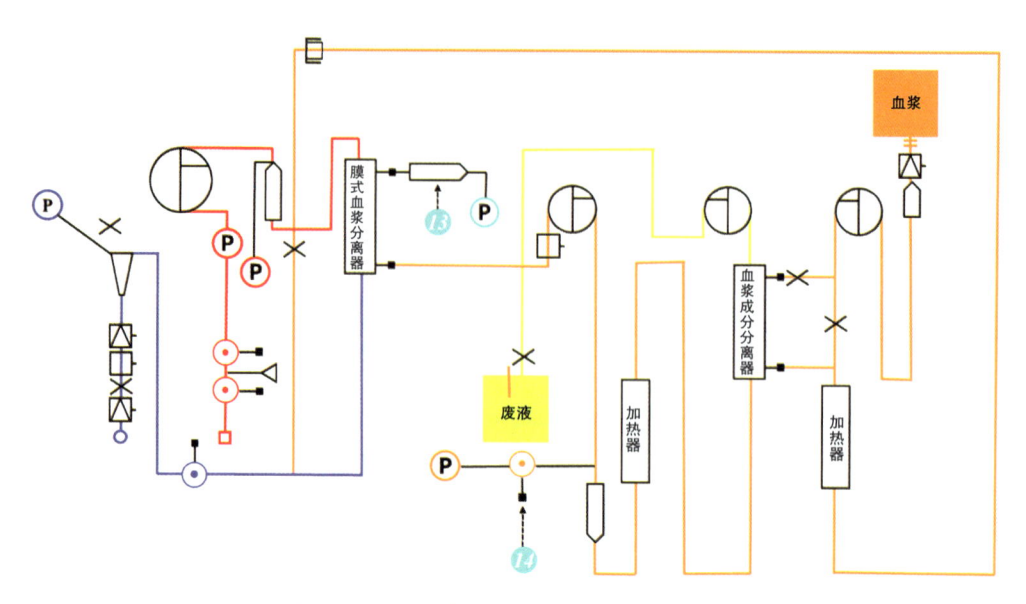

图5-3-9　旭化成Plasauto∑DFPP模式示意图

1. 点位13示带有缓冲壶的压力探测器连接管。

2. 点位14示DFPP模式独有的"T"字管PC，既可作为采样点，又是管路接入口。

3. 膜式血浆分离器与血浆成分分离器膜外液面高度仅为柱体的1/3左右，其中，血浆成分分离器膜外液面可以调整。

4. 应用不同型号的血浆成分分离器，可以实现自身抗体或脂蛋白等的清除。

5. 用药补入参考本节PE模式。

6. 治疗结束后，该机型具有自动回输血浆的功能。

十、PA模式（血浆吸附疗法）

旭化成Plasauto∑PA模式示意图见图5-3-10。

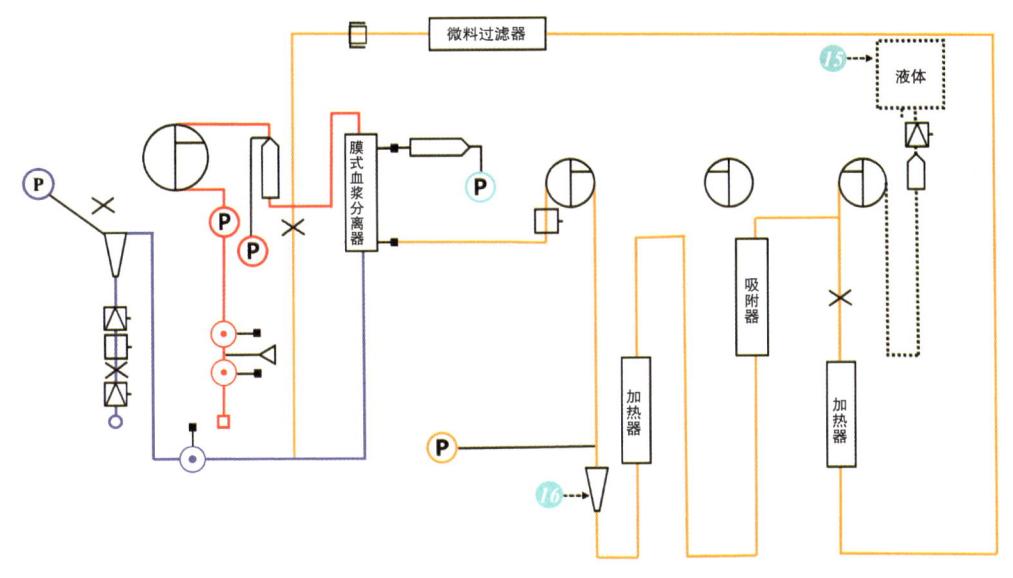

图5-3-10　旭化成Plasauto∑PA模式示意图

1. 点位15可以用于补入必要的液体，根据患者病情而定。
2. 点位16示气体捕捉器（收集壶），仅出现在DFPP模式、PA模式的管路中。
3. PA模式下，有"免疫吸附"与"胆红素吸附"两个子选项。
4. PA模式下，吸附器后端串联一个微粒过滤器。
5. 用药补入参考本节PE模式。

十一、LCAP模式（白细胞清除疗法）

旭化成Plasauto∑LCAP模式示意图见图5-3-11。细胞悬液是否补入需根据患者病情决定。治疗结束时，需更换为生理盐水进行下机回血操作。

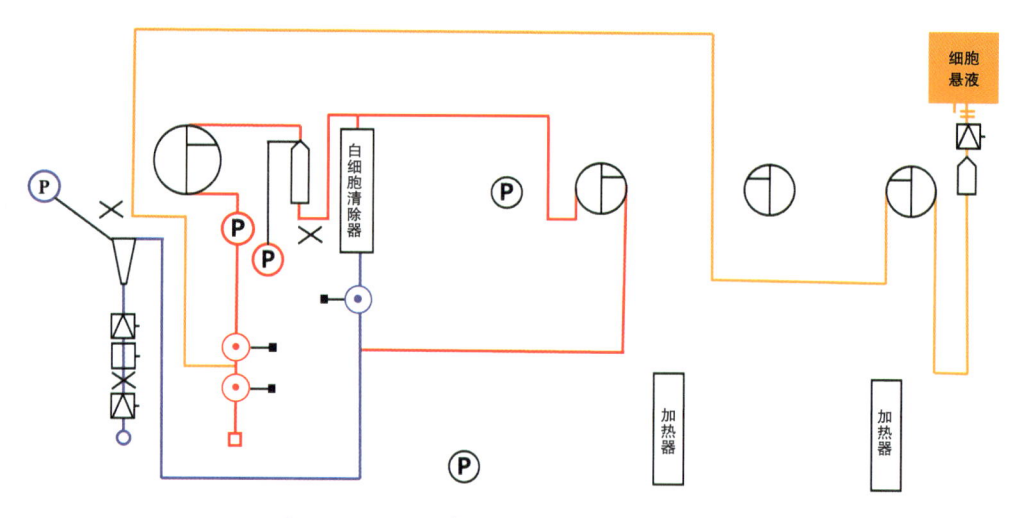

图5-3-11 旭化成Plasauto∑LCAP模式示意图

（唐雪　郑燚　王芳）

第四节　日机装Aquarius/Aquarius RCA

一、CVVH模式前稀释

日机装Aquarius CVVH模式前稀释示意图见图5-4-1。

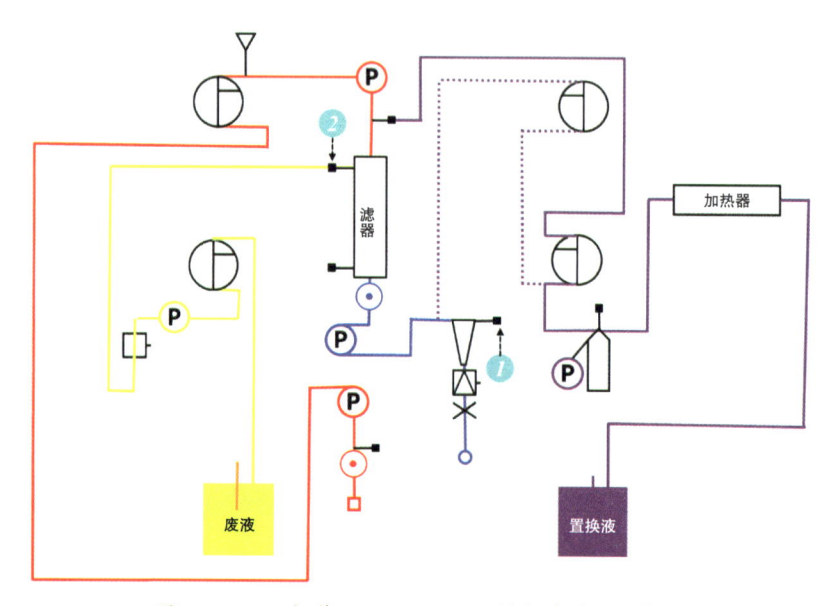

图5-4-1　日机装Aquarius CVVH模式前稀释示意图

1. 点位1示静脉壶的接口，通常可接入三通和（或）单向阀，作为钾剂、钠剂、磷剂、碳酸氢钠、抗凝剂等的补入点位。

2. 点位2示废液出口。该机器预冲模式为反向预冲（预冲液由回输端到输入端，最后收集到废液袋中），为了便于排出膜外气体，其位置靠近滤器入口端。

3. 预冲时，注意预冲液和废液袋的正确连接位置。

4. 注意各动力泵转向不同。

二、CVVH模式后稀释

日机装Aquarius CVVH模式后稀释示意图见图5-4-2。

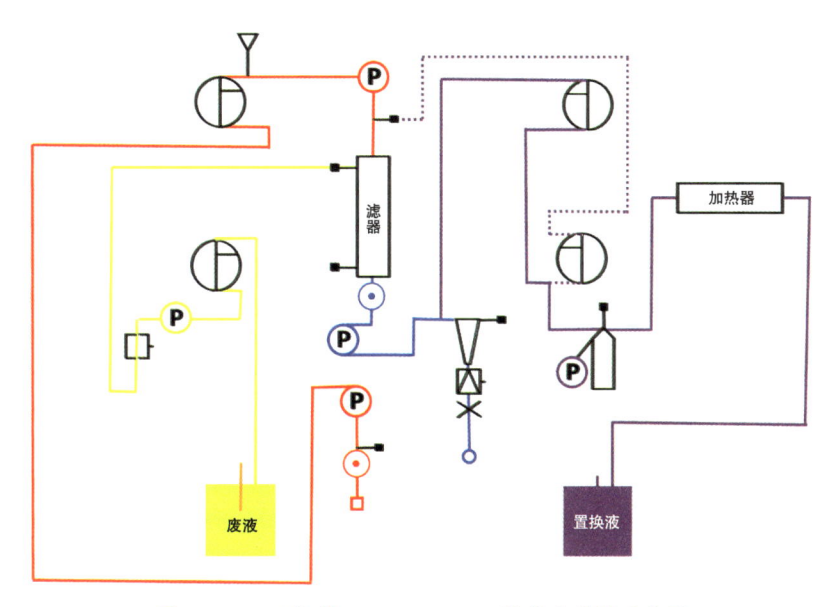

图5-4-2　日机装Aquarius CVVH模式后稀释示意图

三、CVVH模式前后稀释

日机装Aquarius CVVH模式前后稀释示意图见图5-4-3。

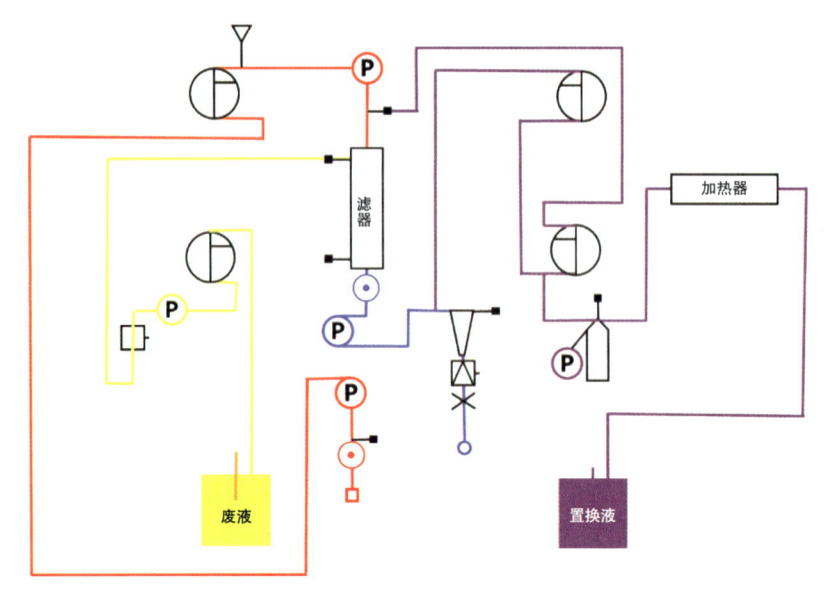

图5-4-3　日机装Aquarius CVVH模式前后稀释示意图

四、CVVHD模式

日机装Aquarius CVVHD模式示意图见图5-4-4。点位3示后稀释泵与静脉壶附近的侧支相连，无法拆卸，因此，此模式下，虚线部分是存在的，只是后稀释泵静止。

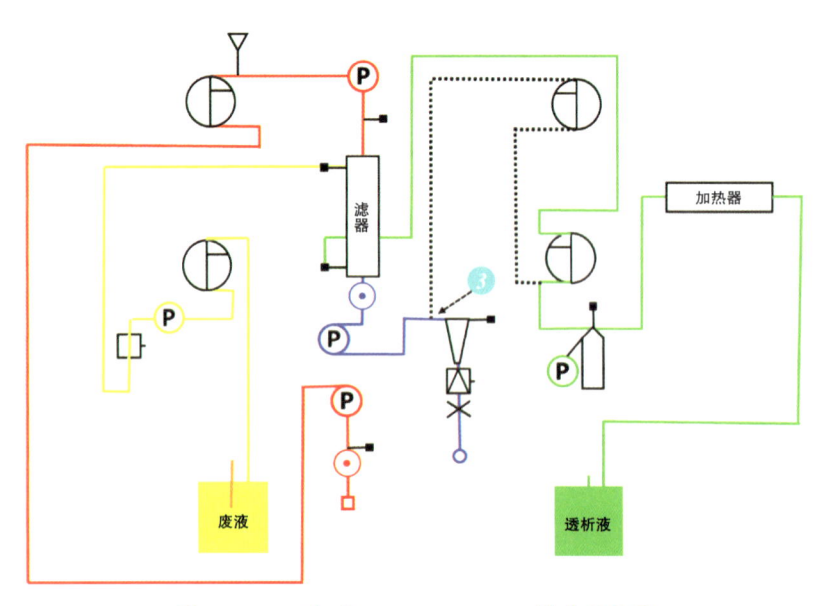

图5-4-4　日机装Aquarius CVVHD模式示意图

五、CVVHDF模式后稀释

日机装Aquarius CVVHDF模式后稀释示意图见图5-4-5。

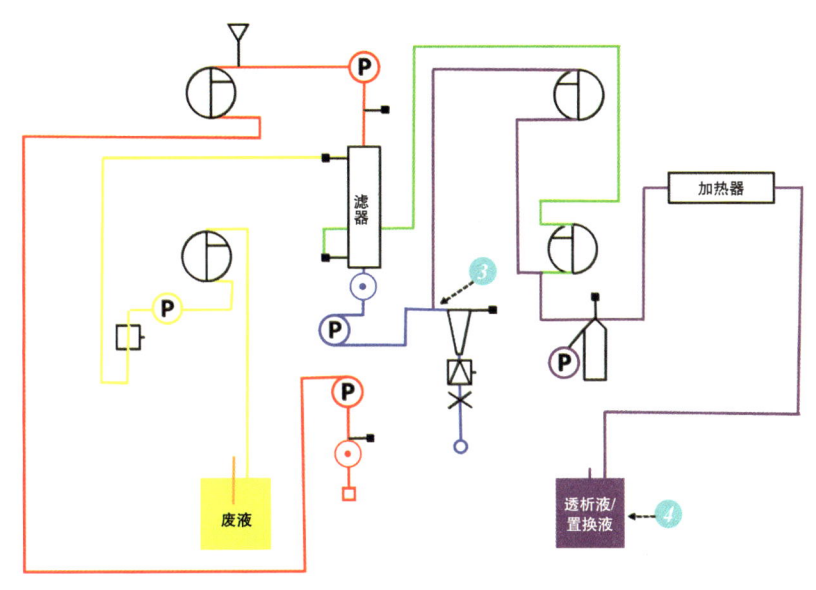

图5-4-5　日机装Aquarius CVVHDF模式后稀释示意图

1. 点位3示后稀释泵与静脉壶附近的侧支相连，无法拆卸，因此，此模式下，后稀释泵只能完成后稀释。

2. 点位4示透析液/置换液。透析液秤/置换液秤可同时悬挂4袋4 L成品置换液。

六、SCUF模式

日机装Aquarius SCUF模式示意图见图5-4-6。

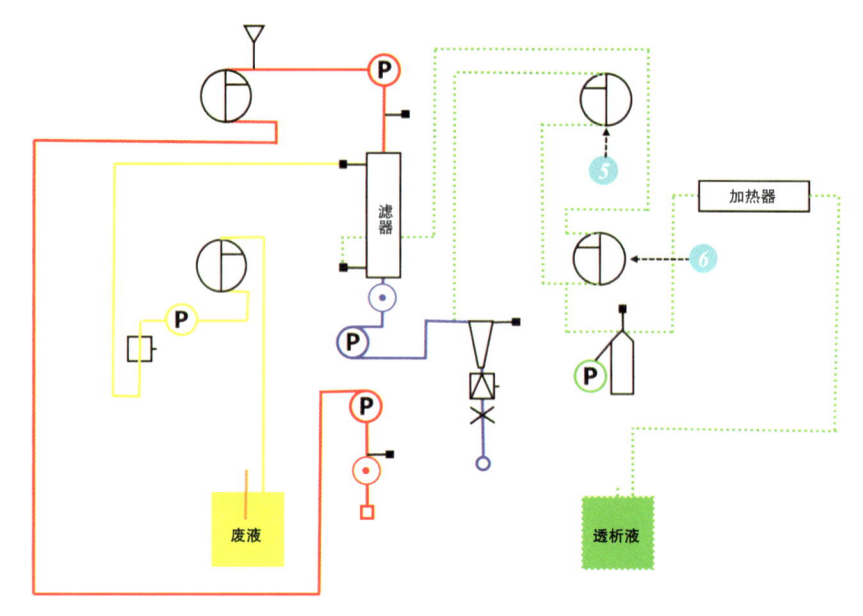

图5-4-6　日机装Aquarius SCUF模式示意图

七、HP模式

日机装Aquarius HP模式示意图见图5-4-7。

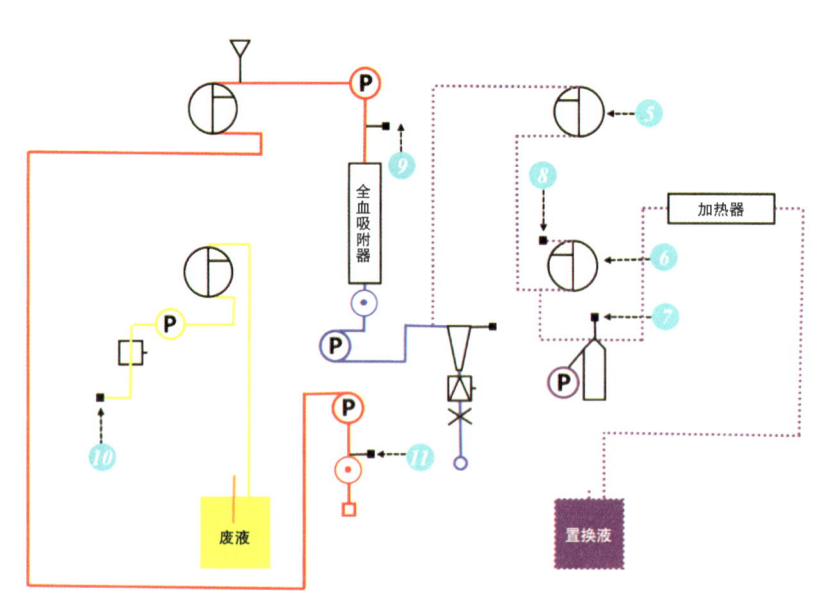

图5-4-7　日机装Aquarius HP模式示意图

1. 治疗时，点位5和点位6所指的动力泵均停止运转。
2. 预冲时，点位8与点位9相连，点位10与点位11相连。

3. 治疗时，点位7与点位8相连，形成密闭回路。

4. 点位10示废液管路盲端，不能与血路连接。

八、DPMAS模式（CVVH前稀释）

日机装Aquarius DPMAS模式（CVVH前稀释）示意图见图5-4-8。

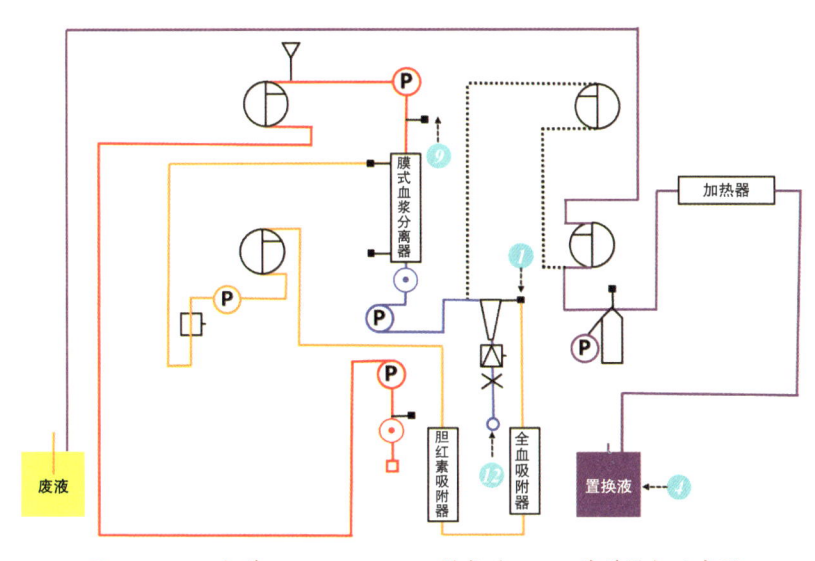

图5-4-8 日机装Aquarius DPMAS模式（CVVH前稀释）示意图

1. 按照CVVH模式预冲管路。预冲时，前置换管连接点位9。

2. 点位4示透析液秤/置换液秤，可悬挂生理盐水。

3. 点位1示静脉壶侧支，可串联三通用于补入地塞米松、氢化可的松等抗过敏药物。

4. 采用局部枸橼酸抗凝时，可在回输末端（点位12）串联三通，用于钙剂的持续补入。

5. 治疗中，若需临时追加钙剂、抗过敏药物、抗凝剂等，可选择点位1、回输端采样点、回输末端（点位12）。

九、TPE模式（血浆替换/置换治疗）

日机装Aquarius TPE模式示意图见图5-4-9。

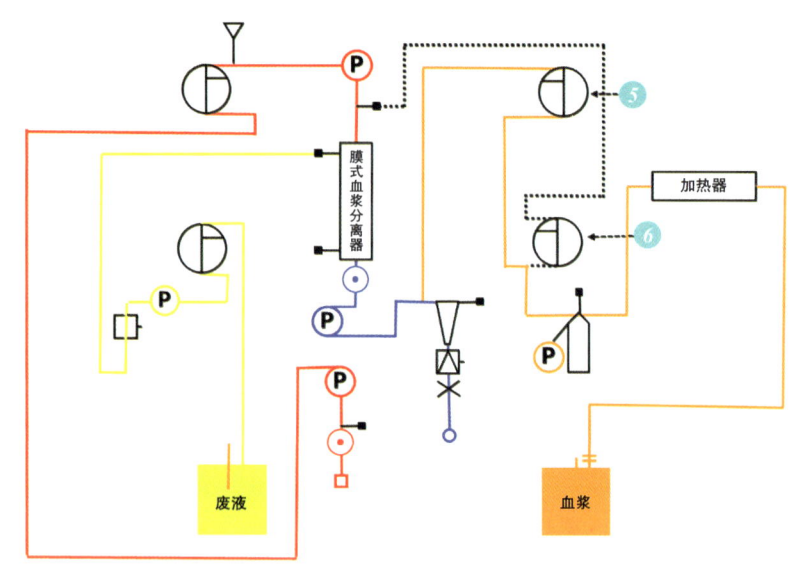

图5-4-9　日机装Aquarius TPE模式示意图

1. TPE模式管路连接同CVVH模式，正常完成预冲。
2. 治疗时，点位5后稀释泵运转，点位6前稀释泵停止。
3. 用药补入参考本节DPMAS模式。

十、DFPP模式（CVVH前稀释）

日机装Aquarius DFPP模式（CVVH前稀释）示意图见图5-4-10。

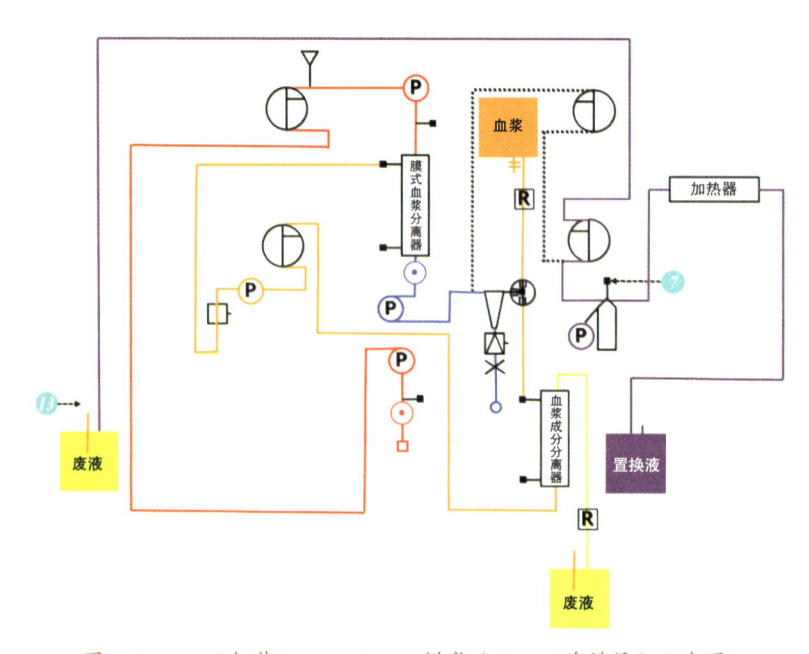

图5-4-10　日机装Aquarius DFPP模式（CVVH前稀释）示意图

1. 需使用透析型人工肾一次性使用血液回路导管（双膜血浆置换辅助管路）。

2. 不推荐点位7与点位13连接形成自循环，因为会出现容量平衡误差。

3. 也可选用CVVHD模式。

4. 建议血浆成分分离器弃浆口朝上，便于预冲时排气。

5. 用药补入参考本节DPMAS模式。

十一、Aquarius V6 RCA CVVH模式前稀释

日机装Aquarius V6 RCA CVVH模式前稀释示意图见图5-4-11。

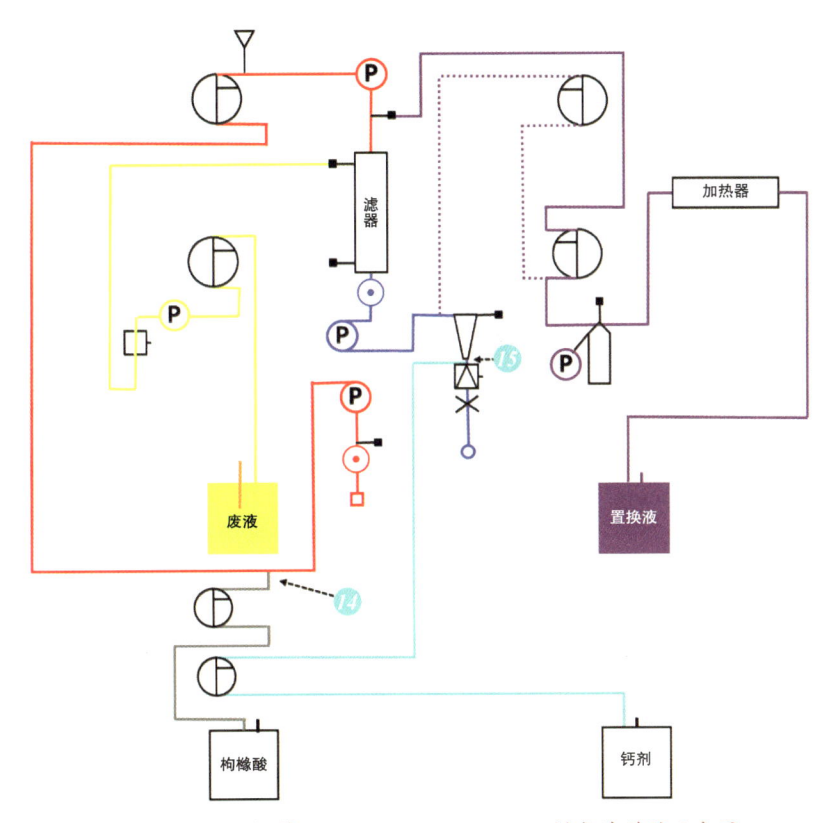

图5-4-11　日机装Aquarius V6 RCA CVVH模式前稀释示意图

1. 点位14示血泵与动脉压力传感器之间的枸橼酸补入点位。

2. 点位15示静脉壶与空气探测器之间的钙剂补入点位。

3. Aquarius RCA管路血室容量低，且新老管路灵活通用。

4. 钙剂推荐使用配方钙，由等比例5%葡萄糖注射液与葡萄糖酸钙注射液（10 mL∶1 g）配制而成。

5. 临床可选择联动设置：血液流速与枸橼酸流速联动，钙泵与废液泵联动。也可以根据治疗需求，单独调整枸橼酸流速，枸橼酸不与血液流速联动。

6. Aquarius V6 RCA 兼容Aqualine管路，可实现SCUF模式、CVVH模式、CVVHD模式、CVVHDF模式的自由切换。

7. Aquarius V6 RCA可分离的一体化管路通用，满足所有的拓展模式，为临床提供充分的拓展空间。

十二、Aquarius V6 RCA CVVH模式后稀释

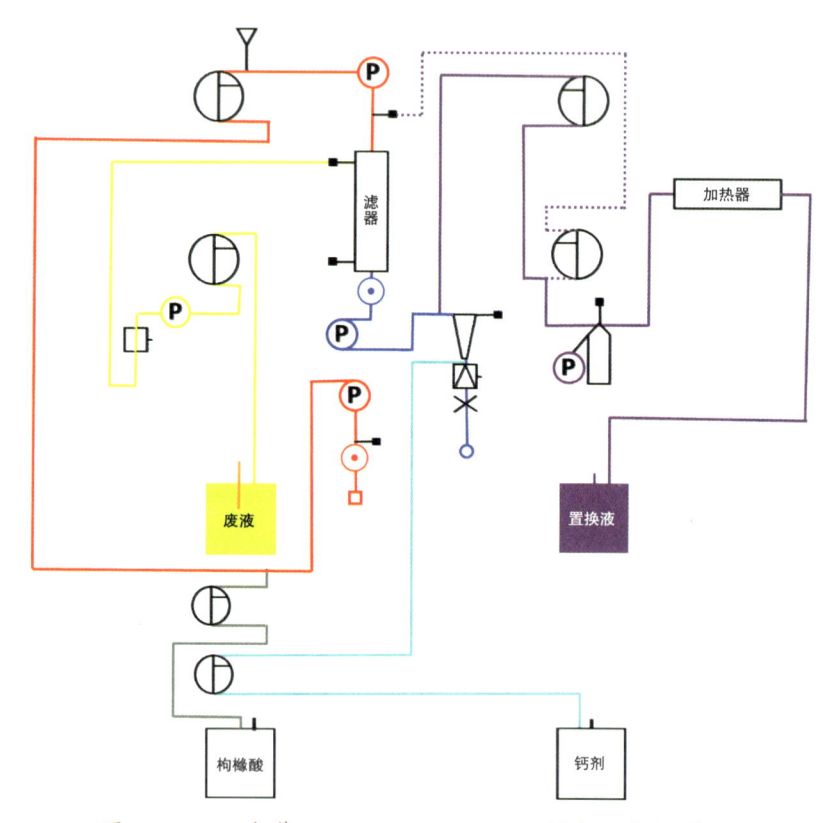

日机装Aquarius V6 RCA CVVH模式后稀释示意图见图5-4-12。

图5-4-12　日机装Aquarius V6 RCA CVVH模式后稀释示意图

十三、Aquarius V6 RCA CVVHD模式

日机装Aquarius V6 RCA CVVHD模式示意图见图5-4-13。

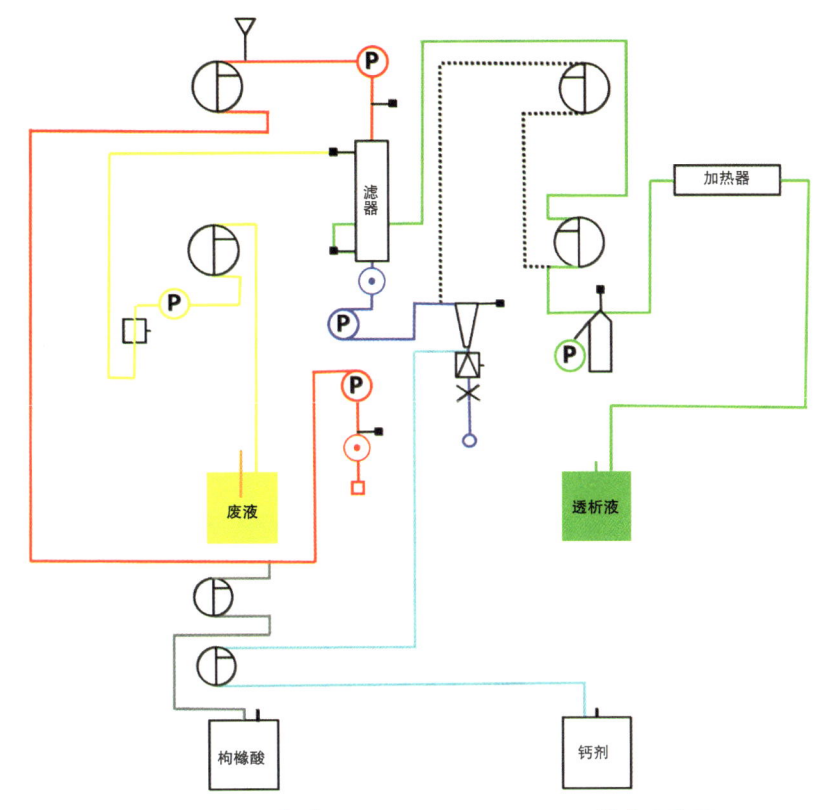

图5-4-13　日机装Aquarius V6 RCA CVVHD模式示意图

十四、Aquarius V6 RCA CVVHDF模式后稀释

日机装Aquarius V6 RCA CVVHDF模式后稀释示意图见图5-4-14。

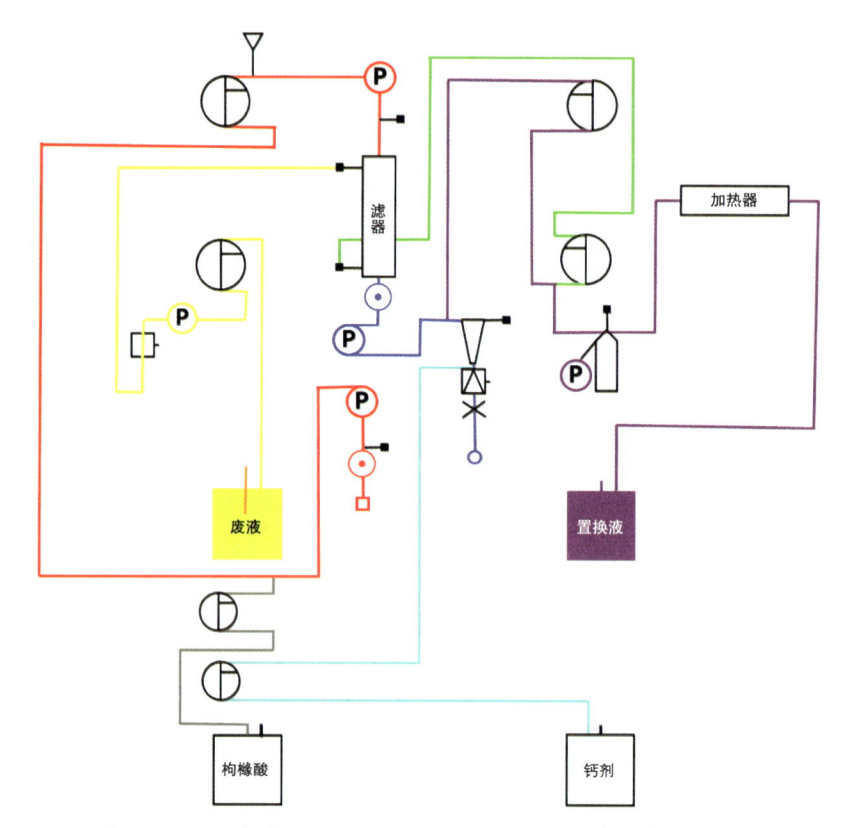

图5-4-14　日机装Aquarius V6 RCA CVVHDF模式后稀释示意图

十五、Aquarius V6 RCA TPE模式

日机装Aquarius V6 RCA TPE模式示意图见图5-4-15。

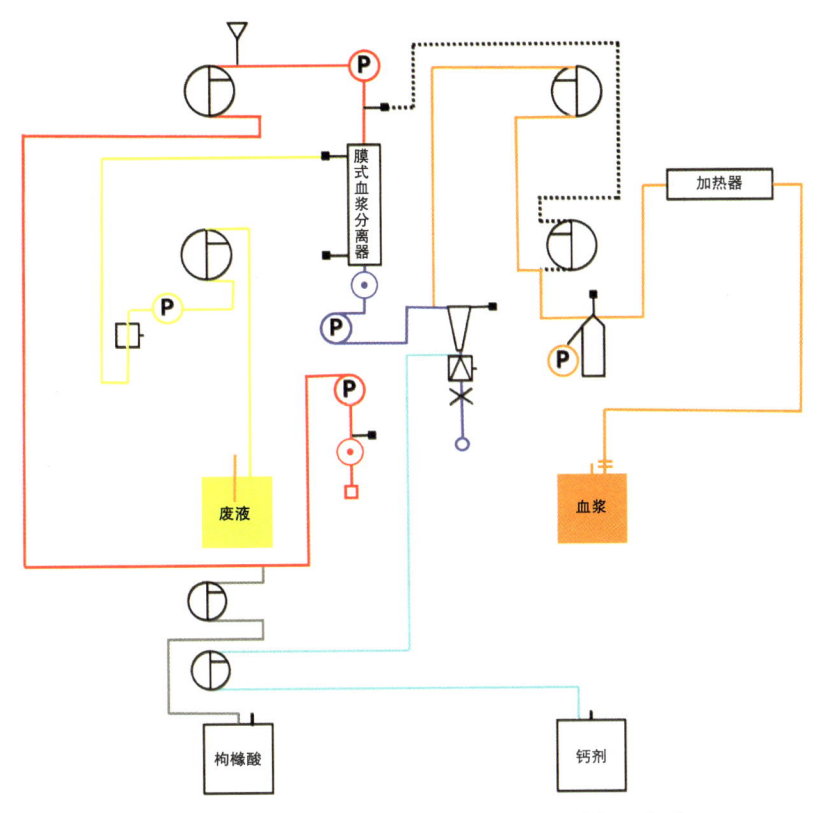

图5-4-15　日机装Aquarius V6 RCA TPE模式示意图

（代明金　陈芳　张玲溪）

第五节　JMS JUN-55X

一、CHF模式前稀释（连续性血液滤过）

JMS JUN-55X CHF模式前稀释示意图见图5-5-1。

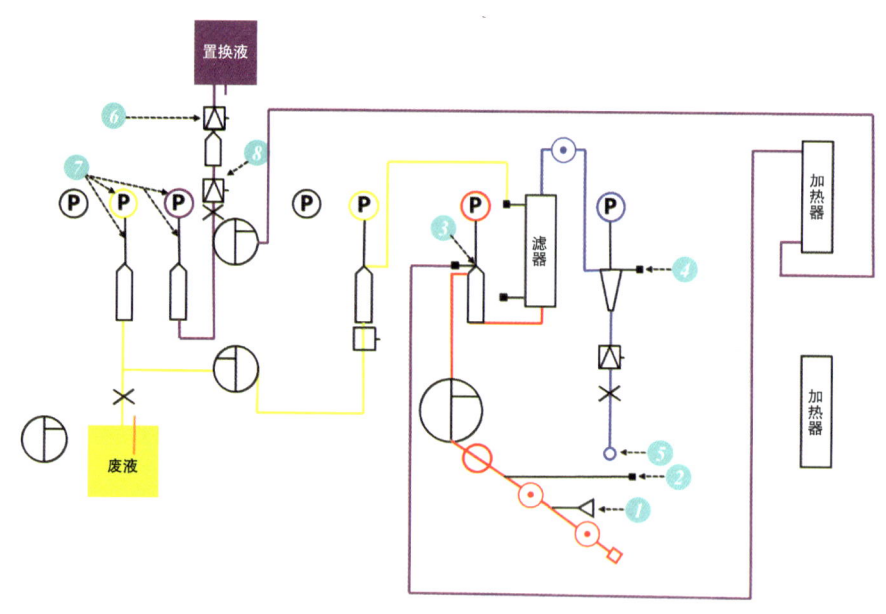

图5-5-1　JMS JUN-55X CHF模式前稀释示意图

1. 点位1示抗凝剂补入点位。

2. 点位2示密闭式生理盐水回血接口。

3. 点位3示置换液前稀释补入点位。

4. 点位4示静脉壶侧支，可接入三通和（或）单向阀，作为钾剂、钠剂、磷剂、碳酸氢钠、抗凝剂等的补入点位。

5. 点位5示回输末端。采用局部枸橼酸抗凝时，可串联三通用于钙剂补入。

6. 点位6示空气探测器（又称夹式断流监测器），推荐置于滴定壶之上的管路。

7. 运行时，点位7示室容量式反馈控制系统，每3分钟计算液体平衡，不受称重、震动影响。

8. 点位8示空气探测器，在机器上有固定位置。

二、CHF模式后稀释（连续性血液滤过）

JMS JUN-55X CHF模式后稀释示意图见图5-5-2。

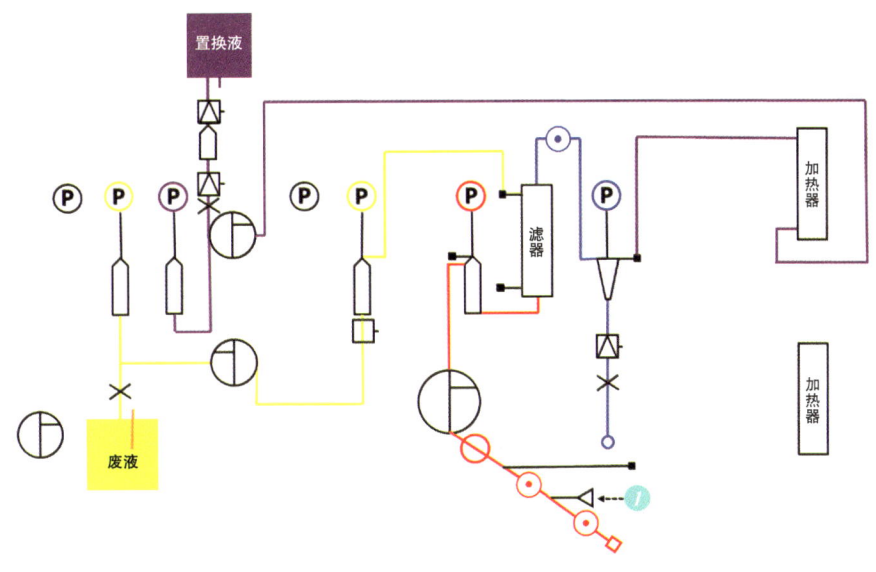

图5-5-2 JMS JUN-55X CHF模式后稀释示意图

1. 预冲时，可手动倒置动脉壶、静脉壶、滤液壶进行排气。

2. 如使用滤器是湿性膜，为减少空气进入滤器，建议先对输入端管路进行预冲，再与滤器连接。

3. 为降低凝血风险，预冲时建议轻轻拍打静脉壶，尽量排尽附着于过滤网的小气泡。

4. 加温方式：对置换液/透析液进行出口处加温，加热范围为30~38℃。为更好地实施温度控制，建议提前打开加温开关。

5. 可根据不同模式需求，设定相应压力报警值。

6. 本机器自带备用电源，在停电时可继续保持一定时间的治疗状态（新品充满电后可使用约15分钟）。

三、CHF模式前后稀释（连续性血液滤过）

JMS JUN-55X CHF模式前后稀释示意图见图5-5-3。CHF模式前后稀释时，点位9为透析液泵，可作为置换液前稀释的动力泵。

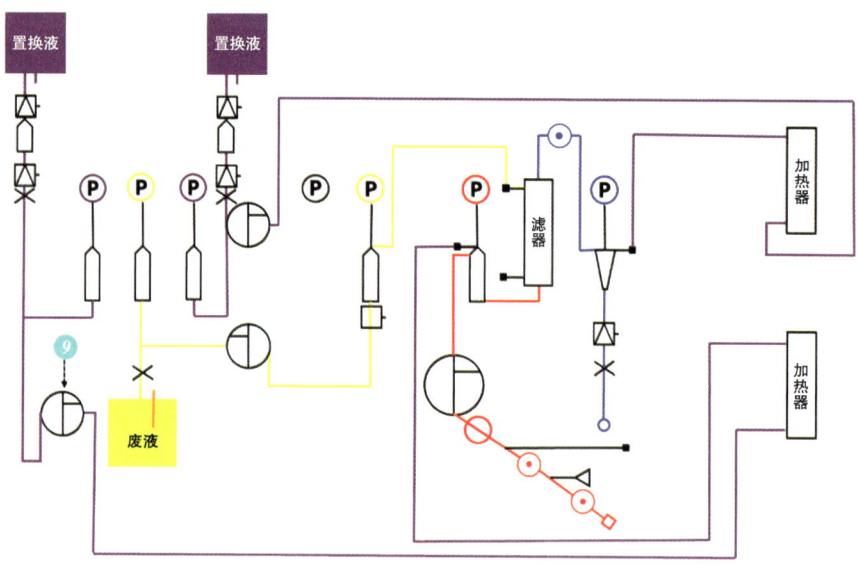

图5-5-3　JMS JUN-55X CHF模式前后稀释示意图

四、CHD模式（连续性血液透析）

JMS JUN-55X CHD模式示意图见图5-5-4。CHD模式为方便排出空气，预冲管路时，滤器出口朝上；治疗时，滤器出口朝下，有利于透析液从滤器出口的侧口补入，从滤器入口的侧口流出，可与半透膜充分接触。CHDF模式亦是如此。

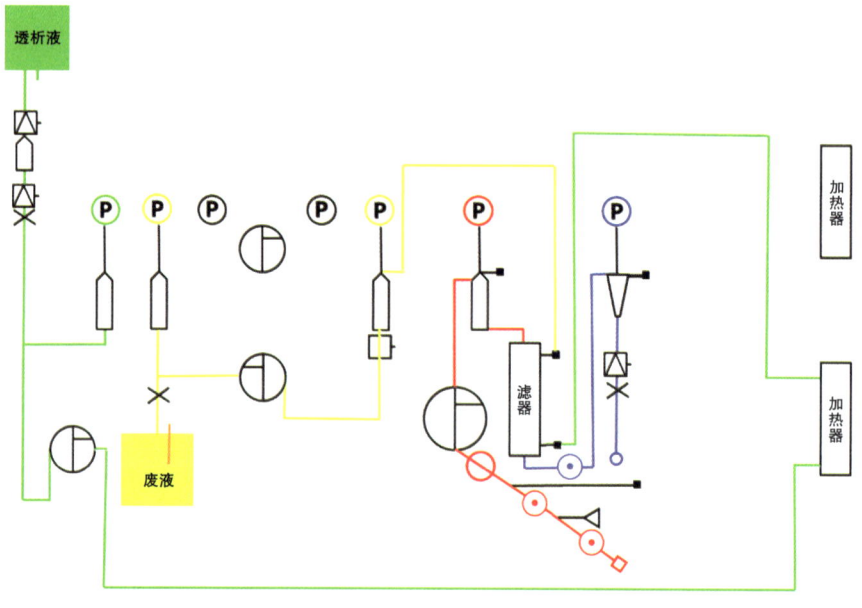

图5-5-4　JMS JUN-55X CHD模式示意图

五、CHDF模式前稀释（持续缓慢式血液透析滤过）

JMS JUN-55X CHDF模式前稀释示意图见图5-5-5。

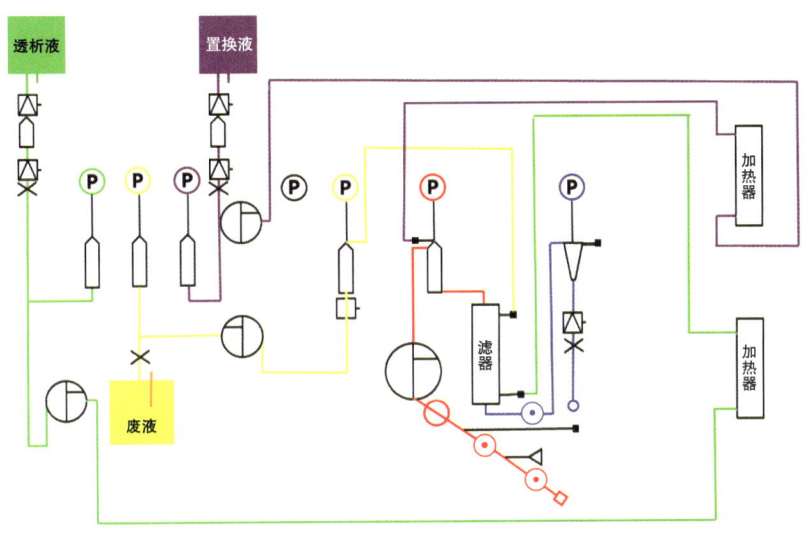

图5-5-5　JMS JUN-55X CHDF模式前稀释示意图

六、CHDF模式后稀释（持续缓慢式血液透析滤过）

JMS JUN-55X CHDF模式后稀释示意图见图5-5-6。

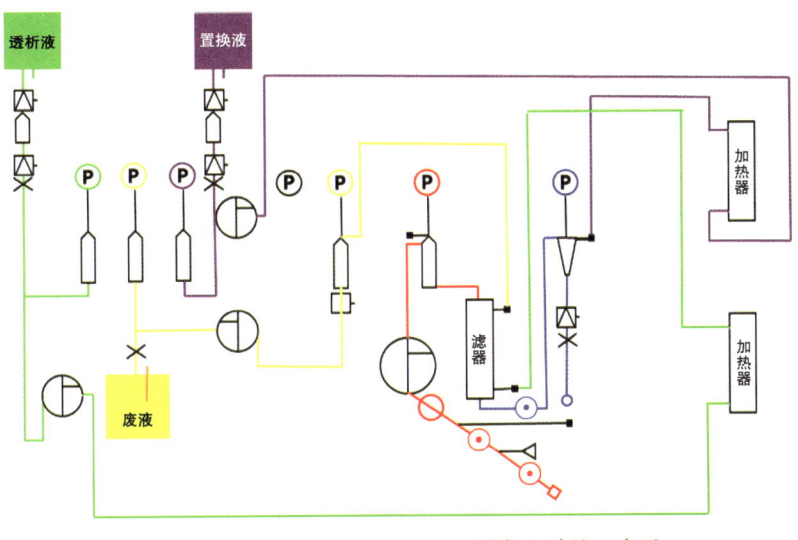

图5-5-6　JMS JUN-55X CHDF模式后稀释示意图

七、ECUM模式（超滤）

JMS JUN-55X ECUM模式示意图见图5-5-7。进行ECUM模式治疗时，无液体补入，无加温系统参与，此时需注意患者体温变化，避免患者体温过低。

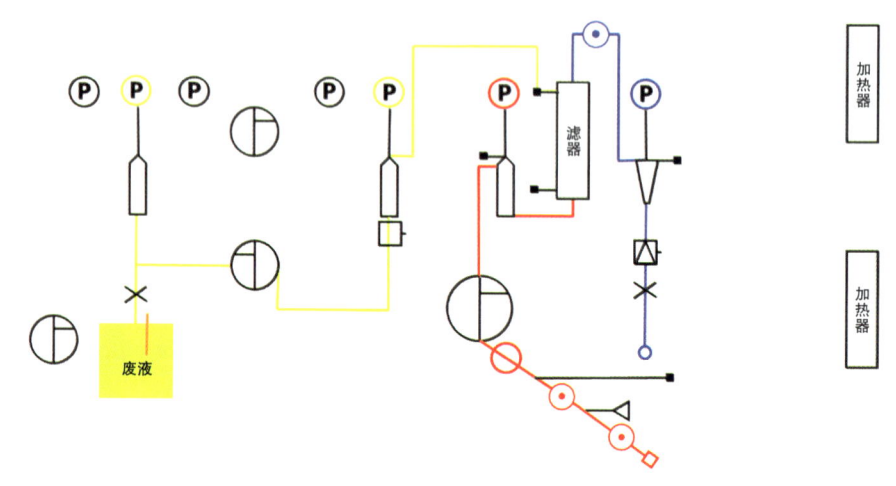

图5-5-7　JMS JUN-55X ECUM模式示意图

八、DHP模式（直接血液灌流）

JMS JUN-55X DHP模式示意图见图5-5-8。临床上，选择DHP模式，选用人工心肺机膜式氧合器（氧合器），可行体外二氧化碳清除治疗。

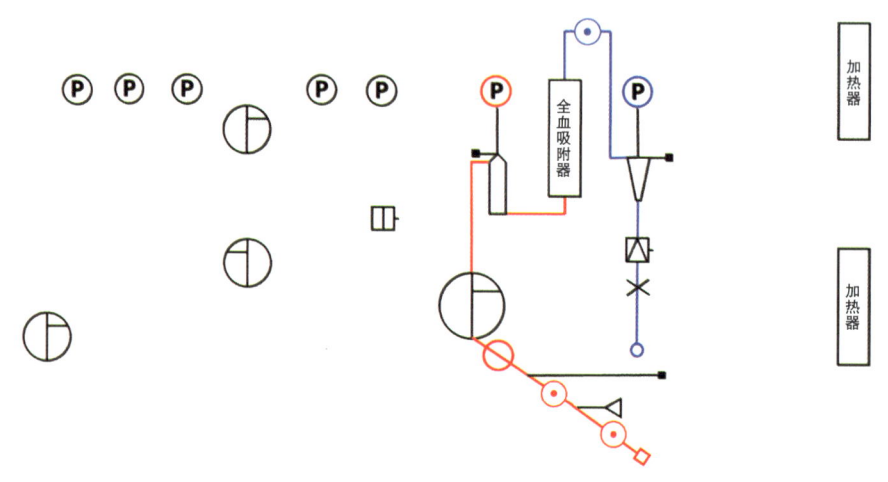

图5-5-8　JMS JUN-55X DHP模式示意图

九、DPMAS模式（采用CHDF管路）（双重血浆分子吸附系统）

JMS JUN-55X DPMAS模式（采用CHDF管路）示意图见图5-5-9。

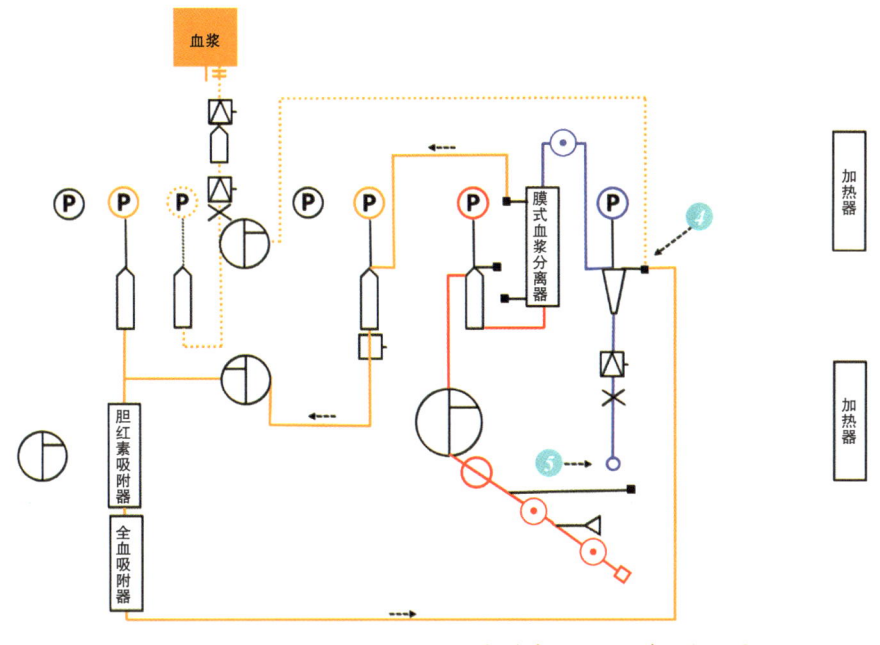

图5-5-9　JMS JUN-55X DPMAS模式（采用CHDF管路）示意图

1. DPMAS模式采用CHDF管路，可用同一套管路开展多种模式治疗，降低患者医疗费用。

2. 进行DPMAS模式治疗后，如进行序贯性血浆置换治疗，虚线为血浆置换时所需管路。

3. 点位4示静脉壶侧支，可串联三通，连接回浆管与补浆管。

4. 采用局部枸橼酸抗凝时，建议在点位5（回输末端）串联三通用于钙剂的持续补入。

5. 治疗中，若需临时追加钙剂、抗过敏药物、抗凝剂等，可选择点位4、点位5及回输端采样点。

6. 血浆分离器采用双分模式，即血浆分离器外侧两端同时进行分浆。

十、DPMAS模式（采用PA管路）（双重血浆分子吸附系统）

JMS JUN-55X DPMAS模式（采用PA管路）示意图见图5-5-10。

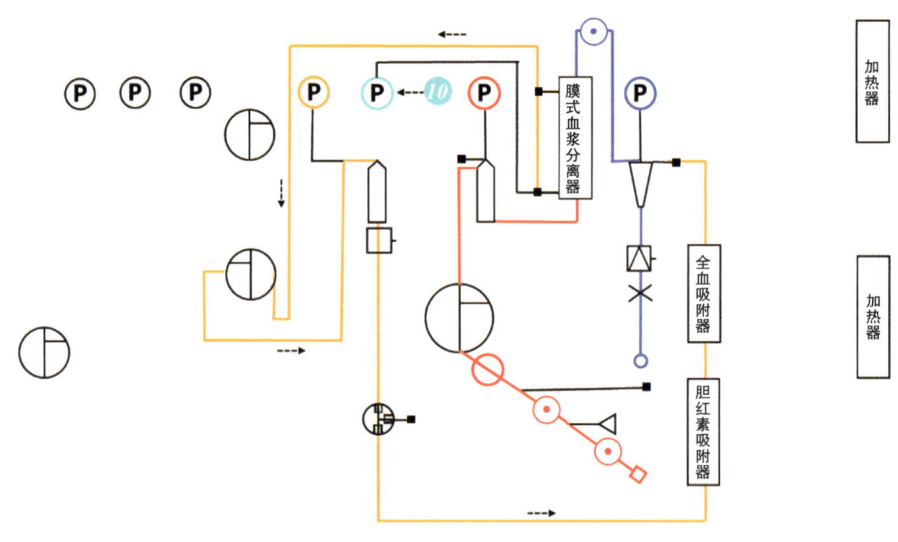

图5-5-10　JMS JUN-55X DPMAS模式（采用PA管路）示意图

1. PA管路可以监测吸附器入口压，点位10即外部压力（备用）。
2. 可选择PA模式或自定义模式。
3. 治疗时的其他内容可参考DPMAS模式（采用CHDF管路）。

十一、IA模式（采用CHDF管路）（免疫吸附）

JMS JUN-55X IA模式（采用CHDF管路）示意图见图5-5-11。

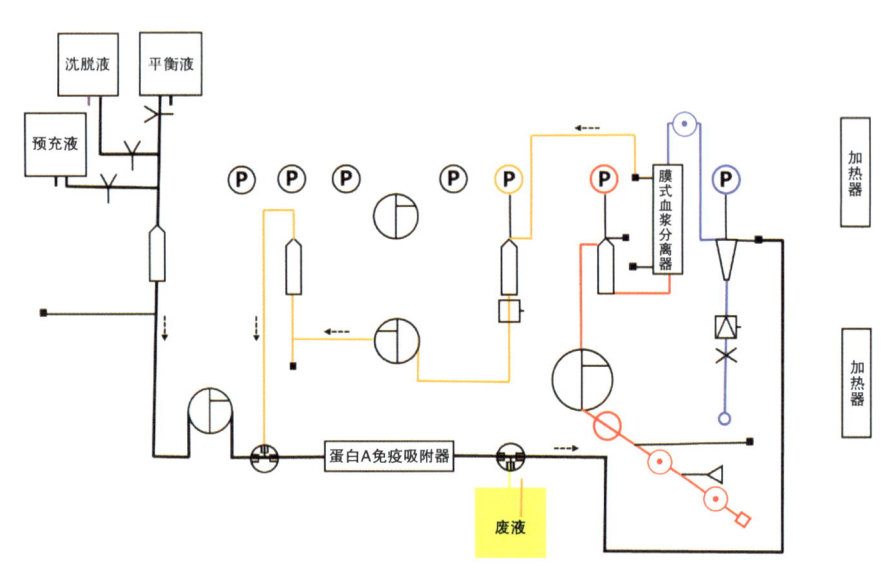

图5-5-11　JMS JUN-55X IA模式（采用CHDF管路）示意图

1. 本节以"康碧尔"蛋白A免疫吸附器为例，每次吸附治疗15～20分钟，吸附器需要再生操作，即吸附—回浆—冲洗—洗脱—平衡—冲洗。

2. 治疗：每个循环时长约为30分钟，治疗的血浆量约为600 mL。

3. 回浆：生理盐水以70 mL/min的速度进行回浆，时长约1.5分钟。

4. 冲洗：生理盐水以70 mL/min的速度进行回浆，时长约3.5分钟。

5. 洗脱：洗脱液以70 mL/min的速度进行洗脱，时长约7分钟，废液口冲洗液pH值需达到2.2~2.8。

6. 平衡：平衡液的流速是70 mL/min，时长约7分钟，废液口冲洗液pH值达到6.8~7.6。

7. 冲洗：生理盐水以70 mL/min的速度进行冲洗，时长约3分钟。

十二、PE模式（采用CHDF管路）（血浆置换）

JMS JUN-55X PE模式（采用CHDF管路）示意图见图5-5-12。

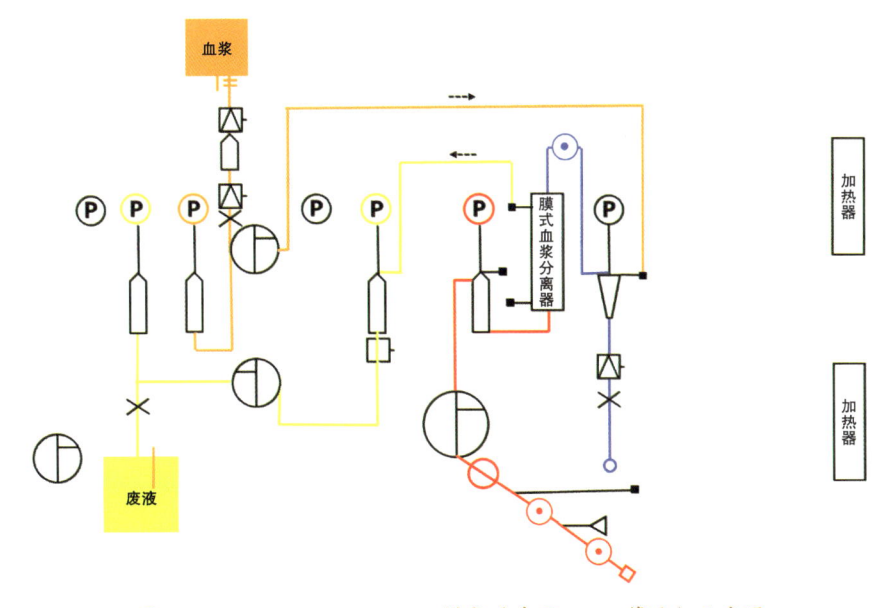

图5-5-12　JMS JUN-55X PE模式（采用CHDF管路）示意图

1. 选用CHDF管路进行PE模式治疗时，选用自定义模式。连接方法与CHF模式后稀释类似。

2. 使用CHDF管路，可实现对血浆进行加温。

3. 药物补入参考本节DPMAS模式（采用CHDF管路）。

4. 血浆输注要求：推荐全部采用新鲜冰冻血浆，以降低凝血因子消耗的风险；若新鲜冰冻血浆资源紧缺，应尽量保证其占比至少达1/2，治疗过程中，先使用普通冰冻血浆再输注新鲜冰冻血浆，治疗后注意监测凝血功能指标，必要时再补充输注新鲜冰冻血浆。

十三、DFPP模式（双重过滤血浆分离）

JMS JUN-55X DFPP模式示意图见图5-5-13。

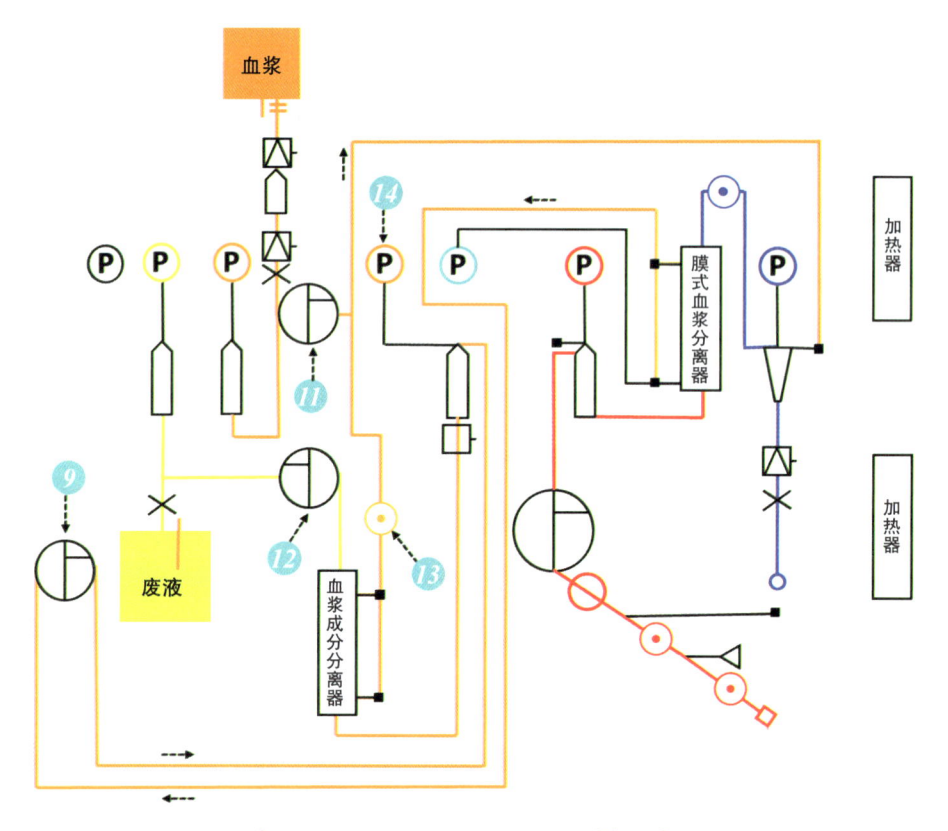

图5-5-13　JMS JUN-55X DFPP模式示意图

1. 点位9示透析液泵为分浆泵。

2. 点位11示置换液泵为补浆泵。

3. 点位12示滤出液泵为弃浆泵。

4. 点位14示二级膜血浆入口压力监测器。

5. 点位13示二级膜返浆管采样点。

6. 进行DFPP模式治疗时，选用DFPP管路，治疗模式既可以选DFPP模式，也可以选自定义模式。

7. 在DFPP模式下，更换血浆成分分离器，可实现血脂清除。是否等量补浆、补液，根据患者病情而定。

8. 药物补入参考本节DPMAS模式（采用CHDF管路）。

十四、DPMAS模式（采用DFPP管路）（双重血浆分子吸附系统）

JMS JUN-55X DPMAS模式（采用DFPP管路）示意图见图5-5-14。

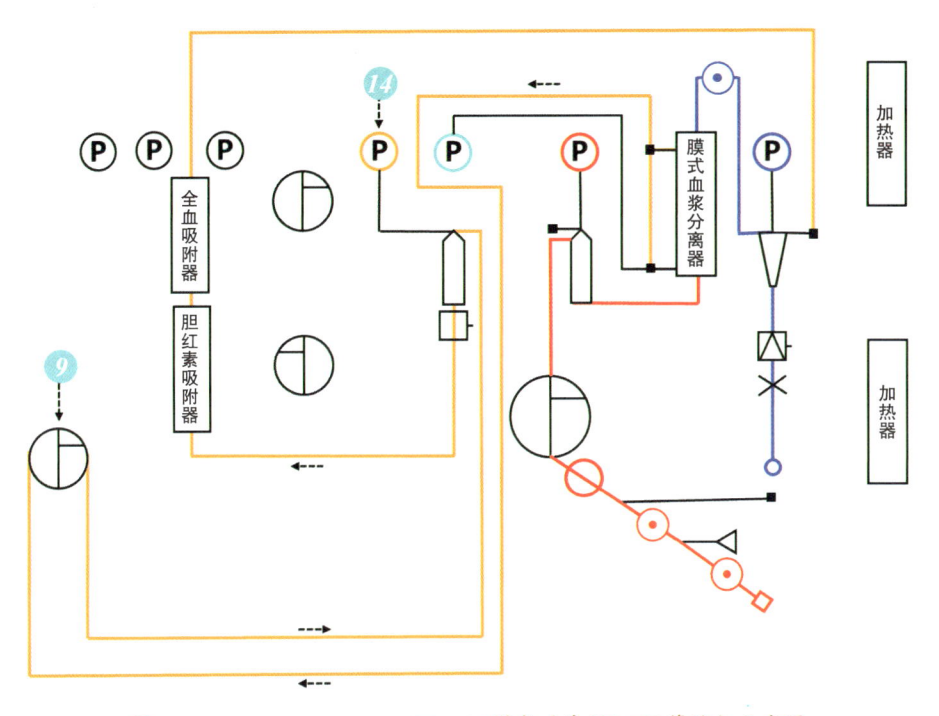

图5-5-14　JMS JUN-55X DPMAS模式（采用DFPP管路）示意图

1. DFPP管路也可用于DPMAS模式，点位9示透析液泵为分浆泵。
2. 治疗时，点位14可监测吸附器入口压。

十五、PE模式（采用DFPP管路）（血浆交换）

JMS JUN-55X PE模式（采用DFPP管路）示意图见图5-5-15。

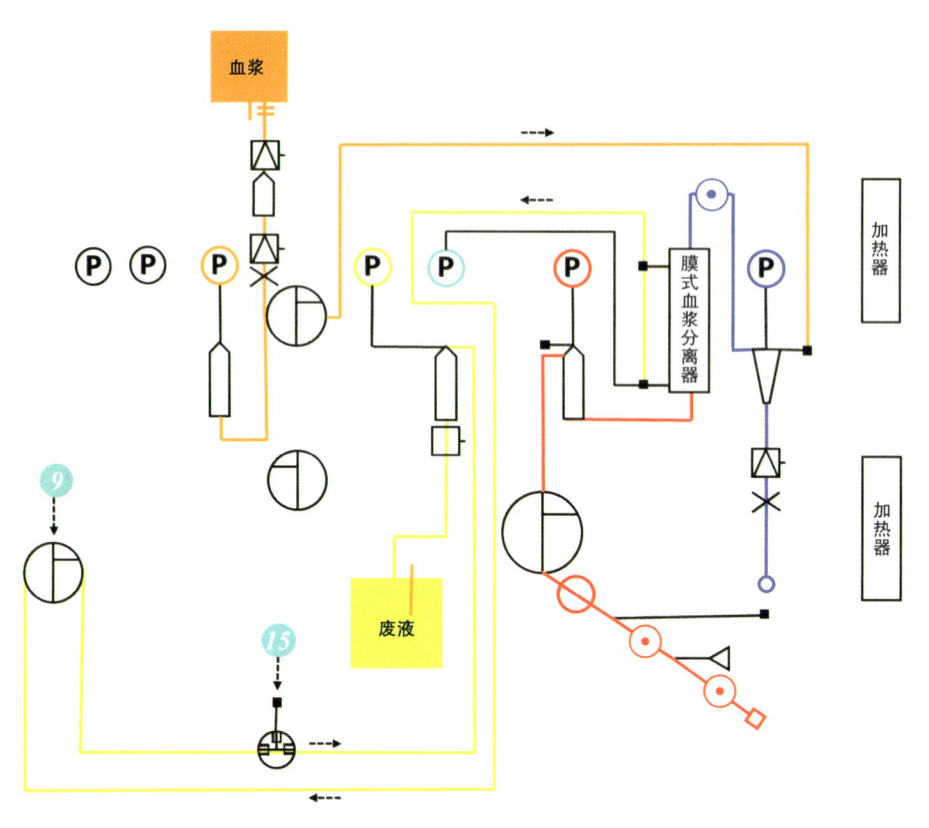

图5-5-15　JMS JUN-55X PE模式（采用DFPP管路）示意图

1. DFPP管路也可用于PE模式，点位9示透析液泵为分浆泵。
2. 废液袋也可接在点位15，旋转三通，改变废液流出方向。

十六、CPFA模式（采用CHDF管路）（配对血浆滤过吸附）

JMS JUN-55X CPFA模式（采用CHDF管路）示意图见图5-5-16。

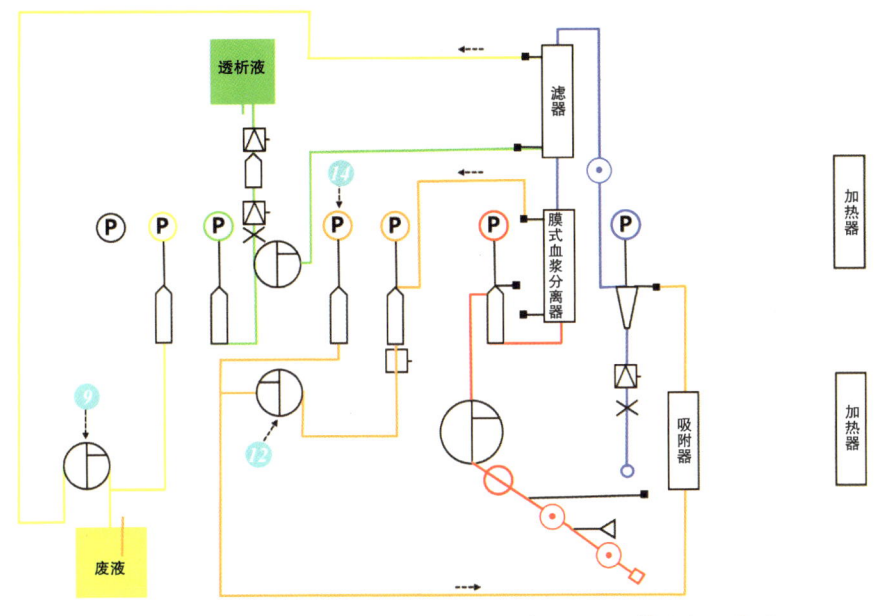

图5-5-16　JMS JUN-55X CPFA模式（采用CHDF管路）示意图

1. CHDF管路可用于CPFA模式，点位9示透析液泵为废液泵。
2. 点位12示废液泵为分浆泵。
3. 治疗时，点位14可监测吸附器入口压。

（张雪梅　郑燚　王瑶　张胜）

第六节　费森尤斯multiFiltrate/multiFiltrate PRO

一、CVVH模式前稀释

multiFiltrate CVVH模式前稀释示意图见图5-6-1。

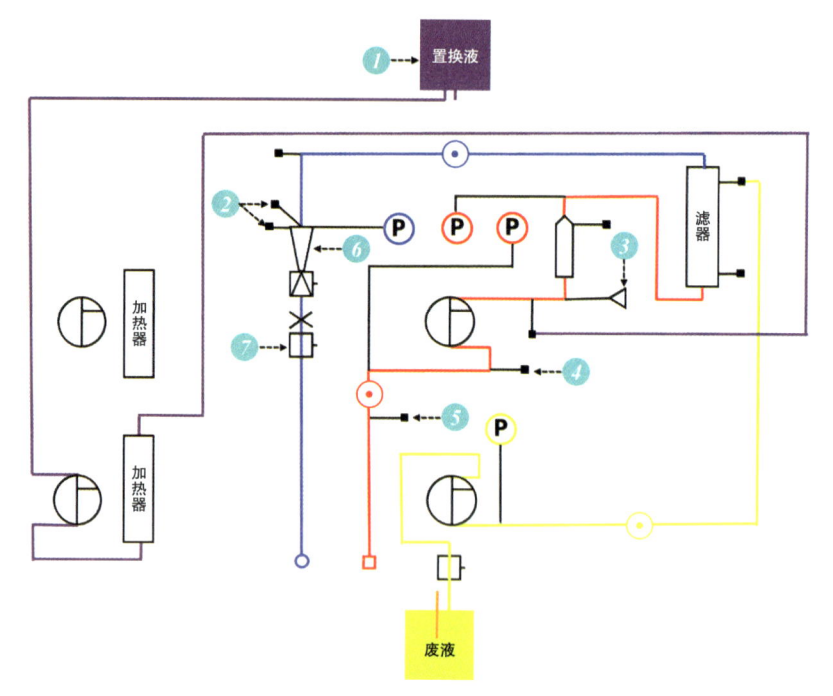

图5-6-1 multiFiltrate CVVH模式前稀释示意图

1. 点位1为秤2，治疗时，置换液可同时置于秤1和（或）秤2托盘上。

2. 点位2可连接三通和（或）单向阀，作为钾剂、钠剂、磷剂、碳酸氢钠、抗凝剂的补入点位。

3. 点位3示抗凝剂管接口点位，也可用于普通肝素、低分子量肝素、甲磺酸萘莫司他等抗凝剂的补入。

4. 点位4常用作枸橼酸的补入点位。

5. 点位5示下机回血生理盐水的补入点位。

6. 点位6示静脉壶，静脉壶夹位置配有空气探测器，在静脉壶壶腹水平位置。

7. 点位7示光学探测器，其具有探测和辨识血液的功能。

二、CVVH模式后稀释

multiFiltrate CVVH模式后稀释示意图见图5-6-2。

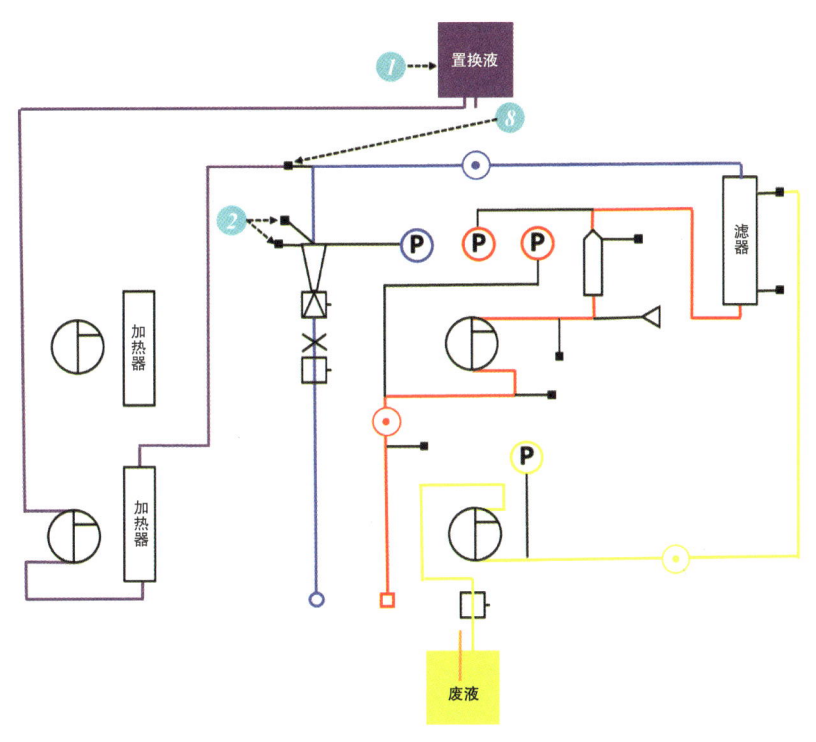

图5-6-2 multiFiltrate CVVH模式后稀释示意图

1. 点位1为秤2，治疗时，置换液可同时置于秤1和（或）秤2托盘上。

2. 建议置换液从点位8补入，不建议从点位2补入。主要原因：该机型回输管上的空气探测器在静脉壶壶腹部。如从点位2补入液体，容易在静脉壶内形成小气泡，导致超声探测器触发微小气泡报警。

三、CVVH模式前后稀释

multiFiltrate CVVH模式前后稀释示意图见图5-6-3。

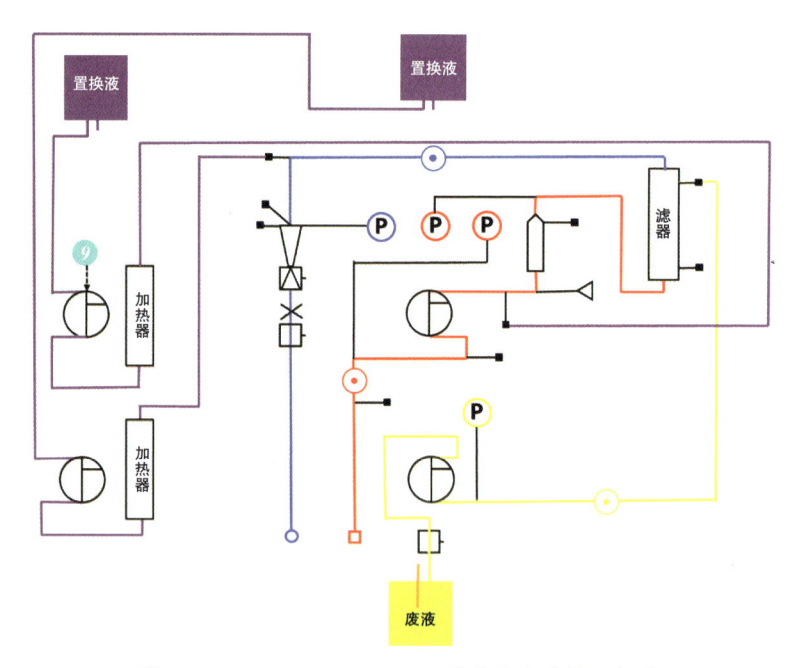

图5-6-3　multiFiltrate CVVH模式前后稀释示意图

1. 秤1和秤2托盘上均放置置换液。
2. 点位9示透析液泵，充当置换液前稀释动力泵。

四、CVVHD模式

multiFiltrate CVVHD模式示意图见图5-6-4。

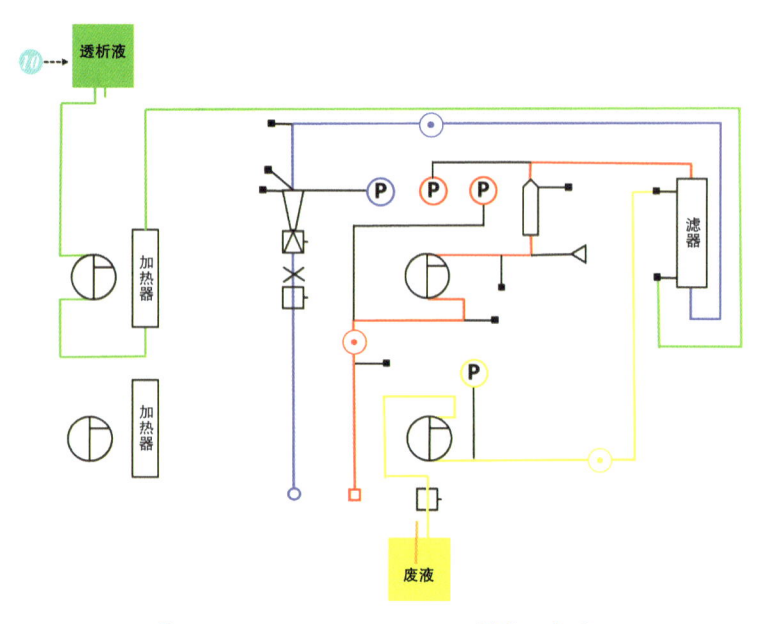

图5-6-4　multiFiltrate CVVHD模式示意图

1. 点位10示秤1，治疗时，秤1和（或）秤2托盘上放置透析液。

2. 进行CVVHD模式治疗时，为方便排出空气，预冲管路时，滤器动静脉端倒置。治疗时，保证透析液与血流方向相反，提高治疗效率。CVVHDF模式亦是如此。

五、CVVHDF模式前稀释

multiFiltrate CVVHDF模式前稀释示意图见图5-6-5。

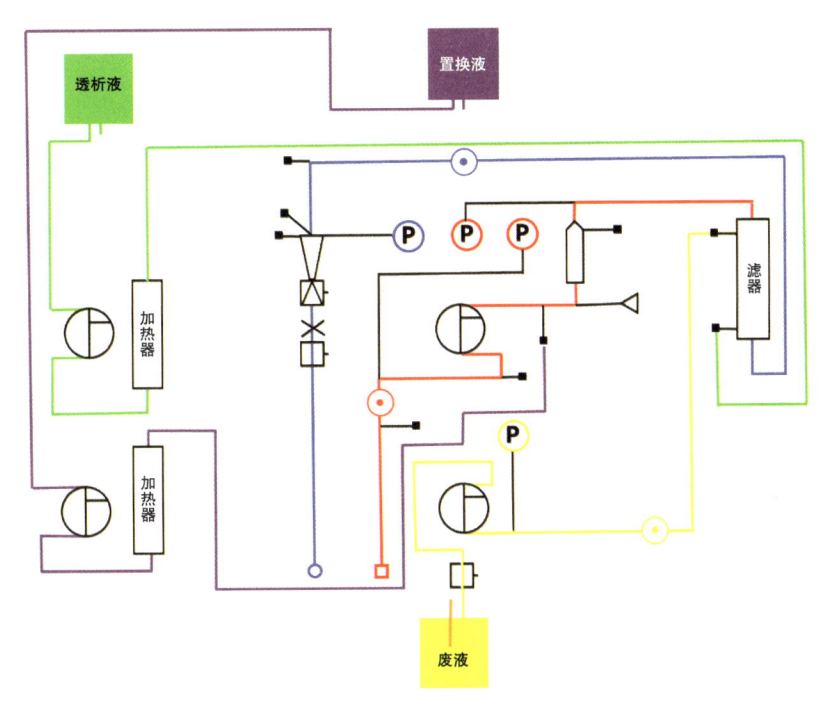

图5-6-5　multiFiltrate CVVHDF模式前稀释示意图

六、CVVHDF模式后稀释

multiFiltrate CVVHDF模式后稀释示意图见图5-6-6。

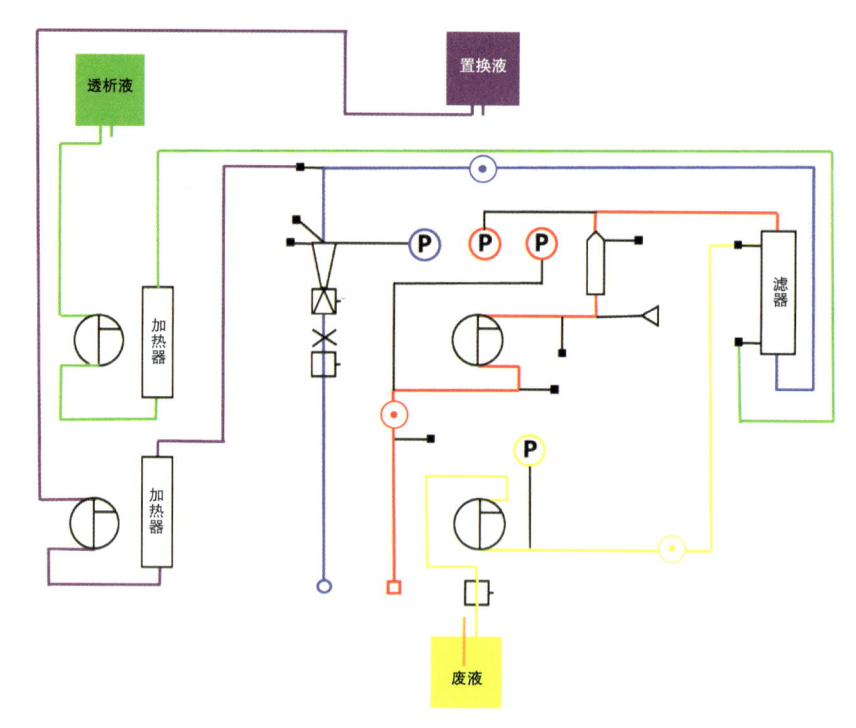

图5-6-6　multiFiltrate CVVHDF模式后稀释示意图

七、SCUF模式

multiFiltrate SCUF模式示意图见图5-6-7。

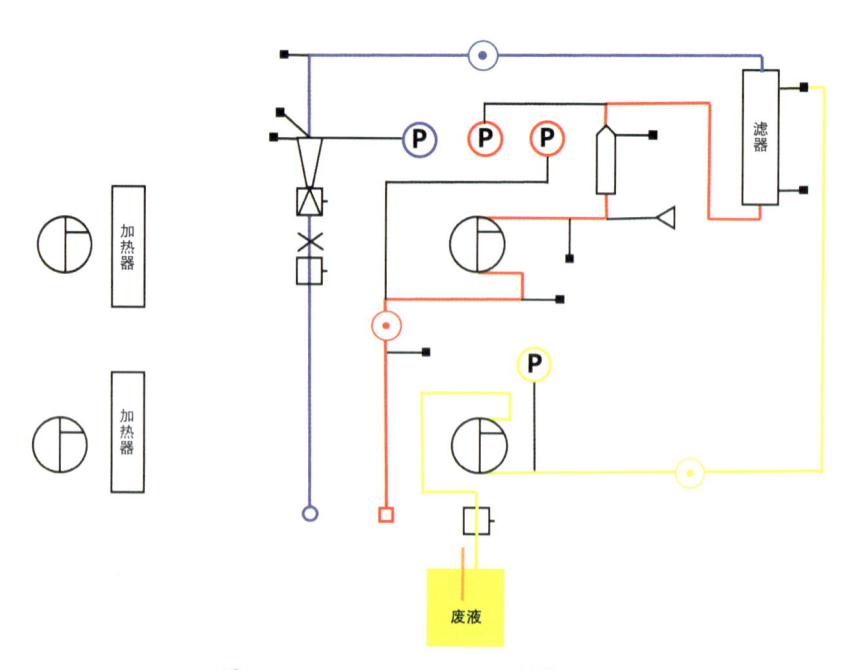

图5-6-7　multiFiltrate SCUF模式示意图

1. SCUF模式下，透析液泵和置换液泵均处于停转状态。

2. SCUF模式需采用相应的配套耗材，而且不能加温。需密切观察患者是否出现体温过低。

八、HP模式

multiFiltrate HP模式示意图见图5-6-8。

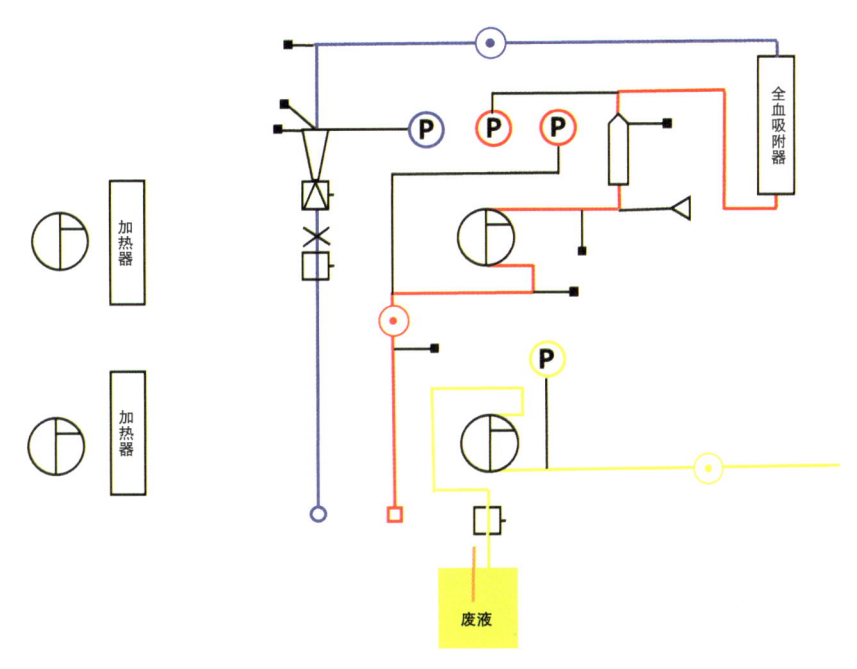

图5-6-8　multiFiltrate HP模式示意图

1. HP模式下，废液泵处于停转状态。

2. HP模式下，可选用人工心肺机膜式氧合器（氧合器），行体外二氧化碳清除。

3. HP模式下，不能使用机器自带加温装置。需密切观察患者是否出现体温过低。

九、DPMAS（CVVH模式）

multiFiltrate DPMAS（CVVH模式）示意图见图5-6-9。

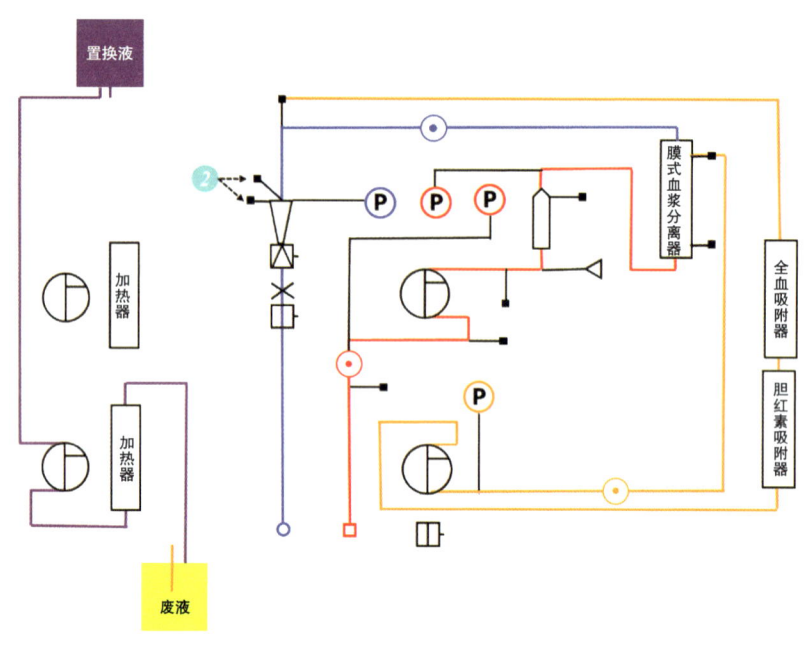

图5-6-9 multiFiltrate DPMAS（CVVH模式）示意图

1. 秤1和（或）秤2可放置置换液、生理盐水。

2. 点位2示静脉壶侧支，可串联三通用于补入地塞米松、氢化可的松等抗过敏药物。

3. 采用局部枸橼酸抗凝时，建议回输末端串联三通用于钙剂的持续补入。

4. 治疗中，若需追加钙剂、抗过敏药物、抗凝剂等，可选择点位2、回输端采样点、回输末端。

十、PE（CVVH模式）

multiFiltrate PE（CVVH模式）示意图见图5-6-10。

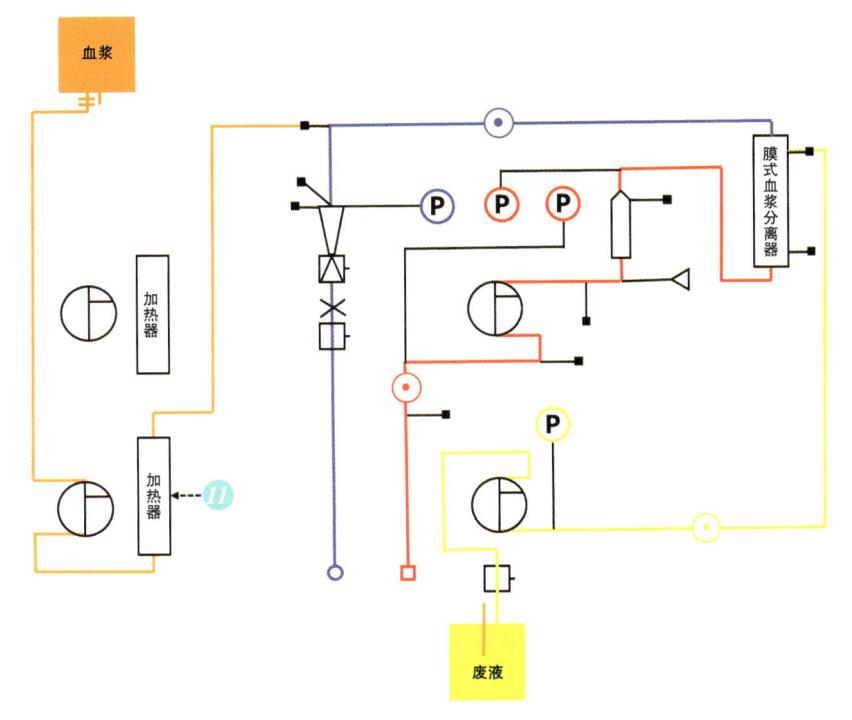

图5-6-10 multiFiltrate PE（CVVH模式）示意图

1. 点位11示加热器。温度可设置为37℃。
2. 治疗时，血浆可以放置于秤1、秤2上。
3. 用药补入参考本节DPMAS模式。

十一、PE（MPS模式）（膜式血浆分离）

multiFiltrate PE（MPS模式）示意图见图5-6-11。

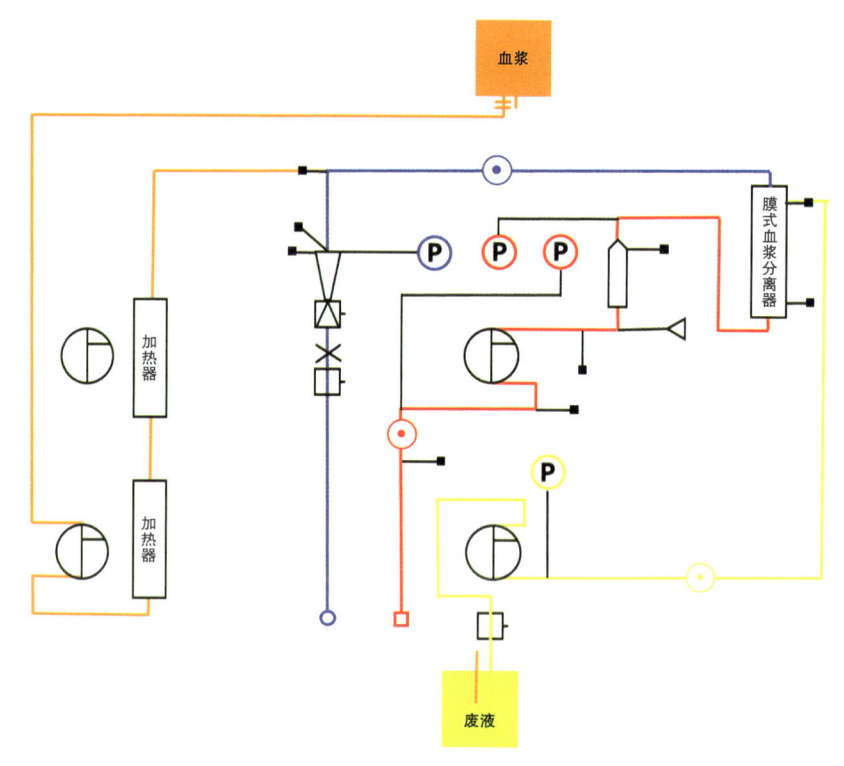

图5-6-11　multiFiltrate PE（MPS模式）示意图

1. MPS模式下，可以对血浆进行加温。
2. 血浆置换管路有2个加热囊，即M管。
3. 预冲时，预冲液在秤1，血浆填充和治疗时血浆在秤2。
4. MPS模式下，血浆分离器的最大跨膜压为100 mmHg。
5. 用药补入参考本节DPMAS模式。

十二、DFPP（MPS模式）（膜式血浆分离）

multiFiltrate DFPP（MPS模式）示意图见图5-6-12。

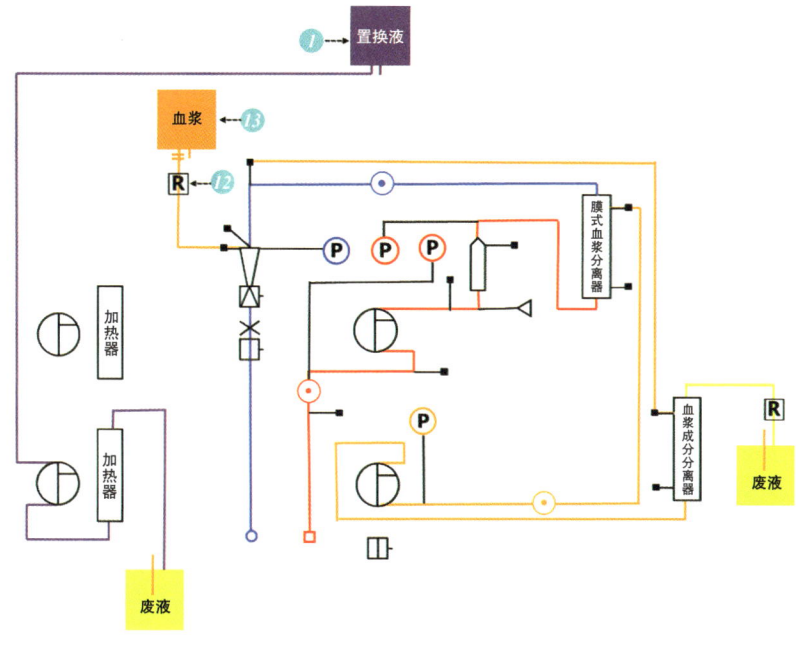

图5-6-12 multiFiltrate DFPP（MPS模式）示意图

1. 需使用配套的透析型人工肾一次性使用血液回路导管（双膜血浆置换辅助管路）。

2. 点位1示秤2，可放置置换液或生理盐水，用于维持治疗过程中液体出入平衡。

3. 选择MPS模式，点位13的血浆不能放在秤2上，只能悬挂于输液架上。

4. 点位12示调节阀。临床常用输液泵控制流速。

5. MPS模式相比CVVH模式、CVVHD模式，压力监测更优。

6. 用药补入参考本节DPMAS模式。

十三、CVVHDF（Ci-Ca）模式后稀释

multiFiltrate CVVHDF（Ci-Ca）模式后稀释示意图见图5-6-13。

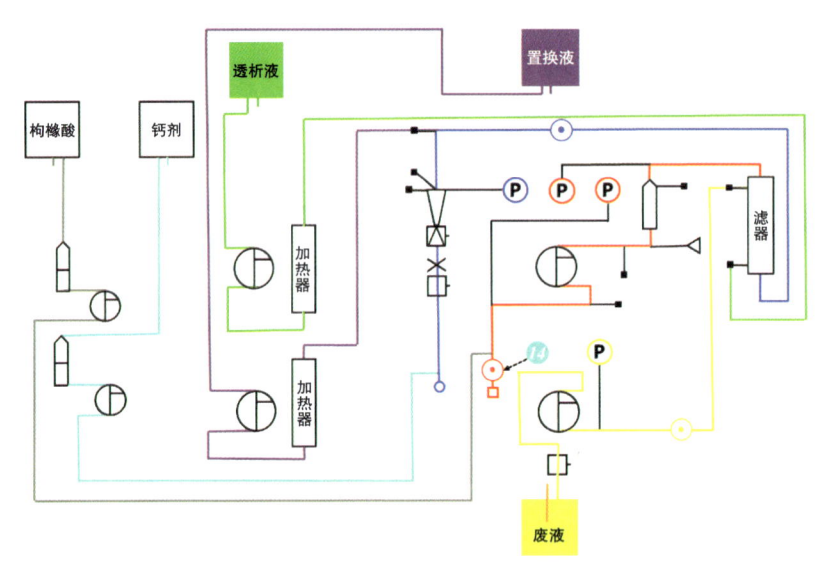

图5-6-13 multiFiltrate CVVHDF（Ci-Ca）模式后稀释示意图

1. 点位14示滤器前采样点。

2. 建议Ci-Ca管路使用滤器AV1000S，普通机型使用AV400S与AV600S，也可使用AV1000S。

3. 钙剂推荐使用配方钙，由等比例5%葡萄糖注射液与葡萄糖酸钙注射液（10 mL∶1 g）配制而成。

4. 注意Ci-Ca模式下只能选择CVVHDF模式后稀释。

十四、CVVHD（Ci-Ca）模式

multiFiltrate CVVHD（Ci-Ca）模式示意图见图5-6-14。Ci-Ca管路也可采用CVVHD模式。

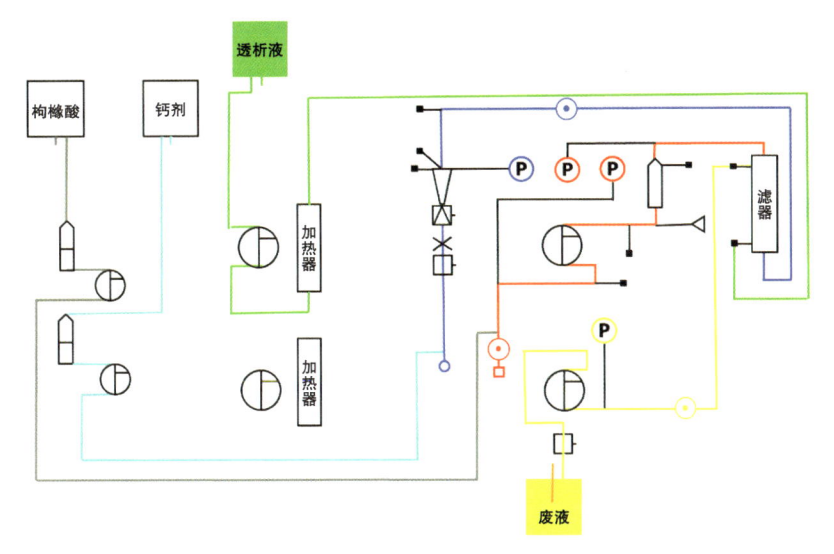

图5-6-14　multiFiltrate CVVHD（Ci-Ca）模式示意图

十五、CVVH模式前稀释

multiFiltratePRO CVVH模式前稀释示意图见图5-6-15。

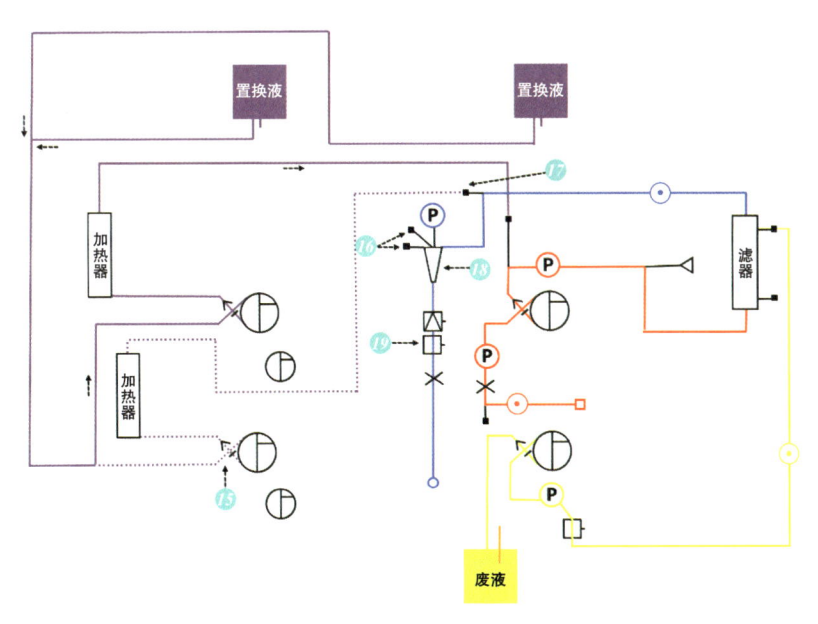

图5-6-15　multiFiltratePRO CVVH模式前稀释示意图

1. multiFiltratePRO机所有动力泵运转方向相同，管路进出时存在交叉，为了便于理解，我们示意所有泵入方向为由左下到右上，泵出方向为由右下到左上，如点位15所示。

2. 点位16示静脉壶侧支，可串联三通或单向阀作为钾剂、钠剂、磷剂、碳酸氢钠、抗凝剂等的补入点位。

3. 点位17示后稀释置换液补入点位，具有单向阀的功能，可预防血液反流。

4. 点位18示静脉壶，此处配有液位探测器。

5. 点位19示光学探测器，其具有探测和辨识血液的功能。

6. multiFiltratePRO配套是一体化式管路，因此虚线部分所示管路也是存在的。

十六、CVVH模式后稀释

multiFiltratePRO CVVH模式后稀释示意图见图5-6-16。

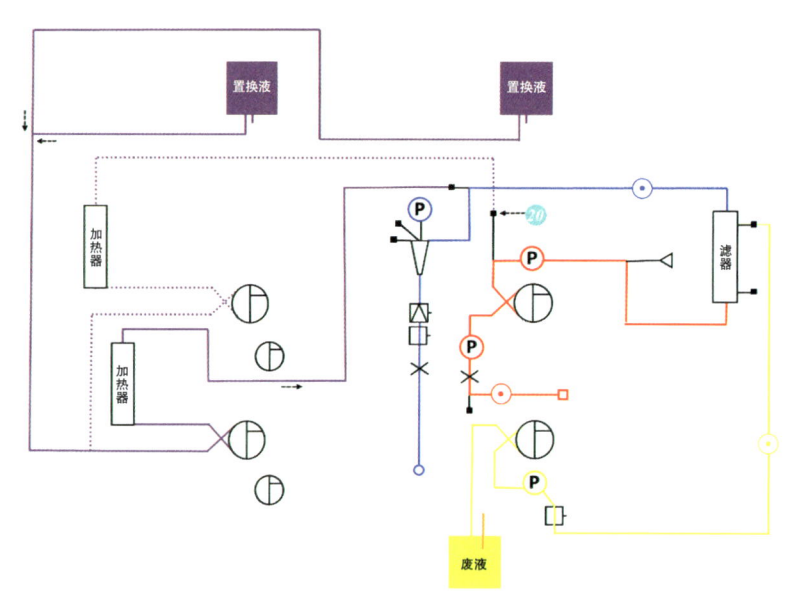

图5-6-16　multiFiltratePRO CVVH模式后稀释示意图

1. multiFiltratePRO与multiFiltrate不同，废液先经过漏血探测器再进入废液泵。

2. 点位20示前稀释置换液补入点位，具有单向阀的功能，可预防血液反流。

十七、CVVH模式前后稀释

multiFiltratePRO CVVH模式前后稀释示意图见图5-6-17。

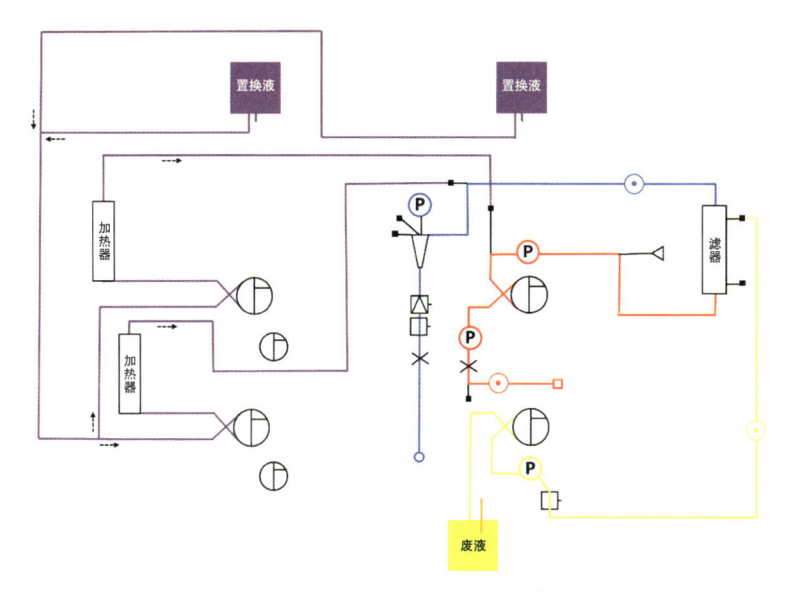

图5-6-17　multiFiltratePRO CVVH模式前后稀释示意图

十八、CVVHD模式

multiFiltratePRO CVVHD模式示意图见图5-6-18。点位21示透析液管和置换液管在此处汇合（MultiFiltratePRO HDF配套）。

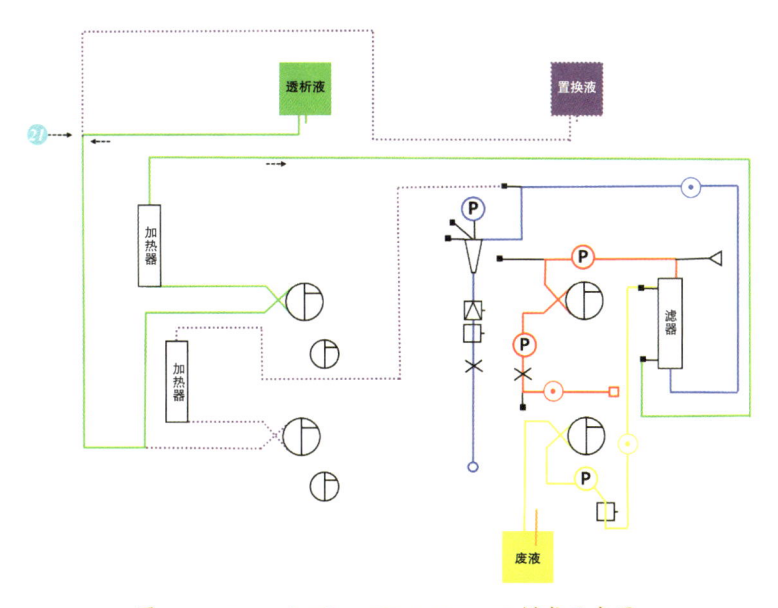

图5-6-18　multiFiltratePRO CVVHD模式示意图

十九、CVVHDF模式前稀释

multiFiltratePRO CVVHDF模式前稀释示意图见图5-6-19。

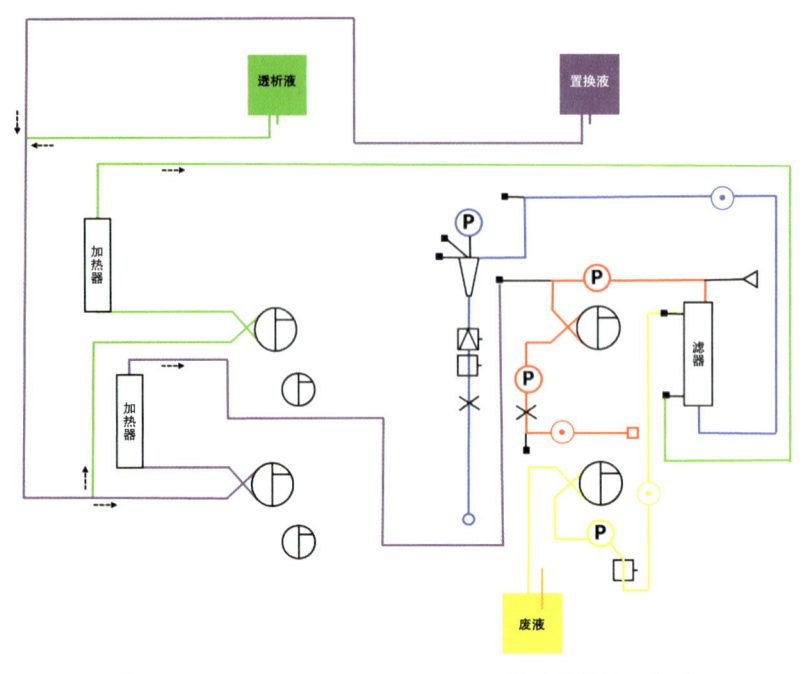

图5-6-19　multiFiltratePRO CVVHDF模式前稀释示意图

二十、CVVHDF模式后稀释

multiFiltratePRO CVVHDF模式后稀释示意图见图5-6-20。

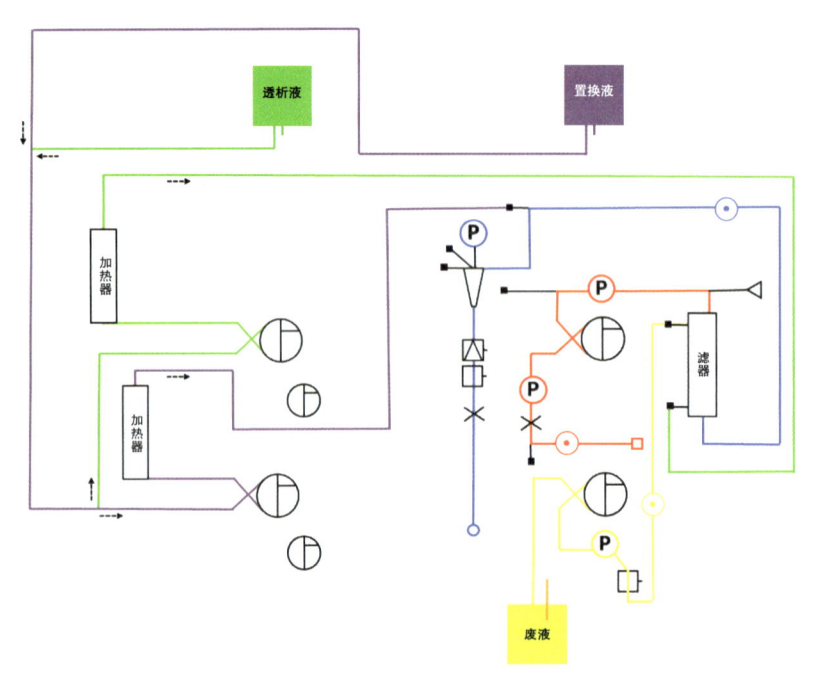

图5-6-20　multiFiltratePRO CVVHDF模式后稀释示意图

二十一、TPE（MPS模式）（膜式血浆分离）

multiFiltratePRO TPE（MPS模式）示意图见图5-6-21。护理操作要点参考本节Multifitrate PE。

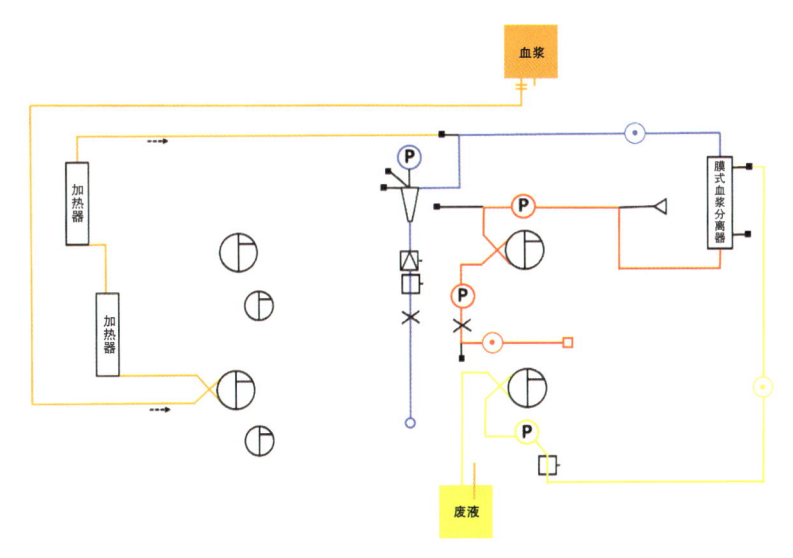

图5-6-21　multiFiltratePRO TPE（MPS模式）示意图

二十二、TPE（CVVH模式）

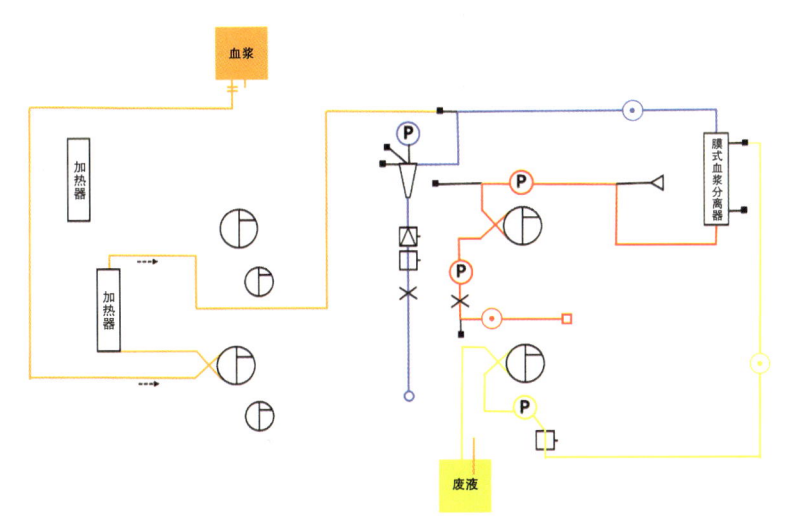

multiFiltratePRO TPE（CVVH模式）示意图见图5-6-22。护理操作要点参考本节multiFiltratePE（CVVH模式）。

图5-6-22　multiFiltratePRO TPE（CVVH模式）示意图

二十三、DPMAS（CVVH模式）

multiFiltratePRO DPMAS（CVVH模式）示意图见图5-6-23。CVVHD模式可以实现DPMAS。护理操作要点参考本节multiFiltrate DPMAS（CVVH模式）。

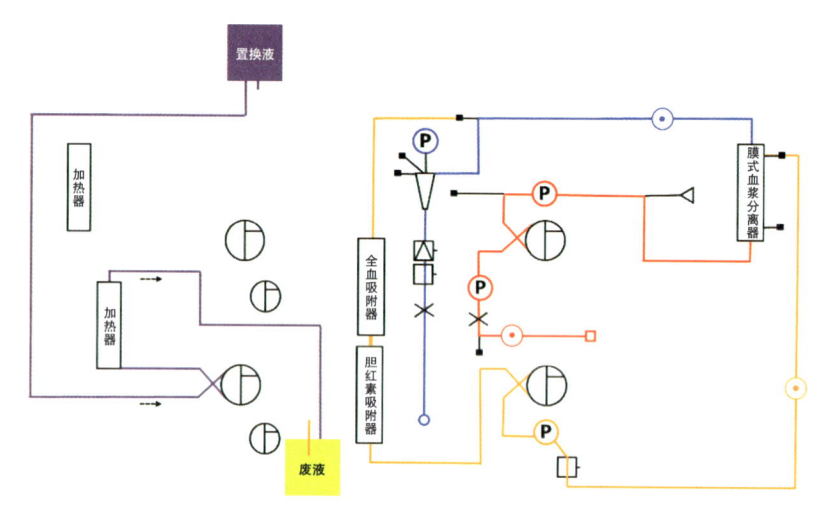

图5-6-23　multiFiltratePRO DPMAS（CVVH模式）示意图

二十四、DFPP（CVVH模式）

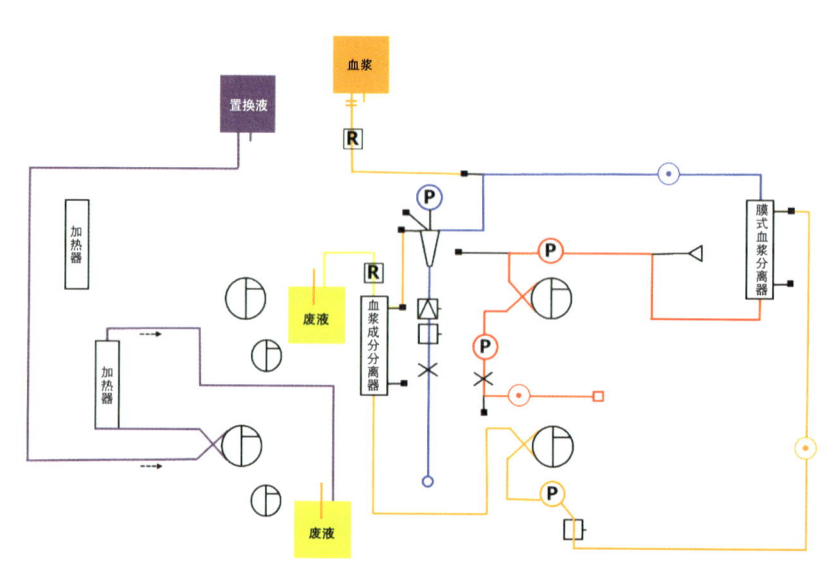

multiFiltratePRO DFPP（CVVH模式）示意图见图5-6-24。护理操作要点参考本节multiFiltrate DFPP（MPS模式）。

图5-6-24　multiFiltratePRO DFPP（CVVH模式）示意图

二十五、CVVHDF Ci-Ca模式后稀释

multiFiltratePRO CVVHDF Ci-Ca模式后稀释示意图见图5-6-25。multiFiltratePRO只能选择CVVHDF Ci-Ca模式后稀释。

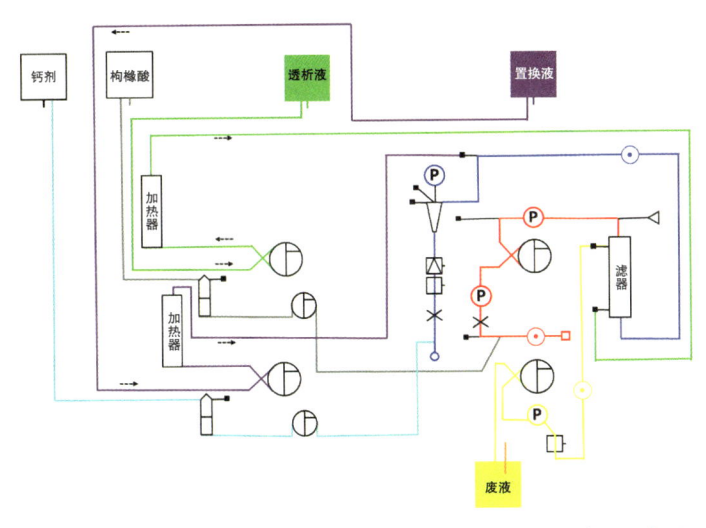

图5-6-25　multiFiltratePRO CVVHDF Ci-Ca模式后稀释示意图

二十六、CVVHD Ci-Ca模式

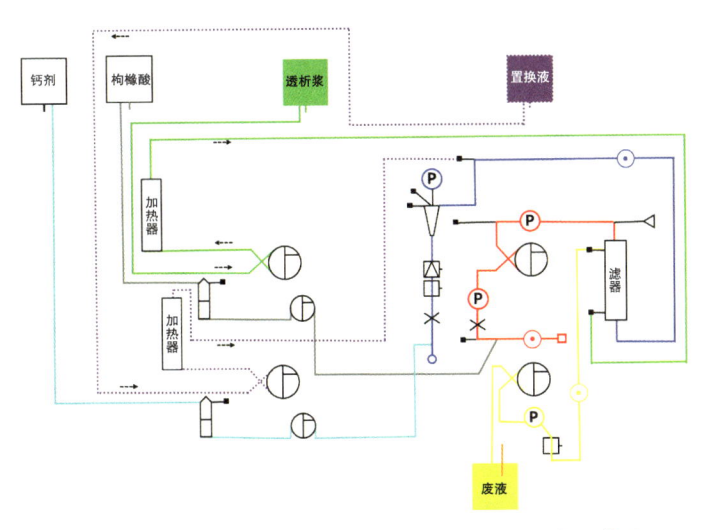

multiFiltratePRO CVVHD Ci-Ca模式示意图见图5-6-26。

图5-6-26　multiFiltratePRO CVVHD Ci-Ca模式示意图

（李旭　范思凡　李森淼　王芳　彭蓝岚　杨星宇）

第七节 健帆DX-10

一、CHF模式前稀释（持续血液滤过）

健帆DX-10 CHF模式前稀释示意图见图5-7-1。

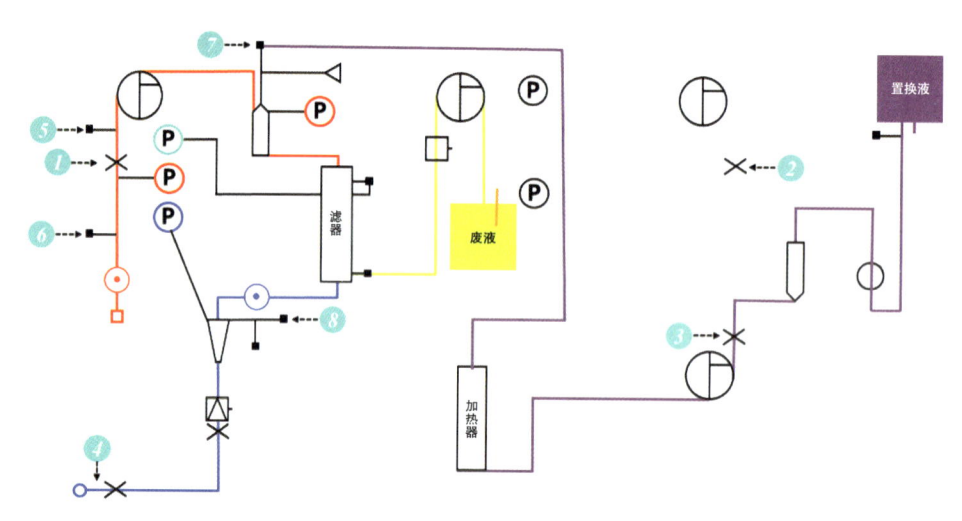

图5-7-1 健帆DX-10 CHF模式前稀释示意图

1. 点位1至点位4分别示截止阀1至截止阀4。截止阀的作用：清洗时，根据步骤控制体外循环回路的开或关，排尽回路空气，实现充分预冲。需注意，安装截止阀后要确认其是否回弹到位。

2. 点位5可作为抗凝剂、其他药物的补入点位。

3. 点位6示密闭式回血，生理盐水补入点位。

4. 点位7示置换液前稀释补入点位。

5. 点位8示静脉壶侧支，可串联三通或单向阀，作为钾剂、钠剂、磷剂、碳酸氢钠、抗凝剂等的补入点位。

6. 置换液悬挂在秤1上，废液袋悬挂在秤2上。

二、CHF模式后稀释（持续血液滤过）

健帆DX-10 CHF模式后稀释示意图见图5-7-2。置换液悬挂在秤1上，废液袋悬挂在秤2上。

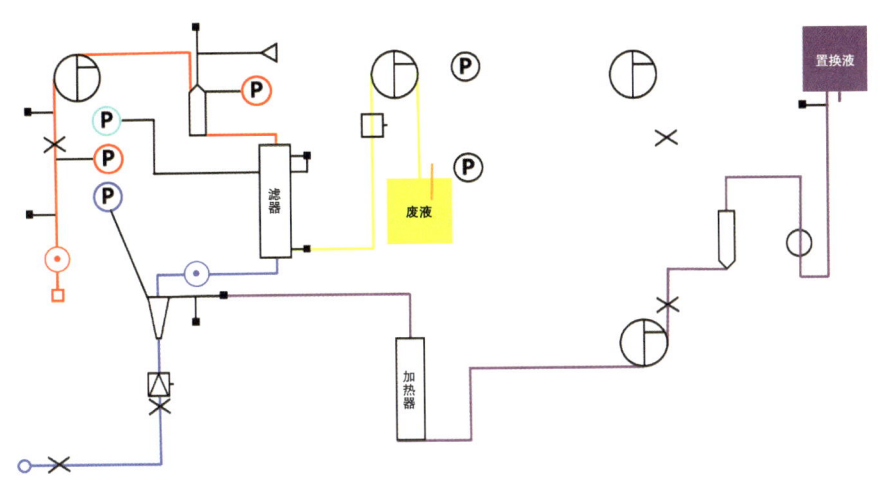

图5-7-2 健帆DX-10 CHF模式后稀释示意图

三、CHF模式前后稀释（持续血液滤过）

健帆DX-10 CHF模式前后稀释示意图见图5-7-3。

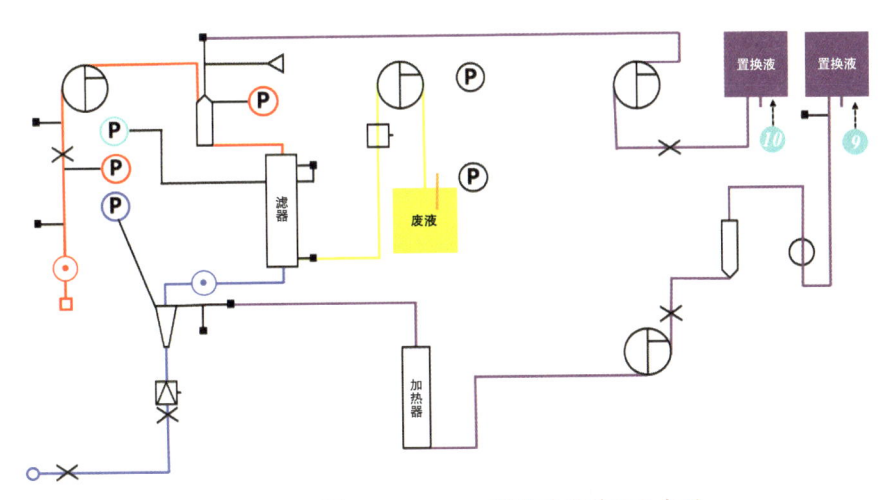

图5-7-3 健帆DX-10 CHF模式前后稀释示意图

1. 进行CHF模式前后稀释时，透析泵充当前置换泵。
2. 点位9：置换液悬挂在秤1上。
3. 点位10：置换液悬挂在秤3上。
4. 废液袋悬挂在秤2上。

四、CVVHDF模式后稀释

健帆DX-10 CVVHDF模式后稀释示意图见图5-7-4。

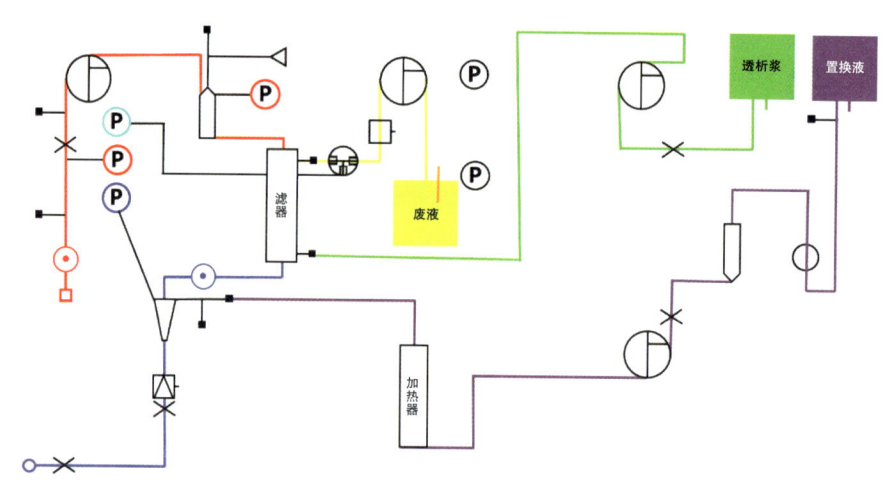

图5-7-4 健帆DX-10 CVVHDF模式后稀释示意图

1. 选择持续血液滤过模式,再选择添加DP泵(透析泵)。
2. 置换液悬挂在秤1上。
3. 透析液悬挂在秤3上。
4. 废液袋悬挂在秤2上。

五、CHF模式(后稀释+HP)(持续血液滤过)

健帆DX-10 CHF模式(后稀释+HP)示意图见图5-7-5。

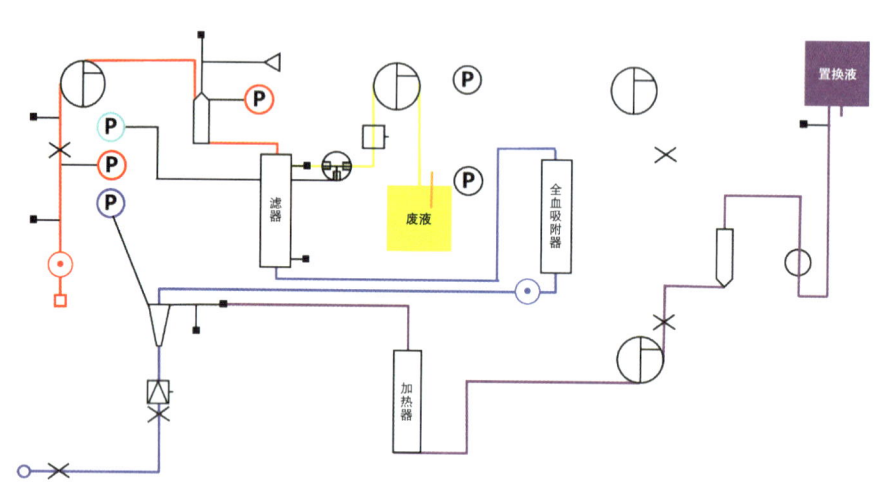

图5-7-5 健帆DX-10 CHF模式(后稀释+HP)示意图

1. 置换液悬挂在秤1上。
2. 废液袋悬挂在秤2上。

3. 自设编程可控制各泵运转状态，实现自定义模式。

4. CHF+HP模式下，笔者建议选用自设编程，可设置各泵正转、反转，进行个性化预冲。

5. 血液吸附器可串联在滤器前或滤器后。笔者单位更倾向串联在滤器后。

六、DPMAS模式

健帆DX-10 DPMAS模式示意图见图5-7-6。

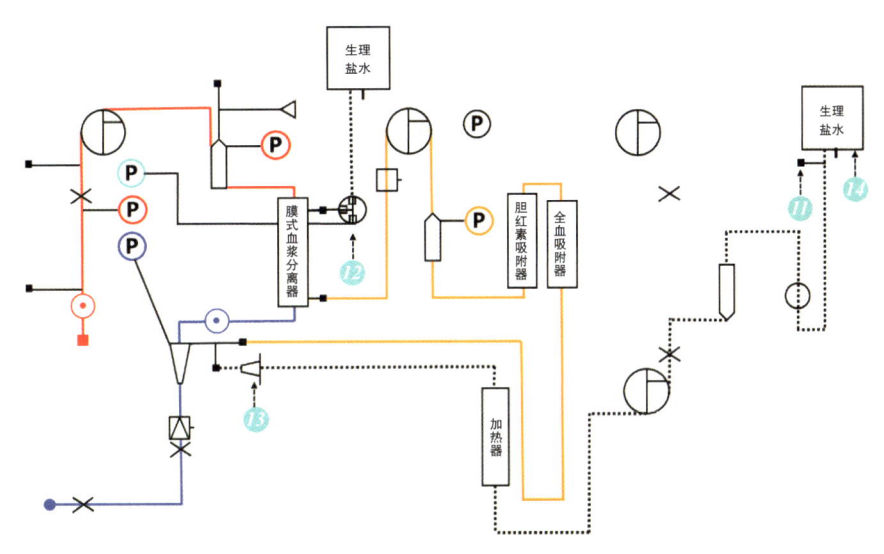

图5-7-6　健帆DX-10 DPMAS模式示意图

1. DPMAS模式下，可选用BLS-121-DBC和BLS-701K-ZY10管路。前者仅能实现正向分段预冲，后者能实现正向分段预冲和反向一体化预冲。

2. 预冲时，可选用正向预冲或反向预冲。笔者建议选用正向预冲，可预设更大预冲量，操作更简捷，排气更方便。正向预冲时，预冲盐水悬挂在秤3上。

3. 另一种连接方式是血液吸附后的流出管与点位11补浆管侧支连接，经过置换液泵（泵管不安装），再经过加温器，最后与静脉壶侧支相连，可对血浆进行加热。

4. 在静脉壶与加温器之间配有单向阀，即点位13。

5. 可根据治疗需要设置秤1换袋重量，减少换袋提示性报警，有利于治疗连续。

6. 最右侧虚线部分示序贯性血浆置换；预冲时，点位14是生理盐水；治疗时，点位14更换为血浆；两者均悬挂于秤1上。

7. 静脉壶侧支可串联三通用于补入地塞米松、氢化可的松等抗过敏药物。

8. 采用局部枸橼酸抗凝时，笔者单位建议在回输端串联三通用于钙剂的持续补入。

9. 治疗中，若需临时追加钙剂、抗过敏药物、抗凝剂等，可选择点位13、回输末端、回输端采样点。

10. 参数设置：血流为100~150 mL/min，分浆泵泵速/血泵泵速=0.2~0.3。

11. 进行血浆治疗时，血流量、分浆量、弃浆量成比例关系。引血不畅时，可保证分浆量成比例下降，减少血细胞破坏或破膜风险。

12. 治疗结束后可利用回浆程序回输血浆，点位12接入生理盐水用于回输血浆。

七、PE模式

健帆DX-10 PE模式示意图见图5-7-7。

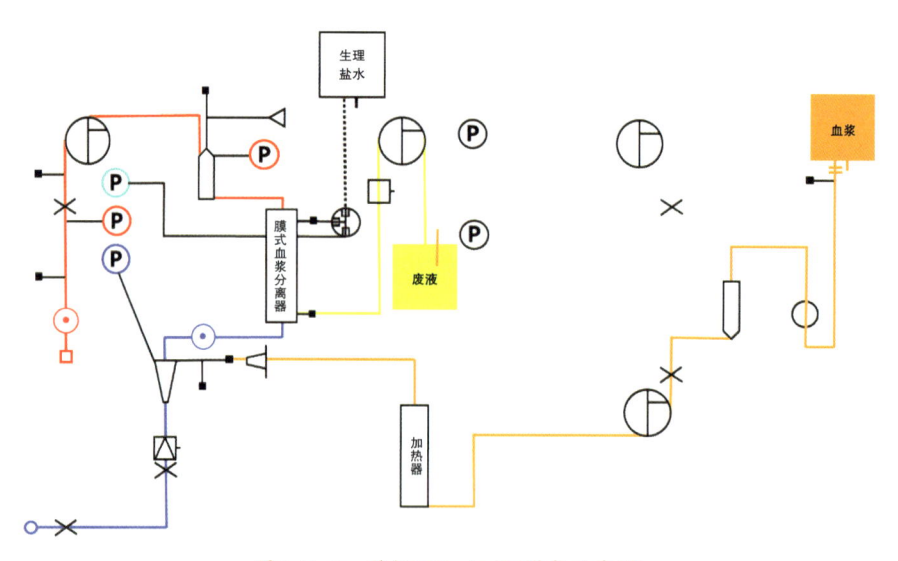

图5-7-7　健帆DX-10 PE模式示意图

1. 血浆袋悬挂在秤1上。

2. 废液袋悬挂在秤2上。

3. 参数设置：血流为100~150 mL/min，分浆泵泵速/血泵泵速=0.2~0.3。

4. 用药补入参考本节DPMAS模式。

八、DFPP模式

健帆DX-10 DFPP模式示意图见图5-7-8。

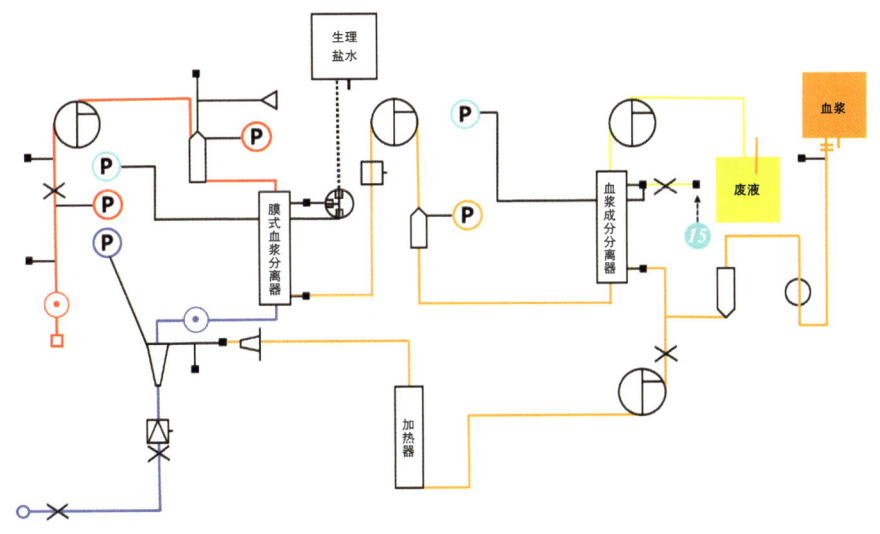

图5-7-8　健帆DX-10 DFPP模式示意图

1. 预冲时，点位15连接液体收集袋。

2. 血浆袋悬挂在秤1上。

3. 废液袋悬挂在秤2上。

4. 参数设置：血流为100～150 mL/min，分浆泵泵速/血泵泵速=0.2～0.3，弃浆泵泵速/分浆泵泵速=0.2～0.3，弃浆泵泵速/补浆泵泵速=1。

5. 用药补入参考本节DPMAS模式。

（张友福　范晴　何映颖　强靖雅　王川妹）

第八节　山外山SWS-5000

一、CVVH模式前稀释

山外山SWS-5000 CVVH模式前稀释示意图见图5-8-1。

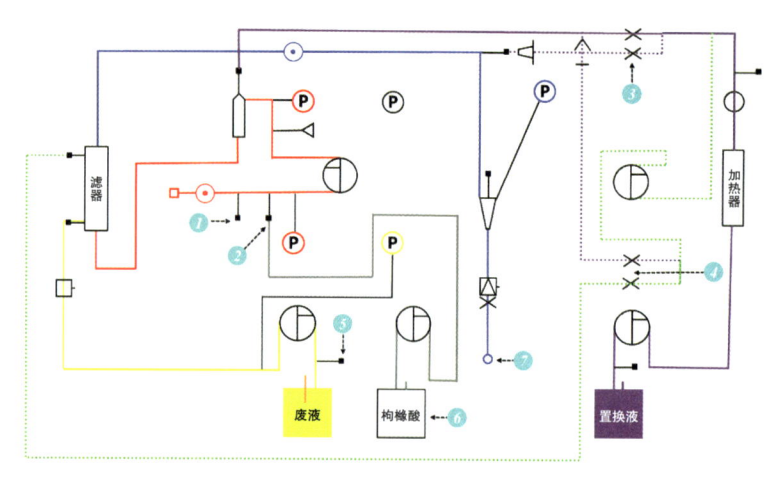

图5-8-1　山外山SWS-5000 CVVH模式前稀释示意图

1. 点位1和点位2可根据需要接入碳酸氢钠、枸橼酸、生理盐水。再循环时，回输端也与之连接。

2. 点位3和点位4示夹子（管路选择器），用于更换治疗模式与作为置换液补入点位。

3. 预冲时，回输端接在点位5。

4. 点位6示CB（citrate balance）秤。该秤也可悬挂碳酸氢钠。

5. 局部枸橼酸抗凝时，点位7示回输末端串联Y管，用于钙剂补入。

6. 注意血泵运转方向与其他动力泵不同。

二、CVVH模式后稀释

山外山SWS-5000 CVVH模式后稀释示意图见图5-8-2。

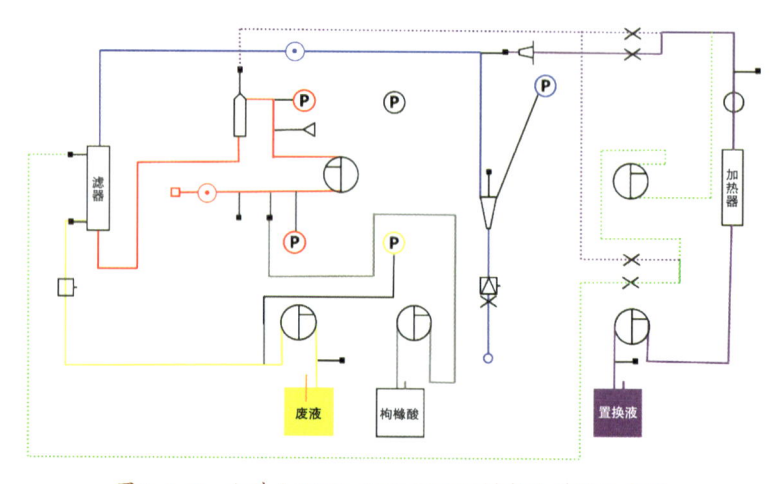

图5-8-2　山外山SWS-5000 CVVH模式后稀释示意图

三、CVVH模式前后稀释

山外山SWS-5000 CVVH模式前后稀释示意图见图5-8-3。

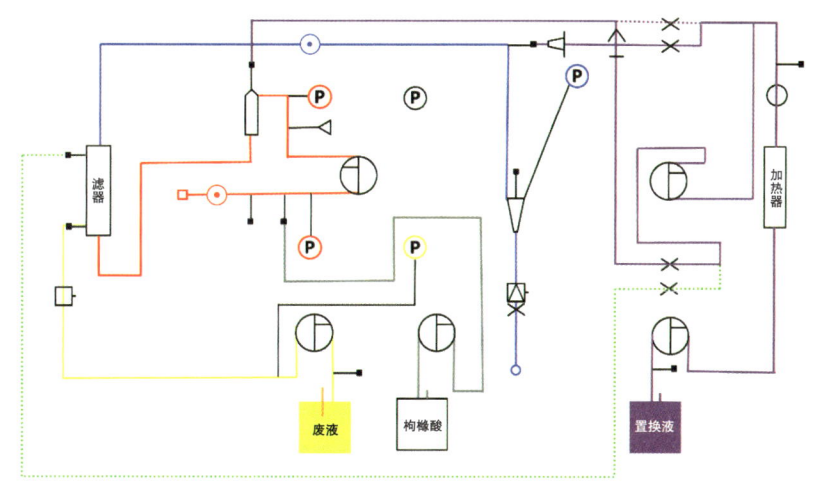

图5-8-3　山外山SWS-5000 CVVH模式前后稀释示意图

四、CVVHD模式

山外山SWS-5000 CVVHD模式示意图见图5-8-4。

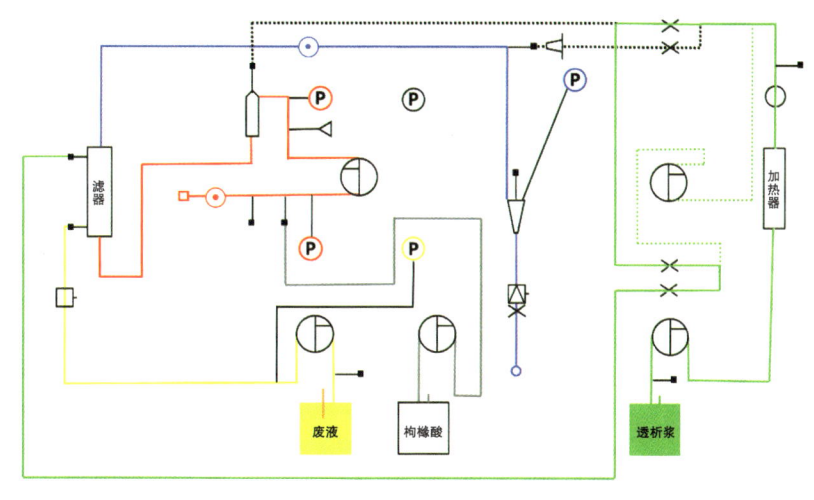

图5-8-4　山外山SWS-5000 CVVHD模式示意图

五、CVVHDF模式前稀释

山外山SWS-5000 CVVHDF模式前稀释示意图见图5-8-5。

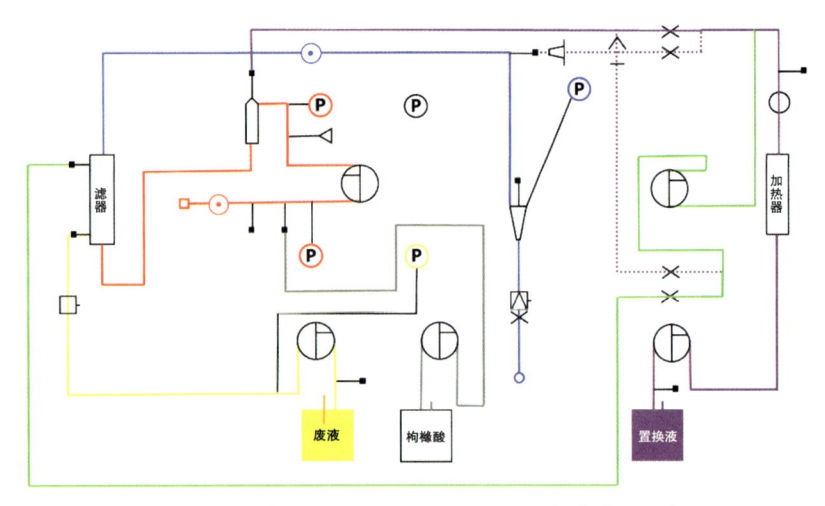

图5-8-5　山外山SWS-5000 CVVHDF模式前稀释示意图

六、CVVHDF模式后稀释

山外山SWS-5000 CVVHDF模式后稀释示意图见图5-8-6。

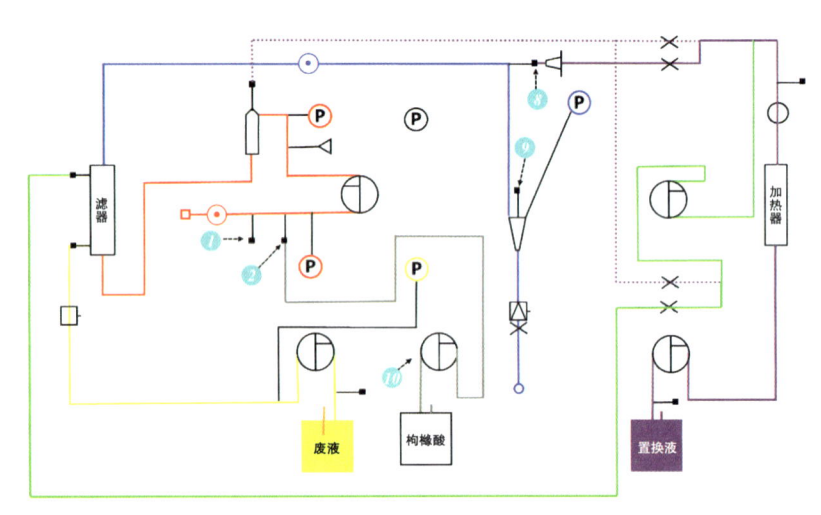

图5-8-6　山外山SWS-5000 CVVHDF模式后稀释示意图

1. 点位1示回血生理盐水接入点位。
2. 点位2示枸橼酸补入点位。
3. 临床上，进行CVVHDF模式后稀释时，笔者建议碳酸氢钠从滤器后补入，如点位8、点位9。
4. 补入枸橼酸可使用机器功能泵（点位10），也可使用外置输液泵。笔者建议使用机器功能泵补入。

七、CVVHDF模式前后稀释

山外山SWS-5000 CVVHDF模式前后稀释示意图见图5-8-7。

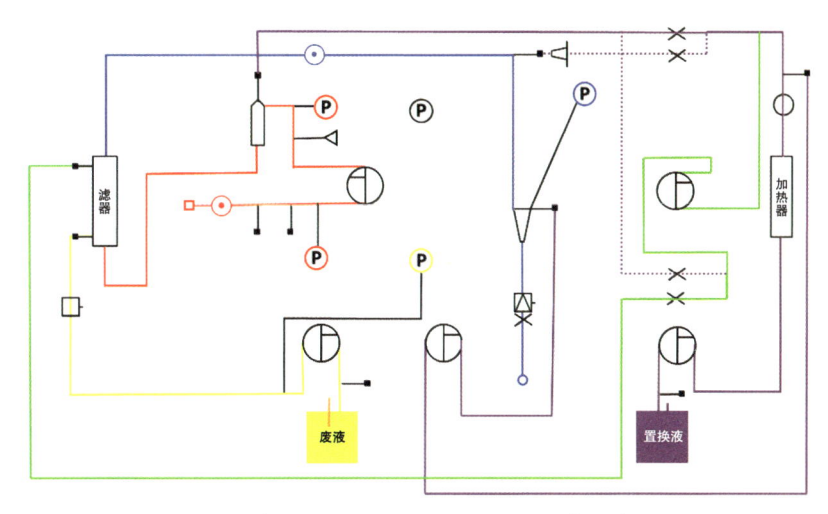

图5-8-7　山外山SWS-5000 CVVHDF模式前后稀释示意图

八、SCUF模式

山外山SWS-5000 SCUF模式示意图见图5-8-8。

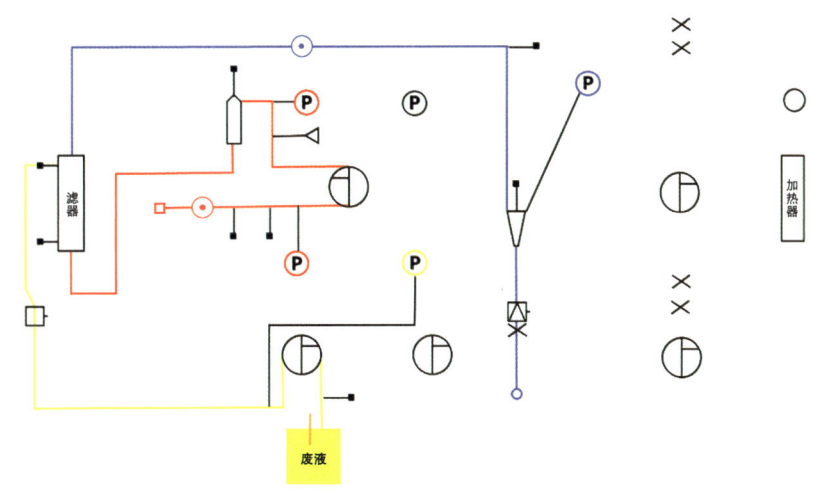

图5-8-8　山外山SWS-5000 SCUF模式示意图

九、HP模式

山外山SWS-5000 HP模式示意图见图5-8-9。

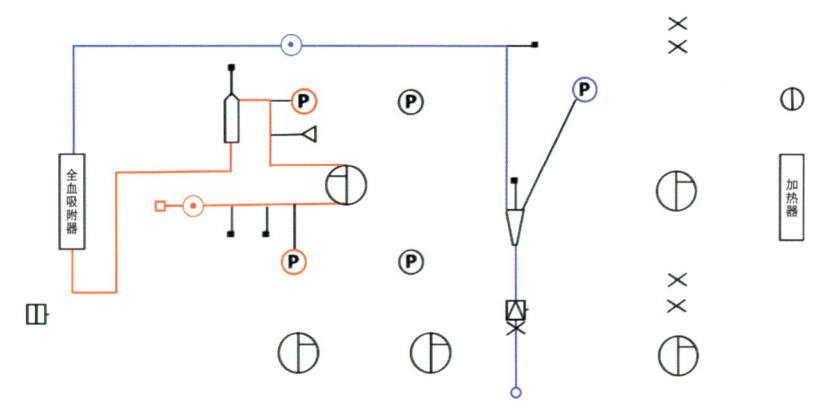

图5-8-9　山外山SWS-5000 HP模式示意图

十、PA模式（血浆吸附）

山外山SWS-5000 PA模式示意图见图5-8-10。

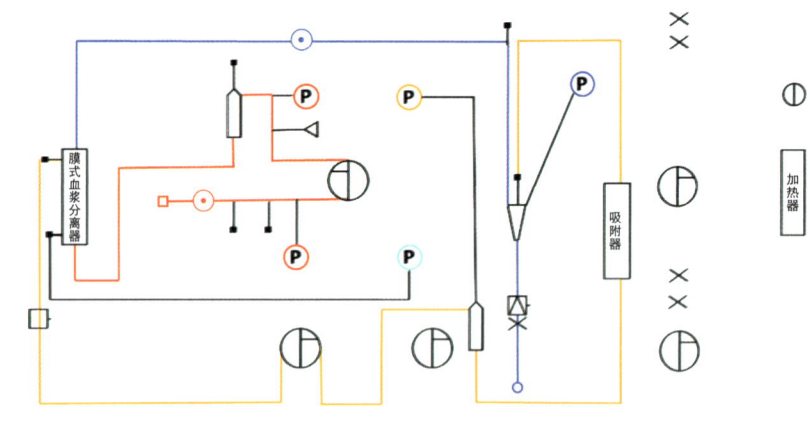

图5-8-10　山外山SWS-5000 PA模式示意图

十一、PE模式

山外山SWS-5000 PE模式示意图见图5-8-11。

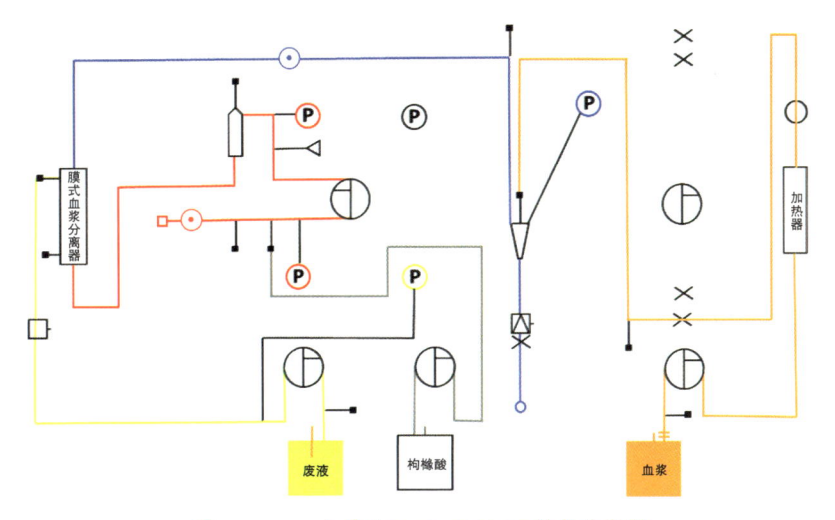

图5-8-11　山外山SWS-5000 PE模式示意图

十二、DFPP模式

山外山SWS-5000 DFPP模式示意图见图5-8-12。治疗结束后回输血浆时，点位11示血路接口，可断开连接生理盐水。

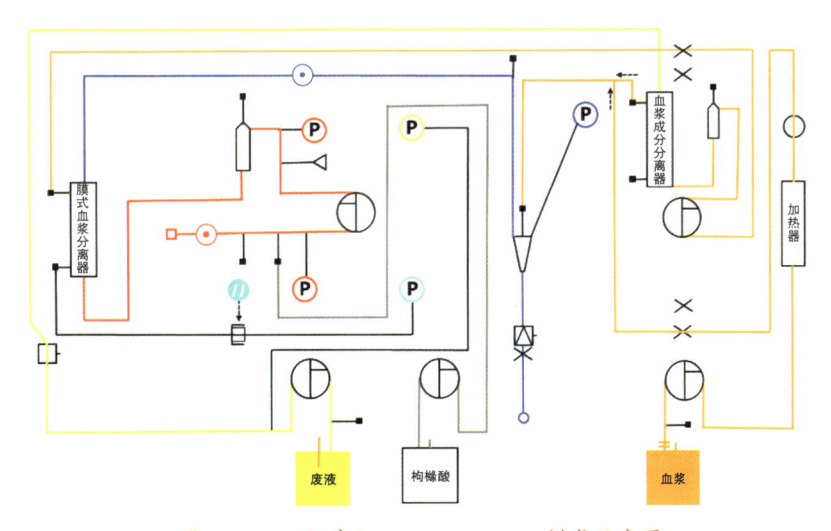

图5-8-12　山外山SWS-5000 DFPP模式示意图

十三、MARS模式

山外山SWS-5000 MARS模式示意图见图5-8-13。

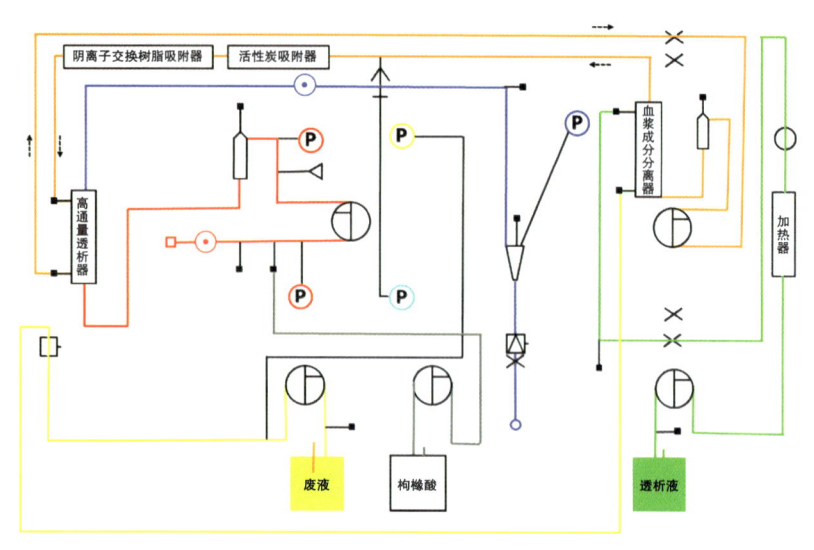

图5-8-13　山外山SWS-5000 MARS模式示意图

十四、PDF模式（血浆透析滤过）

山外山SWS-5000 PDF模式示意图见图5-8-14。置换液可以是血浆或白蛋白液体，应根据患者病情而定。

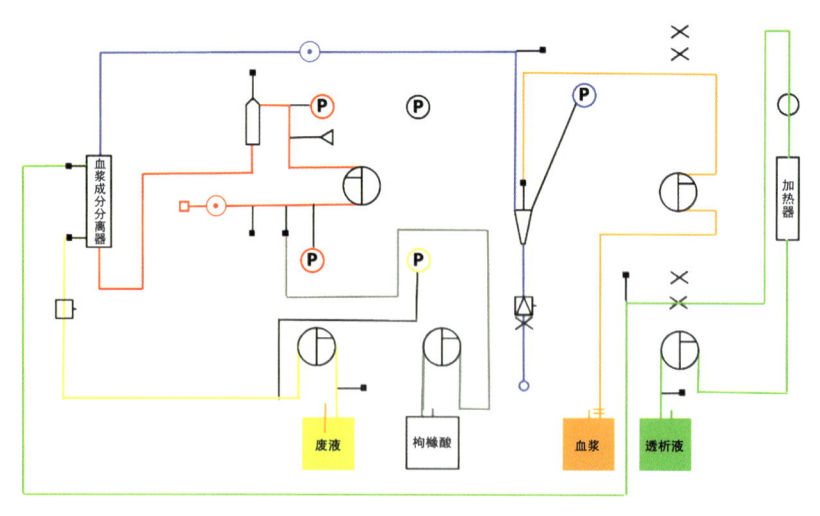

图5-8-14　山外山SWS-5000 PDF模式示意图

十五、SPAD模式（单向白蛋白透析）

山外山SWS-5000 SPAD模式示意图见图5-8-15。透析液是含白蛋白的溶液。

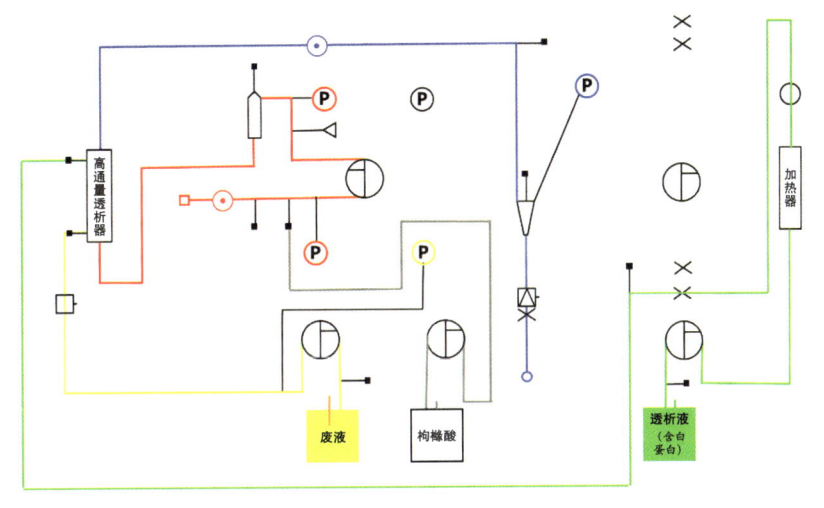

图5-8-15　山外山SWS-5000 SPAD模式示意图

注：图中透析液中含有白蛋白成分。

十六、RAD模式（重复白蛋白透析）

山外山SWS-5000 RAD模式示意图见图5-8-16。

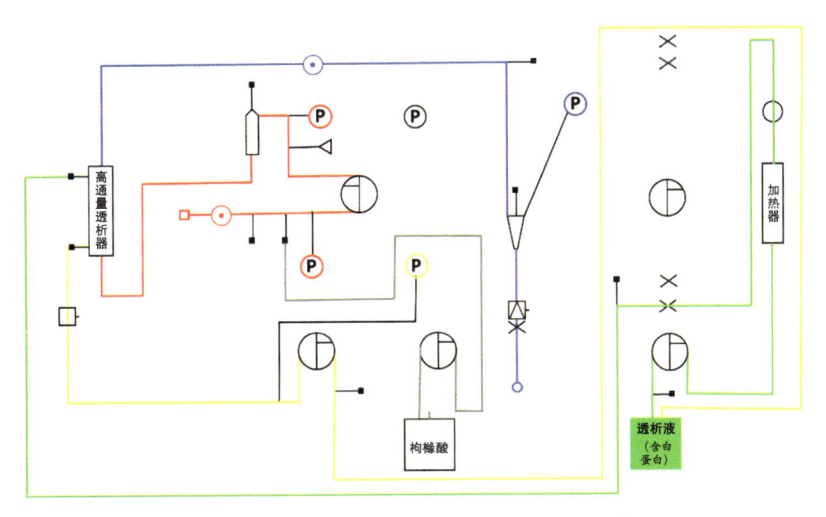

图5-8-16　山外山SWS-5000 RAD模式示意图

注：图中透析液中含有白蛋白成分。

十七、FPSA模式（血浆分离吸附系统）

山外山SWS-5000 FPSA模式示意图见图5-8-17。

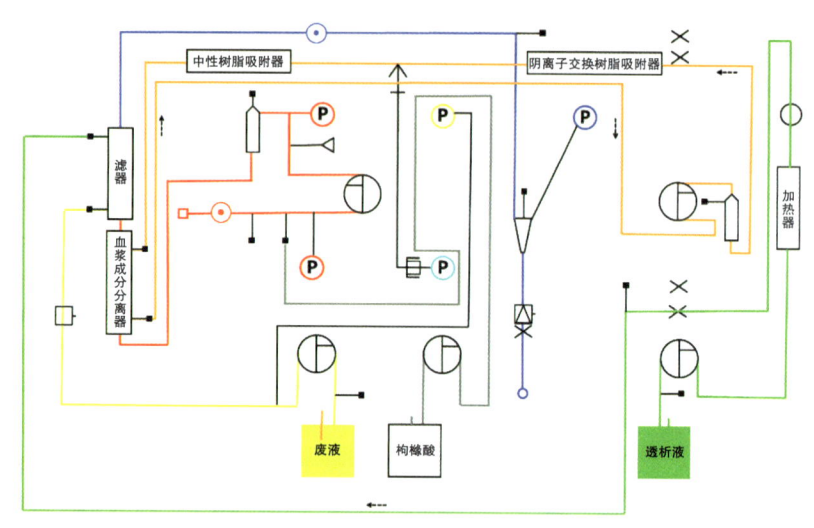

图5-8-17　山外山SWS-5000 FPSA模式示意图

十八、CPFA模式（配对血浆滤过吸附）

山外山SWS-5000 CPFA模式示意图见图5-8-18。治疗结束后回输血浆时，点位12示血路接口，可断开连接生理盐水。点位13示LP2泵充当回输血浆动力泵。

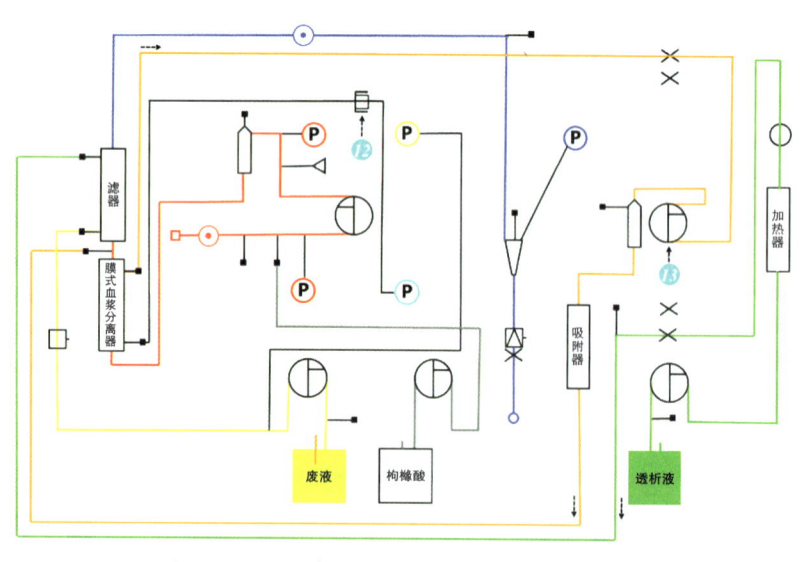

图5-8-18　山外山SWS-5000 CPFA模式示意图

（孙献坤　杜元晨　施宇）

第六章 胶体预冲与抗凝剂预冲

第一节 胶体预冲

一、CRRT基础模式

百特Prismaflex CVVHDF模式前后稀释胶体预冲示意图见图6-1-1。

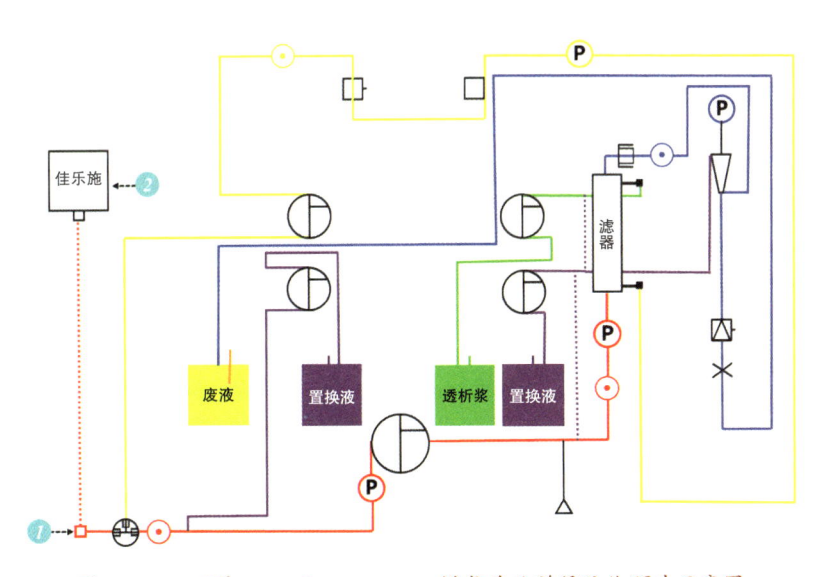

图6-1-1 百特Prismaflex CVVHDF模式前后稀释胶体预冲示意图

1. 方式1：生理盐水预冲结束后，进入治疗模式（胶体预冲时，体外循环管路输入端与患者中心静脉留置导管连接，回输端与预冲液收集袋相连，即单连接），点位1连接佳乐施，仅血泵运转。方式2：在预冲自检后进行手动填充。

2. 点位2可用琥珀酰明胶注射液（佳乐施）、白蛋白稀释液（浓度：40～50 g/L）、血浆（不建议选用血浆，因为其存在过敏反应、传染性疾病的风险）等胶体。

3.胶体填充满体外循环回路血路后,进行人机连接。建议采用双连接。

二、DPMAS CVVH模式

（一）初始阶段

费森尤斯multiFiltrate DPMAS CVVH模式胶体预冲初始阶段示意图见图6-1-2。

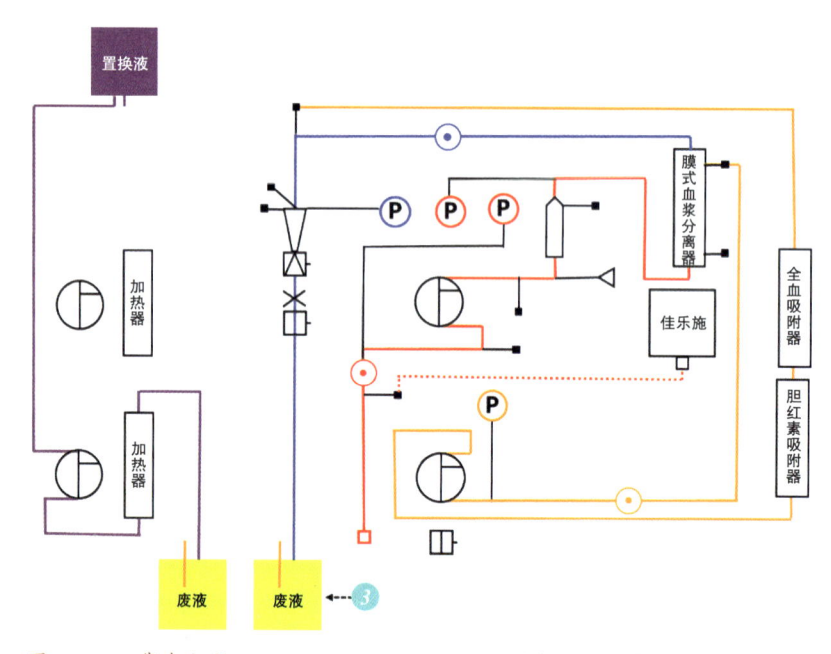

图6-1-2　费森尤斯multiFiltrate DPMAS CVVH模式胶体预冲初始阶段示意图

1.生理盐水预冲结束后,用胶体填充体外循环血路。

2.点位3示预冲时使用的预冲液收集袋。

（二）结束阶段

费森尤斯multiFiltrate DPMAS CVVH模式胶体预冲结束阶段示意图见图6-1-3。

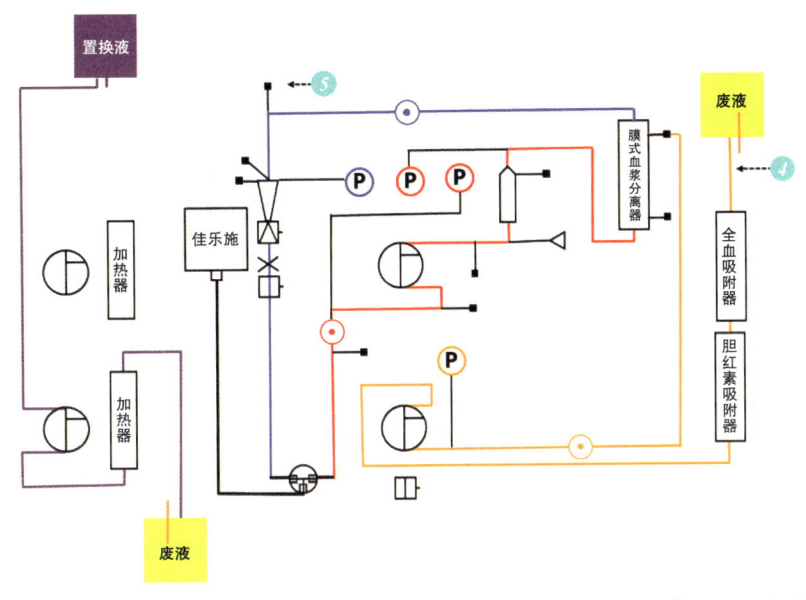

图6-1-3 费森尤斯multiFiltrate DPMAS CVVH模式胶体预冲结束阶段示意图

1. 胶体填充血路后，进入治疗模式，使用三通串联输入端与回输端，另一分支与胶体填充液相连。点位4与预冲液收集袋相连。

2. 胶体填充结束后，点位4与点位5（静脉回路侧支）相连，建议双连接，进入治疗状态。

3. 该法密闭性好，减少管路断开和再连接，避免连接错误或导管被污染风险，也减少操作人员的工作量及职业暴露的风险。

第二节 抗凝剂预冲

一、普通肝素预冲

常见CRRT耗材肝素化实施方法见表6-2-1。

表6-2-1 常见CRRT耗材肝素化实施方法

治疗模式	耗材	肝素化方式	普通肝素剂量	NS冲洗量（mL）含普通肝素	NS冲洗量（mL）无普通肝素
CRRT	百特金宝AN69ST	动态肝素化	2 mL：12500 IU+8 mL NS（取4 mL稀释液）	1000	1000
	百特金宝Oxris	动态肝素化	2 mL：12500 IU	1000	1000
HA	健帆HA280	静态肝素化	2 mL：12500 IU+8 mL NS（取3 mL稀释液）	/	2000
	健帆HA280	动态肝素化	2 mL：12500 IU（取2~4 mL纯液）	1000	3000
	健帆HA380	静态肝素化	2 mL：12500 IU+8 mL NS（取3 mL稀释液）	/	2000
	健帆HA380	动态肝素化	2 mL：12500 IU（取2~4 mL纯液）	1000	3000
PA	健帆BS330	静态肝素化	2 mL：12500 IU+8 mL NS（取3 mL稀释液）	/	2000
	健帆BS330	动态肝素化	2 mL：12500 IU（取2~4 mL纯液）	1000	3000
DPMAS	健帆BS330+HA330-Ⅱ	静态肝素化	2 mL：12500 IU+8 mL NS（各取2 mL稀释液）	/	3000
	健帆BS330+HA330-Ⅱ	动态肝素化	2 mL：12500 IU（取2~4 mL纯液）	1000	3000
PE	费森尤斯P2 dry	无需	/	/	/
	旭化成OP-02W	无需	/	/	/
	旭化成OP-08W	无需	/	/	/
DFPP	旭化成OP-08W+EC-20W	动态肝素化	2 mL：12500 IU	1000	2000
	旭化成OP-08W+EC-50W	动态肝素化	2 mL：12500 IU	1000	2000

注：1. 静态肝素化要求相应的吸附器浸泡20~30分钟（使用注射器乳头将肝素注入罐体，禁止使用针头）。

2. 新上机患者行CRRT+HA，百特Prismaflex机需完成2次预冲，第2次预冲的第1袋生理盐水（1000 mL）不含肝素。

3. 对于动态肝素化，预冲血流速度≤50 mL/min，肝素稀释液预冲结束后，静止20分钟，再冲洗肝素稀释液。

4. 基于患者治疗情况与使用耗材说明书，部分特殊患者需灵活调整肝素化方案。

5. NS：生理盐水。

二、甲磺酸萘莫司他预冲

甲磺酸萘莫司他抗凝预冲与抗凝剂量调整建议（成人）见表6-2-2。

表6-2-2　甲磺酸萘莫司他抗凝预冲与抗凝剂量调整建议（成人）

适用模式	预冲剂量	抗凝剂量
CRRT（AN69膜材）	NM 40 mg加入NS 1000 mL	30～50 mg/h，初始35 mg/h
CRRT（非AN69膜材）	NM 20 mg加入NS 1000 mL	25～50 mg/h，初始30 mg/h
PE	NM 40 mg加入NS 1000 mL	30～50 mg/h，初始35 mg/h
DFPP	NM 40 mg加入NS 2000 mL	30～50 mg/h，初始40 mg/h
PA	NM 40 mg加入NS 2000 mL	30～50 mg/h，初始40 mg/h
DPMAS	NM 60 mg加入NS 3000 mL	30～45 mg/h，初始0.5 mg/kg/h
CRRT联合ECMO	在普通肝素预冲后随即给予NM	30～50 mg/h，初始0.6 mg/kg/h
HA	①NM 50 mg加入吸附柱浸泡20分钟 ②NM 80 mg加入NS 2000 mL	40～50 mg/h，初始45 mg/h

注：NM，甲磺酸萘莫司他；NS，生理盐水。NM需用5%葡萄糖注射液溶解配制。

（林丽　唐雪　孙献坤　王蓓蓓）

| 参考文献 |

［1］马志芳，向晶，夏京华，等.组合式血液灌流联合血液透析治疗专科护理操作专家共识［J］.中国血液净化，2023，22（5）：364-368，380.

［2］丁小强，毛永辉.甲磺酸萘莫司他的血液净化抗凝应用专家共识［J］.上海医学，2024，47（3）：1129-1144.

第七章　液体成分与起始处方

第一节　液体成分

一、置换液成分

常见置换液成分表见表7-1-1。

表7-1-1　常见置换液成分表

配方名	钾(mmol/L)	碳酸氢根(mmol/L)	钙(mmol/L)	钠(mmol/L)	镁(mmol/L)	氯(mmol/L)	糖(mmol/L)
成品基础置换液	/	/	1.5	141	0.75	110	10
中国人民解放军东部战区总医院	/	/	1.4	143	1.56	116	11.8
Kaplan配方	/	25	4.0	140.5	/	115.5	4
Port配方	2	36	2.07	147	1.4	115	65.2

注：1. 表中显示为置换液最终浓度。
2. 前2种为目前国内最常用的置换液配方。

二、成品基础置换液

成品基础置换液A液、B液配比见图7-1-1。

成品基础置换液　　　钾　　　碳酸氢钠

A液：4 L　　　（需要时）　　　B液：250 mL

pH值=5　　　　　　　　　　　　pH值=8.3

- pH值=7.4
- Na^+=141 mmol/L
- Cl^-=110 mmol/L
- Ca^{2+}=1.5 mmol/L
- Mg^{2+}=0.75 mmol/L
- $C_6H_{12}O_6$=10 mmol/L
- HCO_3^-=35 mmol/L

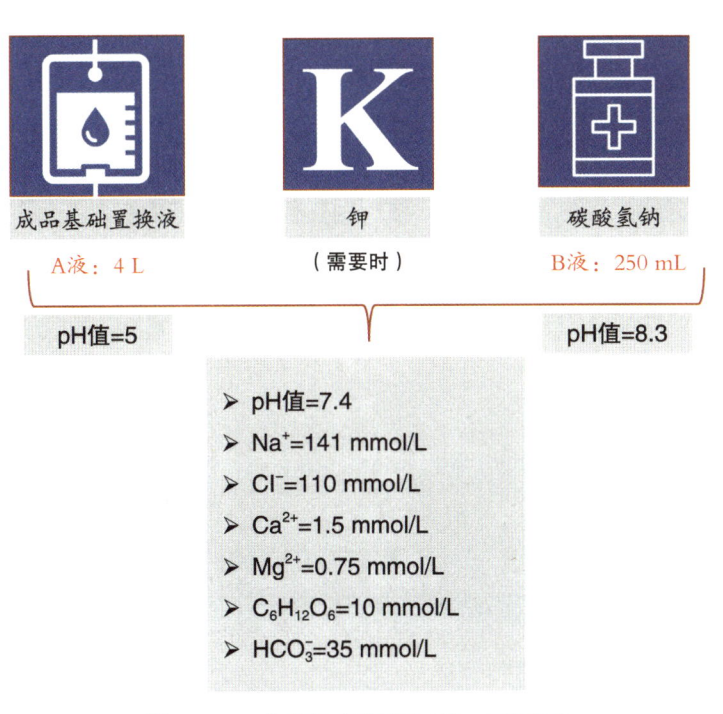

图7-1-1　成品基础置换液A液、B液配比

三、其他液体

CRRT其他液体与其对应的摩尔量见图7-1-2。

K　10%氯化钾　1 g=13.41 mmol

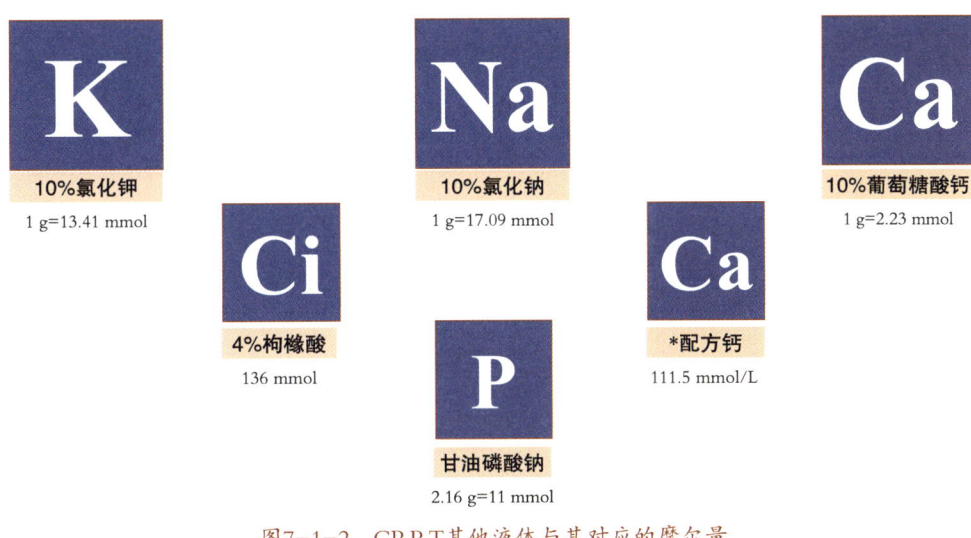

Ci　4%枸橼酸　136 mmol

Na　10%氯化钠　1 g=17.09 mmol

P　甘油磷酸钠　2.16 g=11 mmol

Ca　*配方钙　111.5 mmol/L

Ca　10%葡萄糖酸钙　1 g=2.23 mmol

图7-1-2　CRRT其他液体与其对应的摩尔量

注：*配方钙，由等比例5%葡萄糖注射液与葡萄糖酸钙注射液（10 mL∶1 g）配制而成（笔者单位）。

四、经验分享

1. 钾剂：主要为10%氯化钾注射液。因成品基础置换液不含钾，所以除高钾患者外，治疗期间一般需要持续补钾。特别需要指出的是，对于CRRT，笔者推荐将钾剂从外周用微量泵泵入，而不是将钾剂注射至置换液中。笔者单位的临床使用经验及进行的研究表明，外周泵钾在CRRT中的安全性和有效性是能够得到保障的。另外，该方法还可以减少护士的工作量及职业暴露的风险。以治疗剂量2 L/h为例，每2 L基础置换液中加入6 mL10%氯化钾注射液（1 g=13.41 mmol）时，置换液内钾离子浓度约为4.02 mmol/L，即在每小时使用基础置换液2 L的情况下，钾剂泵入速度为6 mL/h，能提供相当于人体生理水平的钾浓度。在实际临床治疗中，推荐根据血气分析监测的血钾水平动态调整。

2. 钙剂：主要是10%葡萄糖酸钙注射液。采用1.5 mmol/L的成品基础含钙置换液时，若以局部枸橼酸抗凝行CRRT，为补充经滤器清除的螯合钙，需要外周或体外循环管路回输末端补充钙剂。以治疗剂量2 L/h为例，血流为150 mL/min，枸橼酸为180 mL/h，建议钙剂补入速度为5~8 mL/h。推荐根据监测滤器前游离钙水平动态调整。

3. 钠剂：主要是10%氯化钠溶液。4%枸橼酸溶液属于高钠溶液（钠浓度408.2 mmol/L），但其相较于5%碳酸氢钠溶液（钠浓度595 mmol/L）属于低钠。如采用枸橼酸抗凝，枸橼酸盐能提供碱基，故碳酸氢钠的用量减少，处方液体的钠浓度可能低于135 mmol/L，应酌情给予10%氯化钠溶液经滤器后持续泵入以避免低钠血症，常用泵入速度始于4~6 mL/h，根据监测血钠水平动态调整。当患高钠血症时，CRRT医生需要调控血钠下降速度（0.3~0.5 mL/h），血气频次为每次1~2小时。因此，高钠血症患者需要补充更多的钠剂以控制血钠下降速度，但CRRT治疗液体以起始处方钠离子水平略低于患者体内血钠水平为宜。高钠血症患者钠离子水平示意图见图7-1-3。

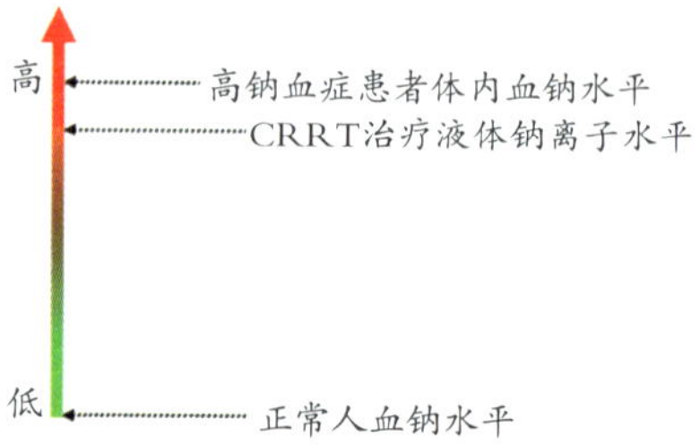

图7-1-3　高钠血症患者钠离子水平示意图

4. 磷剂：主要是甘油磷酸钠注射液。目前市面上的成品基础置换液不含磷。长期接受CRRT的患者，可能发生低磷血症，而低磷血症与重症患者的不良预后密切相关，故需适当补充磷剂，以预防或纠正低磷血症。以持续CRRT剂量2 L/h为例，建议根据血磷水平调整补磷速度：血磷在0.5 mmol/L以下，磷剂泵入速度为3 mL/h；血磷为0.5~0.8 mmol/L，磷剂泵入速度为2 mL/h；血磷在1.1 mmol/L以上，暂停补磷。

5. 碳酸氢钠：主要是5%碳酸氢钠注射液。4 L成品基础置换液（pH值5.0）+250 mL 5%碳酸氢钠（pH值8.3）混合后pH值为7.40。因此，以治疗剂量2 L/h为例，在非枸橼酸抗凝模式下，5%碳酸氢钠溶液常用的补入速度为125 mL/h左右，根据血气分析监测结果酌情调整；在枸橼酸抗凝模式下，当枸橼酸补入速度为180 mL/h时，碳酸氢钠常用补入速度为35 mL/h左右（10 mL 4%枸橼酸经代谢可产生相当于7 mL 5%碳酸氢钠溶液的碱基，但由于20%~25%的枸橼酸盐会经滤器清除，因此180 mL/h的4%枸橼酸实际可提供大约相当于90 mL/h 5%碳酸氢钠所产生的碱基）。

6. 注射用水：严重低钠血症患者进行CRRT时，需要控制血钠上升的速度，故可能需要加入注射用水以稀释处方液体的钠浓度。但采用成品基础置换液时，泵入注射用水会稀释其他溶质浓度，故建议注射用水的泵入速度不超过置换液速度的10%。另外，可以通过减小治疗剂量、降低血流量等方式控制钠的调节速度。

以上是笔者单位的经验分享，仅供参考。临床实践应根据各个治疗中心的处方液体、参数设置、患者监测结果等，制订和动态调整治疗方案。

第二节　起始处方

一、基础模式

掌握起始处方，有助于护士核对医嘱，保证治疗安全。在临床工作中，CRRT医生需个性化制订和动态调整治疗方案。持续CVVHDF/间断CVVHDF的常用起始处方见表7-2-1。

表7-2-1 持续CVVHDF/间断CVVHDF的常用起始处方

参数	局部枸橼酸抗凝	系统性抗凝
血流量（mL/min）	150	200
置换液（mL/h）*	1000［1500］	1000［1500］
透析液（mL/h）	1000［1500］	1000［1500］
碳酸氢钠（mL/h）	35［*95］	125［185］
抗凝剂（mL/h）	180	首剂2000 IU，维持200 IU#
钾剂（mL/h）	6［9］	6［9］
钠剂（mL/h）	6［9］	需要时
钙剂（mL/h）	6［9］	需要时
磷剂（mL/h）	需要时（考量是否肠内营养）	需要时（考量是否肠内营养）
净超滤率（mL/h）	自定义	自定义
血气频次	滤器后（2小时、6小时、Q6h）滤器前（0小时、2小时、6小时、Q6h）	滤器前（0小时、2小时、6小时、Q6h）

注：*，此处介绍的为含钙置换液。
#，根据体重调整，一般首剂30～50 IU/kg，维持3～5 IU/kg。
［］内为间断CVVHDF的处方参数。

二、特殊模式

特殊模式的常用起始处方见表7-2-2。

表7-2-2 特殊模式的常用起始处方

治疗模式	HA	PE	PA	DPMAS	DFPP	血脂清除
血流量（mL/min）	130［200］	130	120	130	130	130
分浆速度（mL/h）	/	1500	1200	1500	1500	1500
补浆速度（mL/h）	/	1500	/	/	260	200
弃浆速度（mL/h）	/	1500	/	/	260	200
抗凝剂量（mL/h）#	150［2000 IU］	130［2000 IU］	120［2000 IU］	130［2000 IU］	130［2000 IU］	130［2000 IU］
钙剂量（mL/h）	需要时	60	20	20	40	20

续表 7-2-2

治疗模式	HA	PE	PA	DPMAS	DFPP	血脂清除
抗过敏药量##	需要时	5 mg	5 mg	5 mg	5 mg	5 mg
血浆总量（mL）	/	1500/3000###	/	/	800	/
血气频次	滤器前（上下机）	滤器前（上下机）	滤器前（上下机）	滤器前（上下机）	滤器前（上下机）	滤器前（上下机）

注：[ ]内是无抗凝剂、全身抗凝剂时血流量。

#，枸橼酸起始剂量和（或）[ ]内低分子量肝素首次剂量。

##，笔者单位现在选用地塞米松作为抗过敏药，也尝试选用氢化可的松（首剂30 mg+维持剂量50 mg/h）。

###，1倍血浆量为体重的4%~6%，故1500 mL为半量血浆置换，多用于DPMAS后序贯性PE；3000 mL血浆多用于单纯血浆置换；PE：优选新鲜冰冻血浆占比大于50%；DFPP：优选全量新鲜冰冻血浆。

（张凌　杨莹莹　陈志文　孙献坤　李旭）

第八章 抗凝剂

第一节 普通肝素

一、普通肝素

普通肝素（unfractionated heparin，UFH）是CRRT常用的抗凝剂，本身并没有抗凝作用，其通过增强抗凝血酶Ⅲ的活性来抑制凝血酶Ⅱa因子和Ⅹa因子的活性，3~5分钟即可达到全身抗凝效果，其代谢机制尚不十分清楚。

二、抗凝特点

普通肝素抗凝特点见表8-1-1。

表8-1-1 普通肝素抗凝特点

内容	抗凝特点
分类	依赖抗凝血酶Ⅲ
作用靶点	Ⅱa、Ⅹa
分子量	5~30 kDa
拮抗剂	鱼精蛋白
半衰期	0.5小时（正常），3小时（肾衰竭）
能否经滤器清除	否
起始剂量	前稀释：首剂量1875~2500 IU（15~20 mg） 后稀释：首剂量2500~3750 IU（20~30 mg）
维持剂量	前稀释：625~1250 IU/h（5~10 mg/h） 后稀释：1000~1875 IU/h（8~15 mg/h）
监测指标	APTT延长1.2~1.5倍（45~60秒） 或ACT为正常值的1.5~2.0倍

续表 8-1-1

内容	抗凝特点
优点	价格低廉、有拮抗剂、易于监测
缺点	出血风险大，存在发生肝素相关血小板减少症（HIT）的风险
配法	NS 49 mL+UFH 1 mL：6250 IU
并发症	出血、HIT、高甘油三酯、骨质疏松、低醛固酮血症

注：NS，生理盐水；UFH，普通肝素。

三、经验分享

（一）补入点位

建议选择滤器前补入。

（二）给药途径与停药时机

1. 给药途径：静脉注射或者治疗开始后每小时由肝素抗凝管微泵持续泵入。

2. 停药时机：治疗结束前30~60分钟停止追加。

（三）注意事项

1. 治疗过程中密切监测患者是否有出血倾向。

2. 监测APTT、ACT。

3. 由于药代动力学复杂、出血风险大、易发HIT等，肝素受抗凝血酶Ⅲ水平干扰。目前笔者单位行CRRT时，较少应用普通肝素进行抗凝，其主要用于相关配套耗材的预冲阶段。

普通肝素抗凝简化示意图见图8-1-1。

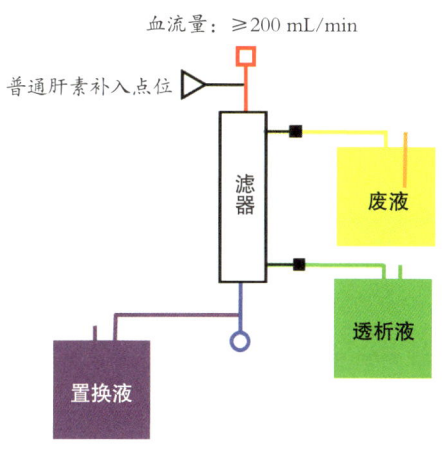

图8-1-1 普通肝素抗凝简化示意图

第二节　枸橼酸

一、局部枸橼酸抗凝（regional citrate anticoagulation，RCA）

钙离子是凝血级联反应中的"凝血因子Ⅳ"，是内源性和外源性凝血途径的重要参与者。局部枸橼酸抗凝指基于枸橼酸根通过螯合体外循环管路内血液中游离钙离子，以实现抗凝作用。通过在体外循环输入端泵入枸橼酸，与离子钙（ionized calcium，iCa）结合后，形成难以解离的可溶性枸橼酸钙复合物，降低体外循环的离子钙水平，从而实现体外循环抗凝。

二、抗凝特点

枸橼酸抗凝特点见表8-2-1。

表8-2-1　枸橼酸抗凝特点

内容	抗凝特点
分类	钙离子螯合剂
作用靶点	游离钙离子
分子量	294.10 Da
拮抗剂	钙剂
半衰期	数分钟（螯合物）
能否经滤器清除	能
起始剂量	/
维持剂量	血浆流速的1.2~1.5倍（以4%枸橼酸为例）
监测指标	滤器后游离钙0.25~0.35 mmol/L 滤器前游离钙1.00~1.20 mmol/L
优点	针对体外循环管路抗凝，有效延长滤器寿命，减少补体和炎症细胞激活，出血风险低
缺点	操作相对复杂，需同时监测滤器前、滤器后血气，存在枸橼酸蓄积风险
配法	/
并发症	代谢性碱/酸中毒、低钙/高钙血症、低钠血症、低镁血症、营养不良及血糖紊乱

三、经验分享

（一）补入位置

枸橼酸的补入位置在体外循环输入端、滤器前。笔者建议，无论使用何种CRRT机型，均可遵循以下补入原则：尽早补入与血液结合（可尽快发挥抗凝作用）。

（二）效果监测

参考床旁血气分析（检查结果快速、准确、能实时反映患者当前电解质、酸碱状态）。

1. 治疗安全性：监测滤器前血气（主要反映患者体内游离钙水平），频次一般为上机0小时、2小时、6小时、Q6h，必要时可临时加测。注意事项如下：

1）双腔导管功能正常，正接时，正常运行的情况下直接从体外循环管路上抽取血标本。

2）双腔导管功能异常，反接时，即双腔导管出口及入口端与体外循环管路反向连接时，建议直接采集患者外周血。

3）滤器前血标本采样时，勿混入其他治疗液体（如置换液、碳酸氢钠、枸橼酸等），以免影响检查结果的准确性。

4）建议CRRT过程中，每天至少采集1次患者外周血进行血气分析。

2. 治疗有效性：监测滤器后血气（主要是滤器后游离钙水平），频次一般为上机2小时、6小时、Q6h，必要时可临时加测。注意事项如下：

1）血气分析采集标本时，保证正常治疗状态至少10分钟后（即更换枸橼酸、钙剂等药物和置换液、透析液，各种原因导致血泵暂停，重新启动正常运行10分钟后，再从体外循环管路上抽取血标本）。

2）建议采用床旁快速血气分析仪检测钙离子浓度，但应注意不同血气分析仪对测定值准确性的干扰，特别是滤器后游离钙离子的测定值，不同的机型会存在较大差异。临床上应特别注意辨别。

3）局部枸橼酸抗凝时，推荐使用CVVHDF模式及CVVHD模式。

4）采用1.5 mmol/L的含钙基础置换液时，仍然需要外周或体外循环回路补充游离钙，起始补充速度建议为1.0 mmol/h/L。

（三）护理要点

1. 枸橼酸补入位置在体外循环输入端、滤器前，钙剂可选用10%葡萄糖酸钙注射液，由体外循环管路回输末端持续泵入。

2. 选择局部枸橼酸抗凝一体化管路时，CRRT设备专用的枸橼酸泵和钙泵可实现最佳的枸橼酸抗凝管理，机器一体控制，枸橼酸、钙剂随着血流速度的变化而变化，枸橼酸由枸橼酸泵补入，钙剂［10%葡萄糖酸钙注射液与5%葡萄糖注射液等比例（1∶1）稀释］由钙泵补入。

3. 动态监测pH值、碳酸氢根浓度、碱剩余、游离钙浓度、钠离子浓度、乳酸等及其变化趋势。

4. 密切关注患者主诉，注意是否出现感觉异常、口周颜面麻木、头晕、心慌等不适；对于镇静患者注意关注心电监护参数的变化。

5. 建议至少每天监测一次患者血清总钙水平，评估血清总钙与游离钙的比值，警惕枸橼酸蓄积。若血清总钙与游离钙的比值＞2.1，应考虑枸橼酸蓄积的可能性；若比值＞2.5，应高度怀疑枸橼酸蓄积，建议停用局部枸橼酸抗凝，立即改用其他抗凝方式。

局部枸橼酸抗凝简化示意图见图8-2-1。

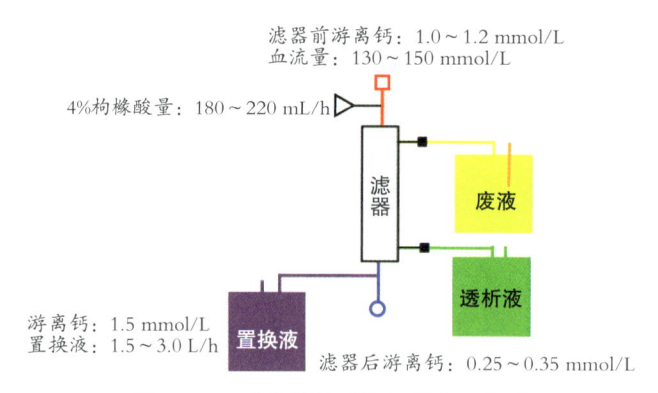

图8-2-1　局部枸橼酸抗凝简化示意图

第三节　低分子量肝素

一、低分子量肝素

低分子量肝素（low molecular weight heparin，LMWH）是通过化学降解或酶解反应得到的分子量较小的肝素片段，与抗凝血酶Ⅲ结合后，主要抑制Ⅹa和Ⅱa

（部分），从而阻断凝血级联反应，比普通肝素不良反应少。

二、抗凝特点

低分子量肝素抗凝特点见表8-3-1。

表8-3-1 低分子量肝素抗凝特点

内容	抗凝特点
分类	依赖抗凝血酶Ⅲ
作用靶点	Ⅹa、Ⅱa（部分）
分子量	4~6 kDa
拮抗剂	鱼精蛋白（部分）
半衰期	2~4小时，肾功能不全者延长
能否经滤器清除	是
常用起始剂量	30~50 IU/kg
常用维持剂量	3~5 IU/kg/h［以依诺肝素钠注射液（克赛）为例］
监测指标	抗Ⅹa活性0.25~0.35 IU/mL
优点	操作简单、出血风险相对低
缺点	监测较困难
配法	NS 40 mL+低分子量肝素4000 AⅩa IU［以依诺肝素钠注射液（克赛）为例］
并发症	出血、HIT

注：NS，生理盐水；HIT，肝素相关血小板减少症。

三、经验分享

（一）补入点位

建议选择滤器后：一方面，可以减少滤器对抗凝剂的清除；另一方面，可以减少使用总量。

（二）给药时机与给药途径

1.给药时机：建立静脉通道后，首次剂量于治疗前15~30分钟静脉推注。

2.给药途径：治疗开始后，维持剂量由静脉壶侧支微泵持续泵入。

（三）注意事项：

1.使用过程中密切监测患者是否有出血倾向。

2. 有条件者建议每6~12小时监测1次抗Ⅹa活性。但抗凝血因子Ⅹa活性一般不是常规检测项目，且不能即时检测，临床指导作用有限。

低分子量肝素抗凝简化示意图见图8-3-1。

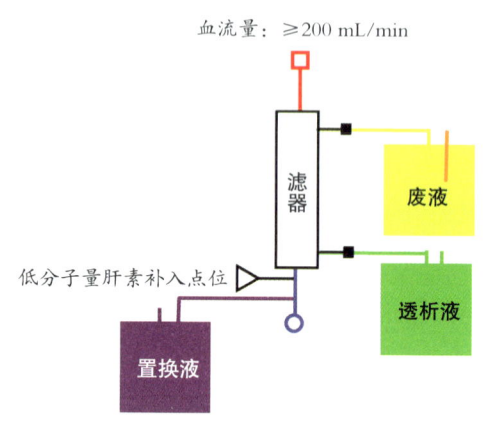

图8-3-1　低分子量肝素抗凝简化示意图

第四节　磺达肝癸钠

一、磺达肝癸钠

磺达肝癸钠（fondaparinux）是人工合成的凝血因子Ⅹa选择性抑制剂，其戊糖结构显著增加抗凝血酶亲和力，通过其非共价键与抗凝血酶的活化部位特异性结合，使活化的凝血因子Ⅹa被快速抑制，进而减少凝血酶产生和纤维蛋白形成，起到抗凝作用。

二、抗凝特点

磺达肝癸钠抗凝特点见表8-4-1。

表8-4-1　磺达肝癸钠抗凝特点

内容	抗凝特点
分类	依赖抗凝血酶Ⅲ
作用靶点	Ⅹa

续表 8-4-1

内容	抗凝特点
分子量	1728 Da
拮抗剂	无
半衰期	17~21小时（正常），29~72小时（肾功能不全）
能否经滤器清除	是
起始剂量	1~2 mg（经验值）
维持剂量	0.1~0.2 mg（经验值）
监测指标	抗X a活性0.25~0.35 IU/mL
优点	不引起HIT
缺点	监测较困难，无拮抗剂，半衰期长
配法	NS 49 mL+磺达肝癸钠5 mg［以磺达肝癸钠（泽瑞妥）为例］
并发症	出血

注：HIT，肝素相关血小板减少症；NS，生理盐水。

三、经验分享

参考本章低分子量肝素。

磺达肝癸钠抗凝简化示意图见图8-4-1

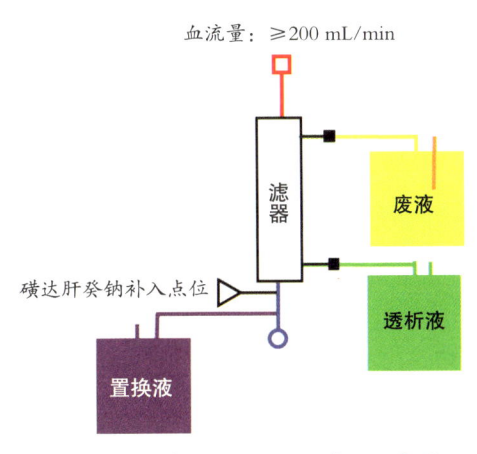

图8-4-1 磺达肝癸钠抗凝简化示意图

第五节 甲磺酸萘莫司他

一、甲磺酸萘莫司他

甲磺酸萘莫司他（nafamostat mesilate，NM）是一种人工合成的丝氨酸蛋白酶抑制剂，可抑制胰酶，最初用于治疗胰腺炎。其还能抑制凝血酶、凝血因子（Ⅱa、Ⅶ、Ⅶa、Ⅹa、Ⅻa）、血小板活化、激肽释放肽-激肽系统、补体系统等，故亦作为抗凝剂应用于血液净化治疗。

二、抗凝特点

甲磺酸萘莫司他抗凝特点见表8-5-1。

表8-5-1 甲磺酸萘莫司他抗凝特点

内容	抗凝特点
分类	丝氨酸蛋白酶抑制剂
作用靶点	凝血因子（Ⅱa、Ⅶ、Ⅶa、Ⅹa、Ⅻa）、凝血酶、血小板等
分子量	539.58 Da
拮抗剂	无
半衰期	5~8分钟
能否经滤器清除	能
起始剂量	0.1~0.5 mg/kg
维持剂量	0.1~0.5 mg/kg/h
监测指标	滤器后ACT 180~250秒或APTT基线1.5~2.0倍
优点	半衰期短、出血风险较低
缺点	作用靶点广，可能存在多种不良反应
配法	5%GS 50 mL+NM 100 mg［以注射用甲磺酸萘莫司他（扶渡）为例］
并发症	过敏、消化道症状（如恶心、呕吐等）、高钾血症、低钠血症、血小板减少；发生并发症时，停药后症状较快消失

注：GS，葡萄糖注射液；NM，甲磺酸萘莫司他。

三、经验分享

（一）补入点位

1. 首次剂量应在建立体外循环时，于滤器前抗凝剂管推注，勿将药物快速注入体外循环回路或患者体内。

2. 维持剂量通过抗凝剂管微量泵持续补入，确保微量泵连接紧密之后再引血。

（二）溶剂选择

建议使用5%葡萄糖注射液，10 mg NM需不少于1 mL溶剂，50 mg NM需不少于5 mL溶剂。完全溶解后取适量NM，注入1000 mL生理盐水中，配成含NM 20～40 mg/L的预冲液。预冲液用量一般为1～3 L。一般先进行生理盐水预冲，再使用含NM的预冲液预冲。

（三）配制时机

现配现用，配制后的药液使用时效不超过24小时。

（四）注意事项

1. 补入点位选择：需单通道补入，忌与其他药物混合补入，避免出现结晶。

2. 避免用生理盐水或含无机盐类注射液直接溶解本品，以免出现浑浊或析出结晶。

3. NM维持剂量补入口建议使用单向阀（防止血液回流至延长管出现凝血，堵塞延长管管腔，导致抗凝剂无法持续输入）。

4. 维持剂量的NM配制浓度不宜过高，建议配制浓度为2 mg/mL，便于观察抗凝剂补入剂量是否准确。

5. 引血治疗前，需用NM抗凝剂填充抗凝管，确认抗凝管内无空气残留。

6. 建议定时监测ACT（硅藻土法）或APTT评估NM的抗凝效果和安全性（建议监测时间点：上机前0小时、2小时、6小时、Q6～12h）。

7. 不建议使用含抗凝剂的采血针进行标本采集，以免影响检查结果的准确性。

8. 如选用高吸附膜材（AN69膜）时，使用含NM 40 mg/L的预冲液1 L预冲，常用初始剂量为25～35 mg/h，而其他膜材（如聚砜膜等）则使用含NM 20 mg/L的预冲液1 L预冲，常用初始剂量为20～30 mg/h。在实际临床工作中，应根据患者病情尤其是出凝血状态具体评估剂量。

甲磺酸萘莫司他抗凝简化示意图见图8-5-1。

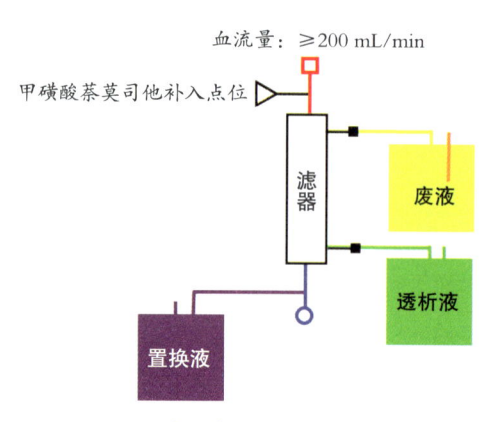

图8-5-1　甲磺酸萘莫司他抗凝简化示意图

第六节　无抗凝剂

经验分享如下：

1. 临床中，若患者存在血小板明显减少、凝血时间显著延长、有出血倾向或已出现活动性出血但存在局部枸橼酸抗凝（RCA）使用禁忌，可考虑行无抗凝剂CRRT。但应警惕体外循环管路及滤器凝血的发生。注意无菌操作规范。

2. 如无肝素使用禁忌，建议用40 mg/L（1 mg=125 IU）的肝素稀释液预冲体外循环管路，保留20分钟后，再给予生理盐水（≥500 mL）冲洗。笔者单位除使用CRRT配套耗材必须使用肝素预冲外，其他情况仅用生理盐水进行预冲。不常规使用上述肝素方式进行预冲管路。对于存在肝素类药物禁忌的患者（如存在重要器官活动性出血），仅用生理盐水充分冲洗。

3. 成人患者行无抗凝剂CRRT时，在血管通路通畅的前提下（用20 mL注射器从动脉管腔中6秒能否抽出20 mL血液），建议血流量不低于200 mL/min。亦可在血液净化导管的引血端连接5 mL注射器，松开导管夹，快速回抽，如果在1秒内能顺利抽出3~4 mL封管液和血液（较6秒内抽出20 mL的方法节省血液），即证明导管的血流量可达到180~240 mL/min，可以正常使用。

4. CVVH模式下，若CRRT设备为3泵机，建议置换液补入方式为前稀释；若CRRT设备为4泵机或以上，建议置换液补入方式为前后稀释。

5. CVVHDF模式下，若CRRT设备为4泵机，建议置换液补入方式为后稀释；

若CRRT设备为5泵机，建议置换液补入方式为前后稀释。

6. 对于治疗过程中用生理盐水间断冲洗管路预防体外循环管路凝血，尚存争议。笔者单位尚未开展常规冲洗，主要考虑以下因素：

1）冲刷掉的血栓有可能进入患者体内，可能对人体造成影响。

2）滤器中的血栓有可能落入静脉壶聚集，导致静脉壶血栓形成。

3）冲洗的生理盐水量需要通过增加超滤来清除，导致单位时间内滤过分数增加，增加滤器凝血风险以及患者血流动力学波动的风险。

4）冲洗可能会在体外循环中带入空气，导致凝血事件发生风险增高。

5）冲洗管路导致治疗频繁中断，治疗效率下降。

6）把控冲洗的生理盐水量的准确性会增加护理操作难度。

7）高频率生理盐水冲洗可能无助于改善患者凝血功能和改善体外循环抗凝效果，而且可能会增加体外循环血流感染的风险。

7. 建议优选包被肝素的膜材（如AN69 ST膜材）行无抗凝剂CRRT。

第七节　其他抗凝剂

其他抗凝剂抗凝特点见表8-7-1。

表8-7-1　其他抗凝剂抗凝特点

名称	首次剂量	维持剂量	监测指标	类别
那屈肝素	15~25 IU/kg	5 IU/kg/h	抗Ⅹa活性0.25~0.35 IU/mL	肝素类
达肝素钠	15~25 IU/kg	5 IU/kg/h	抗Ⅹa活性0.25~0.35 IU/mL	肝素类
达那肝素	750 IU	1~2 IU/kg/h	抗Ⅹa活性0.25~0.35 IU/mL	肝素类
阿加曲班	250 μg/kg	0.5~2.0 μg/kg/min	APPT基线值1.5~2.0倍	凝血酶抑制剂
比伐卢定	/	2 mg/h	APPT基线值1.5~2.0倍	重组水蛭素及其类似物
来匹卢定	/	0.005~0.010 mg/kg/min	测血浆水蛭素浓度0.5~0.8 mg/L	重组水蛭素及其类似物
前列环素	/	2~8 ng/kg/min	/	血小板抑制剂

（张凌　杨莹莹　陈志文　孙献坤　林丽）

| 参考文献 |

[1] 陈香美. 血液净化标准操作规程[M]. 北京：人民卫生出版社，2021.

[2] Karkar A，Ronco C. Prescription of CRRT：a pathway to optimize therapy[J]. Ann Intensive Care，2020，10（1）：32.

[3] Emergency Medical Doctor Branch of the Chinese Medical Doctor Association. Management of regional citrate anticoagulation for continuous renal replacement therapy：guideline recommendations from Chinese emergency medical doctor consensus[J]. Mil Med Res，2023，10（1）：23.

[4] Legrand M，Tolwani A. Anticoagulation strategies in continuous renal replacement therapy[J]. Semin Dial，2021，34（6）：416-422.

[5] 共识专家组. 抗凝技术在危重症肾脏替代治疗应用的中国专家共识（2023年版）[J]. 中华肾脏病杂志，2023，39（2）：155-164.

[6] 中华医学会肾脏病学分会专家组. 连续性肾脏替代治疗的抗凝管理指南[J]. 中华肾脏病杂志，2022，38（11）：1016-1024.

[7] 中华医学会临床药学分会《磺达肝癸钠药学实践专家共识》编写工作组. 磺达肝癸钠药学实践专家共识[J]. 医药导报，2022，41（11）：1571-1581.

[8] 孙献坤，王芳，陈志文，等. 甲磺酸萘莫司他抗凝在连续性肾脏替代治疗的应用进展[J]. 中国血液净化，2022，21（11）：827-830.

[9] 丁小强，毛永辉. 甲磺酸萘莫司他的血液净化抗凝应用专家共识[J]. 上海医学，2024，47（3）：1129-1144.

[10] Raina R，Chakraborty R，Davenport A，et al. Anticoagulation in patients with acute kidney injury undergoing kidney replacement therapy[J]. Pediatr Nephrol，2022，37（10）：2303-2330.

第九章 报警干预

第一节 压力报警

一、输入压低

输入压低报警的常见原因及处理方法见表9-1-1。

表9-1-1 输入压低报警的常见原因及处理方法

报警原因	处理方法
1. 中心静脉留置导管引血口贴壁	降低血流量，对调中心静脉导管动静脉连接方式，调整患者体位或导管位置，更换导管
2. 输入管路（含中心静脉留置导管体外部分）夹闭、受压、打折、扭曲	解除输入管夹闭、扭结、部分阻塞的状态
3. 输入管路连接不紧密、管路破损	由患者端向机器端依次查看输入管路接口紧密性、管路完整性，拧紧接口或更换管路
4. 患者血容量不足	监测患者血压；降低超滤；评估心功能，积极纠正患者低血容量状态
5. 中心静脉留置导管内附壁血栓或纤维蛋白鞘形成（长期导管）	遵医嘱进行溶栓治疗、调整导管位置或更换导管
6. 血泵速度设置过快、导管直径太小、导管插入过浅	降低血流量，更换直径较大、使用长度较长的导管
7. 一过性输入压力过低	核实患者是否有烦躁、肢体移动、咳嗽、呼吸机人机对抗等，必要时进行约束性保护；镇静、镇痛
8. 输入压力传感器有空气残留或故障	使用注射器在输入端采样点推注生理盐水排出探测器内空气，维修或更换
9. CRRT设备并联ECMO时，输入端连接在ECMO动力泵前	适度提高CRRT血流量（降低ECMO血流速度），连接在动力泵后，单独使用另一血管通路
10. 回血时连接生理盐水的侧支未打开管路夹子	理顺管路，打开夹子

续表 9-1-1

报警原因	处理方法
11. 报警界限设置不当	重新设定合适的报警范围
12. 动脉压力传感器被打湿	使用注射器排出保护罩中液体；条件允许的情况下，更换保护液体屏障装置

二、输入压高

输入压高报警的常见原因及处理方法见表9-1-2。

表9-1-2　输入压高报警的常见原因及处理方法

报警原因	处理方法
1. 输入压力传感器故障	维修或更换
2. CRRT设备并联ECMO时，输入端连接在ECMO动力泵后	适度降低CRRT血流量（降低ECMO血流速度），连接在动力泵前，单独使用另一血管通路
3. 报警界限设置不当	重新设定合适的报警范围
4. 血泵前输入液体	停止血泵前输注液体操作
5. 中心静脉导管误入患者动脉内	通知医生评估是否重新置管

三、回输压高

回输压高报警的常见原因及处理方法见表9-1-3。

表9-1-3　回输压高报警的常见原因及处理方法

报警原因	处理方法
1. 回输管路（回输压压力探测点位以后）夹闭、受压、打折、扭曲	打开回输管路夹子，理顺管路
2. 静脉壶发生严重凝血	评估静脉壶凝血程度及是否可以回输血液，更换配套管路
3. 血流量过快	降低血流量
4. 中心静脉留置导管内附壁血栓或纤维蛋白鞘形成（长期导管）	遵医嘱进行溶栓治疗、调整导管位置或更换导管
5. CRRT设备并联ECMO时，回输端连接在ECMO动力泵后	适度降低CRRT血流量（或降低ECMO血流速度），回输端连接在动力泵前，单独使用另一血管通路
6. 一过性回输压力过高	核实患者是否有烦躁、肢体移动、咳嗽、呼吸机人机对抗等，必要时进行约束性保护；镇静、镇痛
7. 报警界限设置不当	重新设定合适的报警范围

四、回输压低

回输压低报警的常见原因及处理方法见表9-1-4。

表9-1-4　回输压低报警的常见原因及处理方法

报警原因	处理方法
1. 回输管管路断开或有破损	检查连接处是否连接紧密或更换配套管路
2. 滤器与回输压监测点之间的管路受压、扭曲	理顺管路，解除管路受压状态
3. 血流量过小	提高血流量
4. 回输压压力传感器故障	维修或更换
5. 回输压压力传感器液体屏障装置受潮或进液	调整合适的静脉壶液面，更换液体屏障装置
6. 回输压压力传感器安装不到位、松脱	重新安装稳妥
7. CRRT设备并联ECMO时，回输端连接在ECMO动力泵前	适度提高CRRT血流量（降低ECMO血流速度），连接在动力泵后，单独使用另一血管通路
8. 报警界限设置不当	重新设定合适的报警范围
9. 滤器凝血	更换滤器

五、跨膜压高

跨膜压高报警的常见原因及处理方法见表9-1-5。

表9-1-5　跨膜压高报警的常见原因及处理方法

报警原因	处理方法
1. 滤器凝血	评估抗凝方案是否适宜，更换滤器，回血下机
2. 滤出液管路扭曲或处于夹闭状态	理顺滤出液管路，解除管路扭曲或夹闭状态
3. 预设超滤量太大或滤过分数过高	设置合适的超滤量，降低滤过分数
4. 血流量过低或置换量过大	提高血流量，降低置换量
5. 回输管路扭曲或打折	检查回输管路，理顺管路，解除管路扭曲或夹闭状态
6. 报警界限设置不当	重新设定合适的报警范围

注：跨膜压=（滤器前压+回输压）/2-废液压，反映滤器横向的通畅度。
压力降=滤器前压-静脉压，反映滤器纵向的通畅度。
部分机型在上述公式基础上增加修正值。

六、跨膜压低

跨膜压低报警的常见原因及处理方法见表9-1-6。

表9-1-6　跨膜压低报警的常见原因及处理方法

报警原因	处理方法
1. 报警界限设置不当	重新设定合适的报警范围
2. 管路渗漏或滤器前管路打折或阻塞	确保管路连接紧密，无打折、无扭曲；若有渗漏，及时更换管路
3. 滤出液压力传感器或滤器前压力传感器进水	在血泵转动的情况下用止血钳夹闭取下传感器，连接注射器，松开止血钳，缓慢推出液体；重新连接传感器或更换液体屏障装置
4. 废液压力传感器故障	维修或更换
5. 压力防护罩松脱	检查各压力传感器连接是否紧密
6. CRRT并联ECMO治疗	检查连接点位，评估各项压力参数，判断是否为伪值

七、滤器前压高

滤器前压高报警的常见原因及处理方法见表9-1-7。

表9-1-7　滤器前压高报警的常见原因及处理方法

报警原因	处理方法
1. 滤器凝血	评估抗凝方案是否适宜，更换滤器，回血下机
2. 滤器前后串联血液吸附器、人工心肺机膜式氧合器以及发生凝血	调整抗凝方案，更换配套
3. 滤器前压力探测器故障	维修或更换
4. 滤器后管路打折或阻塞	确保管路通畅，解除导致打折或阻塞的因素
5. 管路管壁附壁血栓脱落，堵塞滤器入口端	更换滤器

八、其他压力异常

其他压力异常报警的常见原因及处理方法见表9-1-8。

表9-1-8 其他压力异常报警的常见原因及处理方法

报警原因	处理方法
1. PD1压高：管路扭折（Diapact）	理顺管路，解除管路扭折状态
2. PD1压高：滤器凝血（置换液前稀释补入）（Diapact）	更改抗凝方案，更换滤器
3. 血浆入口压过高：血浆入口压以后的管路扭曲、打折、被止血钳夹闭、凝血	理顺外部压管路，取下止血钳；更改抗凝方案；更换相应配套
4. 血浆入口压过高：双重血浆置换时，血浆成分分离器回浆速度过低（DX-10）	夹闭补液端管路，压力降至正常范围时再打开
5. 血浆入口压过高：压力传感器液体屏障装置受潮或进液	更换液体屏障装置
6. 滤器前压低：管路系统渗漏、连接不紧密	从输入端至回输端依次排查是否有管路破裂渗漏、连接处松脱；若有破裂渗漏，立即停止治疗，更换配套
7. 滤器前压低：滤器前压力传感器故障	维修或更换
8. 滤器前压低：滤器前压力传感器内有气泡干扰	暂停血泵，排出气泡，重新安装压力传感器
9. 滤出液压高：滤出液管路夹闭或打折	理顺滤出液管路，使滤出液管路通畅
10. 滤出液压高：滤出液压力传感器故障	维修或更换
11. 二级跨膜压高于报警上限（SWS-5000）	冲洗或更换滤器；减少置换液或降低血浆分离速率；处理异常后继续治疗，设备平衡后会自行解除该报警
12. 二级跨膜压低于报警下限（SWS-5000）	疏通压力传感器保护罩；处理异常后继续治疗，设备平衡后会自行解除该报警

第二节　空气报警、漏血报警、温度报警、平衡报警

一、空气报警

空气报警的常见原因及处理方法见表9-2-1。

表9-2-1　空气报警的常见原因及处理方法

报警原因	处理方法
1. 静脉壶液面过低	提升静脉壶液面至合适位置
2. 空气探测器阀门未关闭	关闭空气探测器阀门

续表 9-2-1

报警原因	处理方法
3. 机器故障（反复断电，出现死机）	关机，重新启动；联系工程师维修；更换机器
4. 静脉壶以下的回输管路中出现微小气泡	先暂停血泵，关闭回输管路夹，避免空气进入人体，轻弹回输管路，驱赶气泡回到静脉壶
5. 回输管路未正确安装进空气探测器内	打开空气探测器阀门，理顺管路，重新安装到位
6. 空气监测关闭（SWS-5000）	人工监测静脉回路气泡或打开空气监测
7. 钙溶液探测到气泡（SWS-5000）	关闭注射泵，关闭枸橼酸泵
8. 置换液/透析液排空（JUN-55X）	更换液袋
9. 置换液/透析液管路内壁附有小气泡（Plasauto Σ）	轻弹管路，去除附壁气泡，继续治疗
10. 除气壶内有附壁气泡（Aquarius）	取下除气壶轻轻摇晃，排出附壁气泡后重新安装

注：空气的可能来源如下。①PBP秤悬挂多袋液体，部分液体夹子未被打开，使用精密输液器，三通连接处与空气相通；②回血生理盐水侧支未排气；③治疗中，操作者在输入端采样点使用动脉采血器采样；④置换液/透析液管路系统中吸入空气；⑤由静脉壶侧支补入药物，补液通路未排尽气体；⑥输入管路有破损、连接处松脱、侧支未夹闭。

二、漏血报警

漏血报警的常见原因及处理方法见表9-2-2。

表9-2-2　漏血报警的常见原因及处理方法

报警原因	处理方法
1. 滤出液管路内有絮状物沉积	评估治疗时效，必要时更换配套
2. 特殊患者，如高脂血症、高胆红素、溶血的患者	取出探测器中的滤出液管，关闭漏血探测器
3. 滤器破膜	更换配套
4. 漏血探测器故障	联系工程师维修或更换机器
5. 太阳光（强光）直射漏血探测器	避免太阳光（强光）直射，用遮光物覆盖漏血探测器
6. 未正确安装滤出液管路	重新安装滤出液管路
7. 漏血探测器中有灰尘等杂质沉积	可用棉签擦拭，清洁探测器

注：1. 日机装Aquarius机选择DFPP模式、DPMAS模式、PA模式时，漏血探测器内可用透明液体填充或替代漏血探测壶。

2. 选择DFPP模式、DPMAS模式、PA模式时，费森尤斯multiFiltrate和贝朗Diapact的废液管可以不通过漏血探测器，但其缺点是不能及时监测并发现漏血事件，存在安全隐患。

三、温度报警

温度报警的常见原因及处理方法见表9-2-3。

表9-2-3 温度报警的常见原因及处理方法

报警原因	处理方法
1. 加温袋出液端流通不畅，液体蓄积在加温袋内致加温器鼓胀（DX-10）	检查加温袋出液管路，解除阻塞
2. 未正确安装加温袋（JUN-55X）	按照步骤正确安装加温袋、扣上锁扣
3. 置换液未流通（JUN-55X）	置换液接头处三通阀门应全部打开
4. 回输管路未完全安放进加热器内（Prismaflex）	加热器完整包裹回输管路
5. 患者在接受复温治疗或覆盖过多被子	重新启动加热器，调整被子位置
6. 加热盘管内有较多空气（Aquarius）	取出加热盘管摇晃排气后重新安装
7. 环境温度过高（Aquarius）	进入参数设置，调整温度到35℃；打开加温板散热后，重新安装管路
8. 加热温度高于报警上限（SWS-5000）	关闭加温系统，待余温下降后继续治疗；检查加热温度设置是否合理
9. 加热温度未达到目标值（SWS-5000）	检查温度监测管路是否正确安装，预热补液或降低补液流量，确认滤器是否堵塞或降低脱水速率，联系工程师确认置换液温度传感器是否正常
10. 补液温度与监控温度偏差大（SWS-5000）	联系工程师重新校准或维修温度传感器
11. 加热板温度未达到目标值（SWS-5000）	检查交流电源供电是否正常，确认加热板温度传感器输出温度

四、平衡报警

平衡报警的常见原因及处理方法见表9-2-4。

表9-2-4 平衡报警的常见原因及处理方法

报警原因	处理方法
1. 置换液/透析液袋子未正确悬挂/放置	正确悬挂/放置置换液/透析液袋子
2. 置换液/透析液、滤出液袋子摇摆不定	待置换液/透析液、滤出液袋子稳定后，再进入治疗状态
3. 置换液/透析液、滤出液袋子有破损，接头松脱引起漏液	检查置换液/透析液、滤出液袋子完整性，接头是否连接紧密

续表 9-2-4

报警原因	处理方法
4. 置换液/透析液、滤出液袋子触及机器周围部位（床沿、加热器、注射泵等）	保持合适的空间，避免置换液/透析液、滤出液袋子与其他物体接触
5. 液体渗漏	核查置换液/透析液、废液袋子是否有破损，接头连接紧密性，废液袋出口阀门是否完全关闭，机器底部有无积水
6. 液体穿刺针头贴壁、损坏，液体夹子夹闭	旋转或更换输液接头，打开管路夹子
7. 动力泵和（或）秤故障	联系工程师维护或更换机器
8. 滤器、静脉壶凝血，置换液不能有效补入	更换置换液补入点位，必要时更换配套
9. 液体秤滑车未能完全推进至规定位置	拉开秤，重新推入至规定位置
10. 滤出液袋子入口软管被絮状物阻塞、滤出液袋子被夹变形	更换滤出液袋子
11. 液袋容积与预设容积不匹配（Prismaflex）	调整预设参数或更换滤出液袋子
12. 更换滤出液袋子时，未倾倒干净（Prismaflex）	倾倒残留液体；保留液袋，点击"继续"键
13. 滤出液袋子相关报警，如拉出滤出液秤，并未更换滤出液袋子，又重新推入液体秤（Prismaflex）	保留滤出液袋子，点击"继续"键
14. 秤过载：挂的东西过重（Diapact）	检查总重量，不超过25 kg
15. 秤空载：秤上无重量（Diapact）	悬挂相应液体和袋子
16. 意料之外的重量改变超过200 g（Diapact）	点击"EQ"键确认原因
17. 超载：秤1/秤2错误（multiFiltrate）	液体连接错误，前稀释置换液置于秤1，透析液置于秤2
18. 超载：秤超载（multiFiltrate）	纠正置换液或透析液秤的负数，不要超过最大载荷12 kg；排空或者更换滤过液袋子
19. 秤变化（multiFiltrate）	打开各管路连接夹子，理顺连接管路，点击"START/RESET"键消除报警
20. 平衡关闭（multiFiltrate）	待机重新治疗后，打开平衡"Switch balancing off"
21. 失衡（multiFiltrate）	机器开机自检时，确定4个秤上无重量；避免在非换袋程序下随意增减4个秤上的重量或触动管路，确认置换液和透析液通路连接无误（查到问题并解决，在换袋程序下查对4个秤有无重量误差）

注：1. 若百特Prismaflex机意外丢失液体量达400 mL，强制下机。

2. 日机装Aquarius RCA机液体偏差大于50 mL，机器启动平衡报警，报警次数达5次时，强制下机。

第三节 其他报警

一、预冲自检报警

预冲自检报警的常见原因及处理方法见表9-3-1。

表9-3-1 预冲自检报警的常见原因及处理方法

报警原因	处理方法
1. 秤未归位、归零	清除秤上重物，归位、归零
2. 无法选择医嘱治疗模式	打开设置，开启所有治疗模式
3. 识别不出管路型号	手动选择
4. 安装失败（泵管未装入）	卸载，检查管路完整性，重新安装
5. 压力探测器未安装到位	检查所有压力探测器，重新安装
6. 注射器不能自动向上或无法进入下一步	联系工程师维修或更换机器
7. 注射器错误	检查抗凝管路夹子是否打开，注射器是否安装妥当
8. 液体袋子容量错误	更改袋子容量，保留液体袋子，拉出滤出液秤，重新推入
9. 泵气密性不佳	检查管路连接口紧密性、管路完整性、管路是否正确安装、回输压力接头连接是否紧密，联系工程师维修或更换机器
10. 回输压力未被激活（多次重新预冲，且白色保护罩未被打湿）	联系工程师维修或更换机器
11. 滤器前后串联加温管、血液吸附器、人工心肺机膜式氧合器、单向阀等	重新自检，将多通单向阀未使用接头盖帽压紧，保证密封性
12. 压力和静脉夹测试不通过（Aquarius）	回输端压力传感器未安装到位，管路夹闭，预冲液未按要求悬挂到机器输液架上

二、注射泵报警

注射泵报警的常见原因及处理方法见表9-3-2。

表9-3-2 注射泵报警的常见原因及处理方法

报警原因	处理方法
1. 注射器推杆安装异常	重新安装注射器，确认注射器的安装是否正确

续表 9-3-2

报警原因	处理方法
2. 注射器阻塞	确认肝素管路有无阻塞（血凝块堵塞、管路打结、夹子未打开）以及是否为注射器机器故障
3. 注射器安装位置不良	安装机器设置规格允许范围内的注射器
4. 注射泵异常，未按规定转速转动	可能发生故障，联系工程师维修或更换注射泵
5. 注射器残留提醒	请及时更换注射器液体
6. 未启动肝素泵（multiFiltrate）	连接肝素注射器，设定肝素追加剂量，开启肝素泵；若不需要使用肝素，点击"START/RESET"键忽略警告

三、枸橼酸抗凝一体机报警

枸橼酸抗凝一体机报警的常见原因及处理方法见表9-3-3。

表9-3-3 枸橼酸抗凝一体机报警的常见原因及处理方法

报警原因	处理方法
1. Ci-Ca液位壶未插入或未完全安装入探测器内	将Ci-Ca液位壶完全安装入探测器内
2. Ci-Ca管路夹闭、扭曲或打折	打开Ci-Ca管路夹子、理顺管路
3. Ci-Ca管路存在接口分离、管路破损	查看Ci-Ca管路接口紧密性、管路完整性，拧紧接口或更换管路
4. Ci-Ca液位壶液面过低或过高	调整Ci-Ca液位壶液面至最低限和最高限之间
5. Ci-Ca液位壶壁附着液滴，干扰探测器	轻微晃动液位壶，清除附着的液滴
6. 枸橼酸或钙剂走空	及时更换枸橼酸和钙剂
7. 检查枸橼酸比率（Aquarius RCA）	点击"血泵"键，消音继续
8. 报平衡次数（Aquarius RCA）	切换模式或进入再循环模式，再返回预设治疗模式

四、其他特殊报警

其他特殊报警的常见原因及处理方法见表9-3-4。

表9-3-4 其他特殊报警的常见原因及处理方法

报警原因	处理方法
1. 总超滤/血流比＞25%（透析治疗）或＞35%（血浆治疗）（Diapact）	减少补液流量或增加血流量

续表 9-3-4

报警原因	处理方法
2. 补液断流：治疗时补液端液体走空，管路内有气泡（DX-10）	排出管路内气泡
3. 血浆断流：治疗时血泵流量低，一级膜侧出液端有断流（DX-10）	增加血泵流量
4. 血浆断流：预冲时补液管路液体断流（DX-10）	挤压补液壶，排除断流情况
5. 气泡夹钳夹闭（DX-10）	将夹钳复位
6. 血浆壶液面低于传感器监测位置（DX-10）	使用注射器抽掉壶内空气，调整血浆壶液面至合适位置
7. 治疗到达预设量、预设时间（DX-10）	结束治疗或重设参数
8. 光学探测器连接不紧密（multiFiltrate）	管路在检测器内未拉直卡紧，重新安装
9. 透析液＋置换液＞滤液（JUN-55X）	调整滤液量或者调整为自定义模式
10. 检查是否全部泵已开启（JUN-55X）	运转已停止的泵
11. 需要停止的泵未将设定值改为0（JUN-55X）	为避免错误显示，更改治疗模式或将不需要运行的泵的设定值改为0
12. 计量器损坏（JUN-55X）	更换管路
13. 滤液计量检测器可能存在气泡（JUN-55X）	若有气泡，可以手动排尽滤液计量检测器液体或者灌满至检测阀
14. "检测器动作检查"没在工作状态（JUN-55X）	联系工程师维修或更换机器
15. 血泵堵转（SWS-5000）	取出该泵管路重新安装
16. Clamp1/Clamp2管路选择器位置错误（SWS-5000）	联系工程师重新校准该管路选择器或更换机器
17. 阻断夹不能打开（SWS-5000）	点击"运行"键重新开泵
18. 泵流量偏差大（SWS-5000）	打开管路夹子，检查气体来源，处理后继续治疗，确认液袋是否与周围物体碰触

第四节 突发报警

突发报警的常见原因及处理方法见表9-4-1。

表9-4-1 突发报警的常见原因及处理方法

报警原因	处理方法
1. 通信中断	关机，重新启动
2. 红屏、蓝屏	关机，重新启动
3. 一过性高电压	检查电源，关机，重新启动
4. 电源脱落	连接电源，重新启动
5. 控制电脑认为监测电脑失败（Diapact）	关机重启
6. 停电或电源连接断开（multiFitrate）	检查电力系统或重新连接电源；电池常规使用15分钟，采取相应措施，如果电力恢复，机器将自动运行
7. 市电异常（SWS-5000）	尽快停止治疗
8. 电源输出故障（SWS-5000）	检查电源总成风扇是否损坏或通风口是否被堵，检查电源总成风扇的开关电源模块 24 V 输出是否正常
9. 电池剩余电量不足（SWS-5000）	连接市电
10. 电池故障（SWS-5000）	更换电池，检查电池线是否松动

注：一般情况下，报警时，报警灯颜色优先级为红色（紧急）>黄色（注意）>绿色（正常）。处理报警时，先静音，根据报警类型排查原因，尽量缩短治疗中断的时间。

（陈志文 孙献坤 唐雪 林丽 王芳）

第十章　CRRT 常用指标监测

第一节　操作前准备

一、采样部位

患者体内：动脉采血以桡动脉最常用，足背动脉备选，不推荐首选股动脉。静脉采血以手臂肘前区静脉最常用，优选正中静脉、头静脉及贵要静脉，手背静脉备选。重症患者推荐使用一次性动静脉保护通路取样。

体外循环：引血端最靠近患者侧的取样点（红色）；滤器后取样点位于滤器后回血管路上（蓝色）；废液取样点位于滤出液管路上（黄色）；废液袋取样，需使用新废液袋，采集前混匀废液；对于局部枸橼酸抗凝，正接时，推荐体外循环回路上取样行血气分析，反接时则不推荐。

二、采样部位消毒

（一）消毒剂

首选2%葡萄糖酸氯己定乙醇溶液作为皮肤消毒剂，如有禁忌，可选用碘酊、碘伏、75%乙醇。

（二）消毒

1. 患者体内：以注射或穿刺部位为中心，由内向外缓慢旋转，逐步涂擦，共2次，消毒皮肤半径≥5 cm，充分待干。

2. 体外循环回路：以采集点为中心，由内向外缓慢旋转，逐步涂擦，方法如消毒瓶塞，共2次，消毒面积应覆盖取样口，充分待干。

三、采样原则

1. 可在体外循环管路上采集CRRT相关的标本，非紧急情况禁止从循环管路采集治疗无关标本。禁止非专科人员从体外循环管路采样。尽量减少体外循环管路采集标本，以防破坏管路密闭性。

2. 不推荐使用动脉采血针、蝶式采血针由血泵前采样点采样。于体外循环管路采集标本时，原则上使用 20 号或更小直径的针头，推荐 1 mL 注射器。

3. 建议使用含钠或锂的干性肝素作为抗凝剂。不宜使用普通肝素作为抗凝剂。

4. 枸橼酸抗凝，动静脉反接时，不推荐体外循环管路滤器前采样行血气分析。

5. 采集滤器后血气，局部枸橼酸抗凝时，如遇更换液袋、流动问题等，造成机器处于暂停治疗状态时，应解除报警后，待机器正常运转至少10分钟再采集滤器后血气。

第二节 操作过程

一、罗氏cobasb 123 全自动血气分析仪

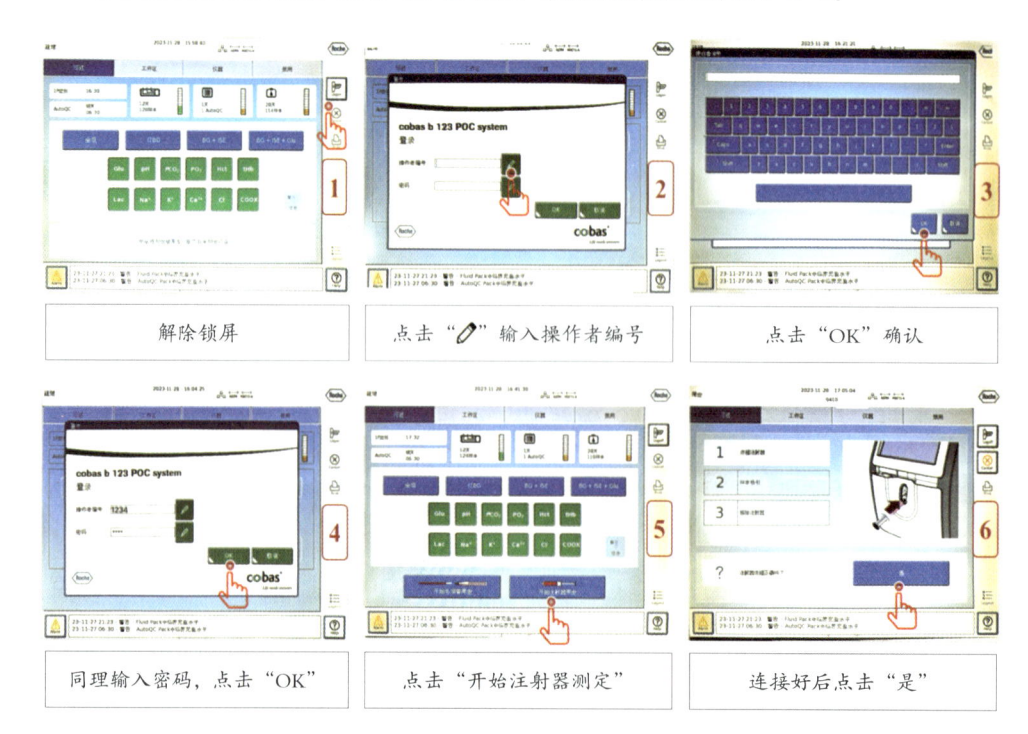

（一）测试过程

罗氏cobasb 123 全自动血气分析仪血气测试流程图见图10-2-1。

解除锁屏	点击"✎"输入操作者编号	点击"OK"确认
同理输入密码，点击"OK"	点击"开始注射器测定"	连接好后点击"是"

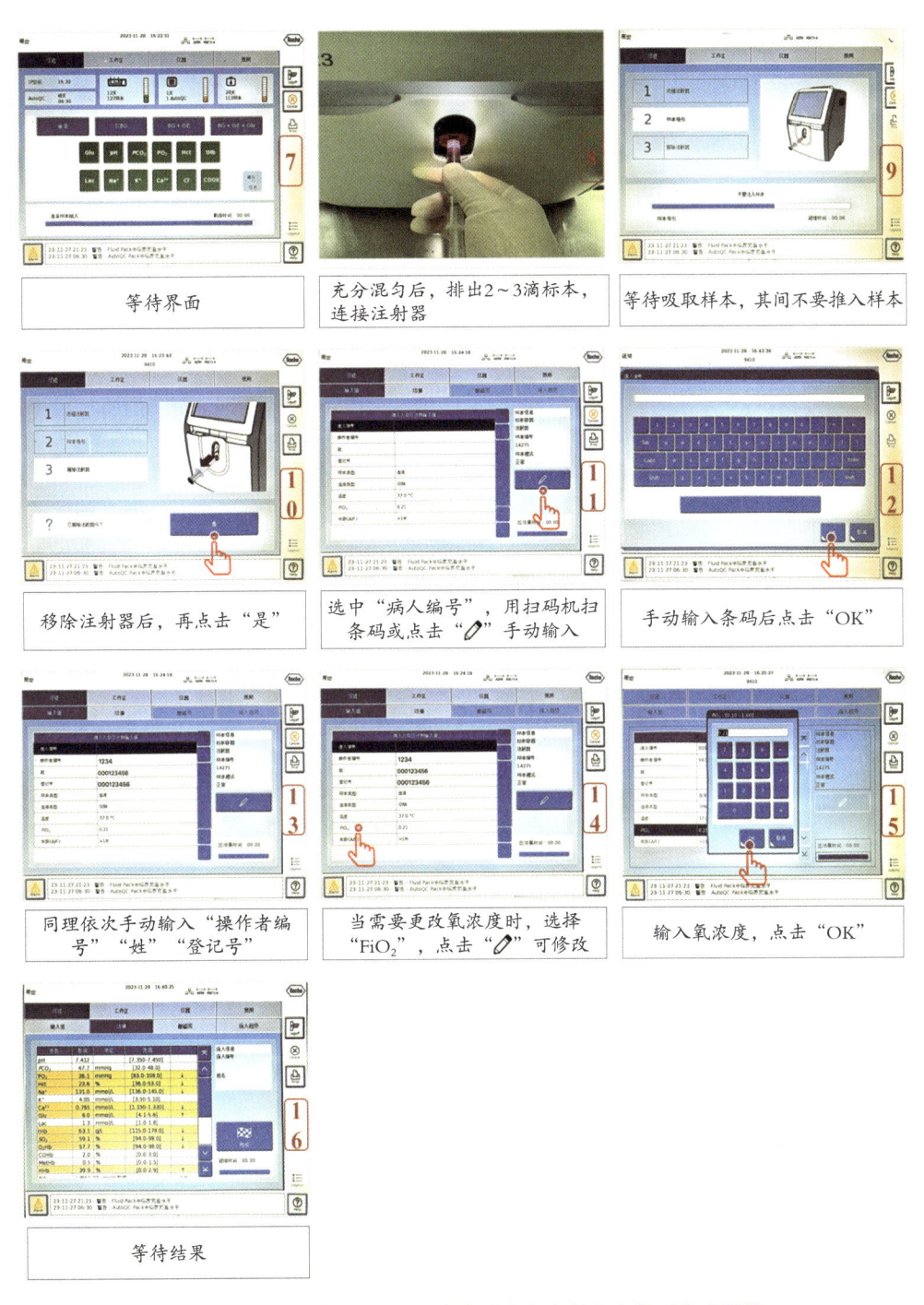

图10-2-1 罗氏cobasb 123全自动血气分析仪血气测试流程图

（二）数据更改与上传

罗氏cobasb 123全自动血气分析仪血气数据更改与上传流程图见图10-2-2。

图注（从左至右，从上至下）：

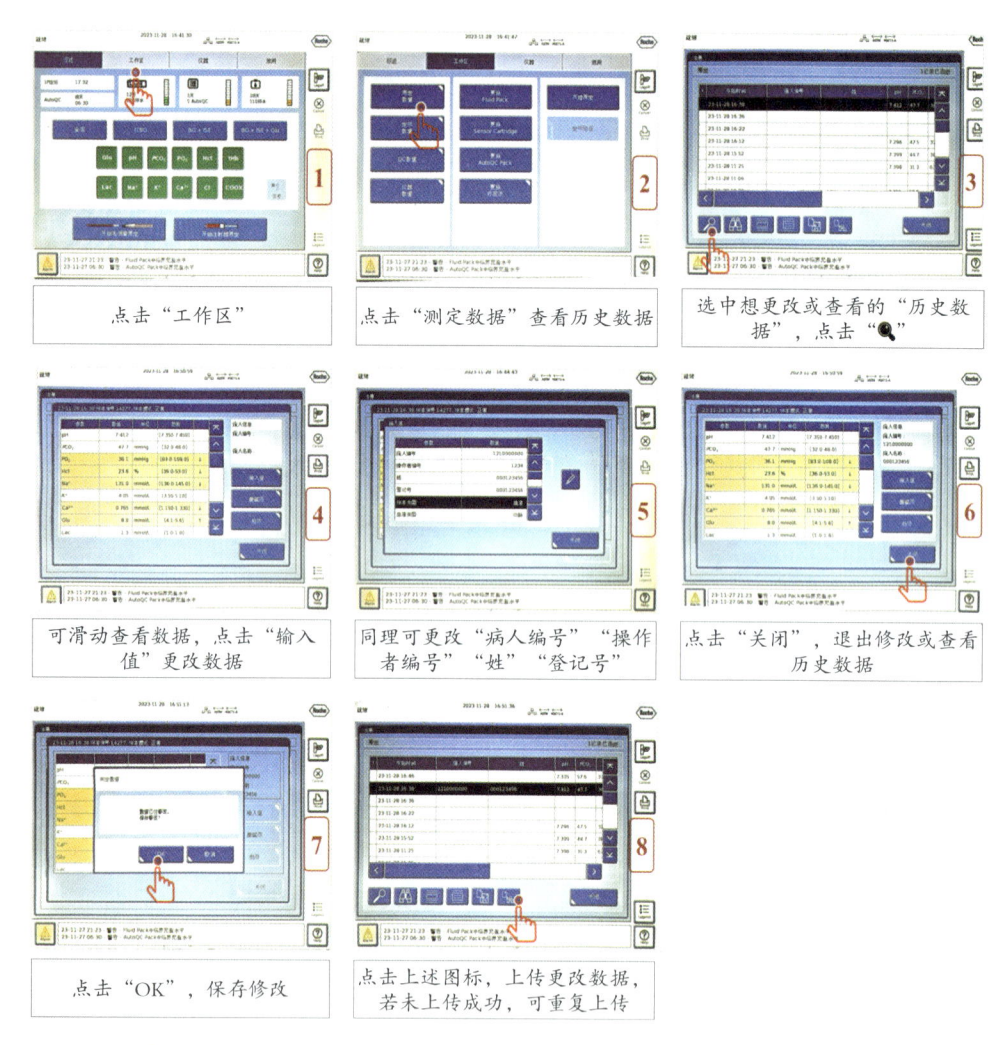

1. 点击"工作区"
2. 点击"测定数据"查看历史数据
3. 选中想更改或查看的"历史数据"，点击"🔍"
4. 可滑动查看数据，点击"输入值"更改数据
5. 同理可更改"病人编号""操作者编号""姓""登记号"
6. 点击"关闭"，退出修改或查看历史数据
7. 点击"OK"，保存修改
8. 点击上述图标，上传更改数据，若未上传成功，可重复上传

图10-2-2　罗氏cobasb 123全自动血气分析仪血气数据更改与上传流程图

二、雅培i-STAT便携式血气机

（一）测试过程

雅培i-STAT便携式血气机血气测试流程图见图10-2-3。

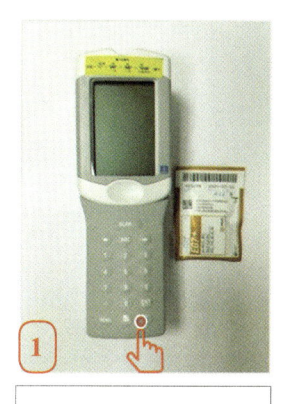

1 按"开机"键	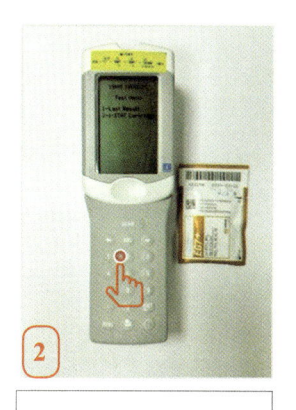 2 选择"2"进行检测	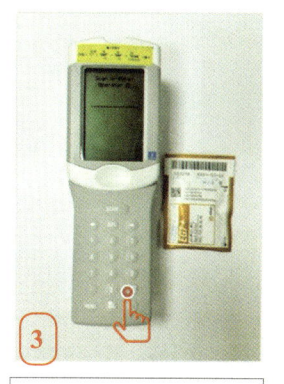 3 输入操作者工号并按"ENT"键
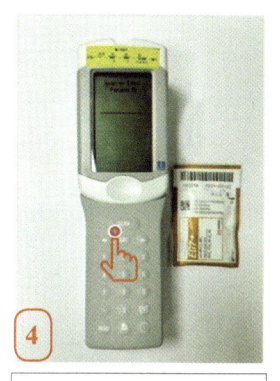 4 按"SCAN"键扫描血气条形码	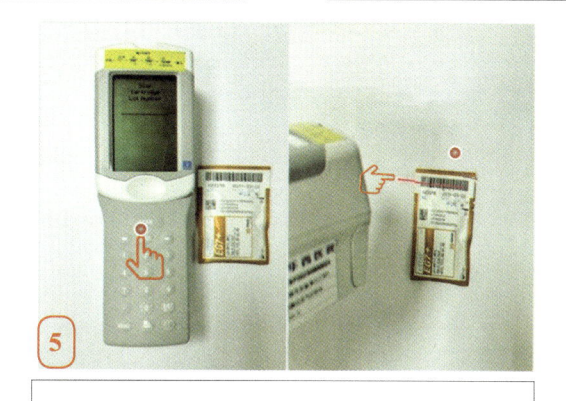 5 按"SCAN"键扫描测试卡上条形码	
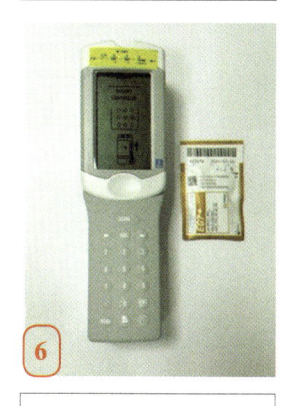 6 扫描成功，准备插入测试卡	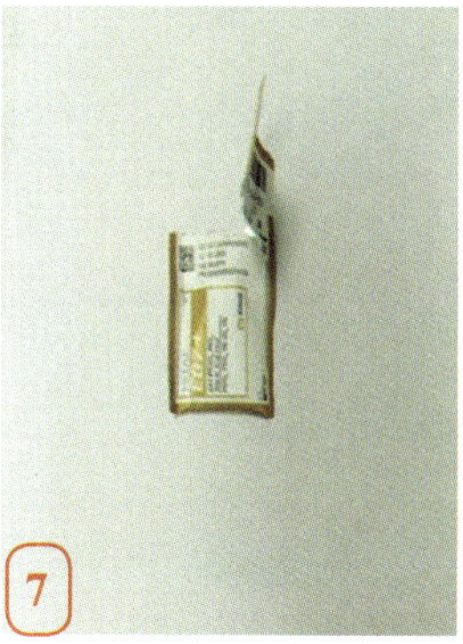 7 沿开口撕开包装	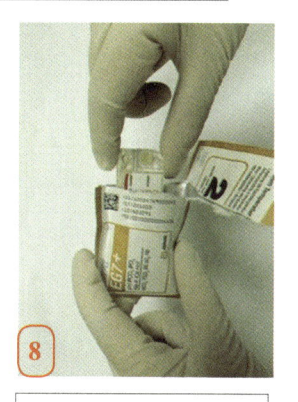 8 取出测试卡

连续性肾脏替代治疗护理（图解版）

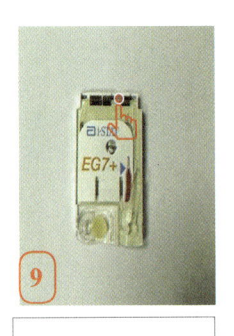

9 取卡时，不要触摸芯片位置，避免影响检测结果

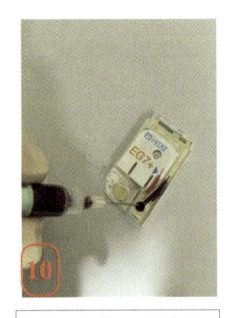

10 注入标本，保留针头，充分混匀血标本，排尽空气，弃去前端1~2滴血，针尖斜口向下从血液注入口注入标本

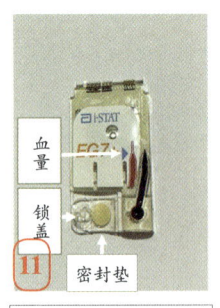

11 血量　锁盖　密封垫
血标本需注入至卡片蓝色标志处，血量以血液注入口呈水平面或稍有张力即可。迅速卡上锁盖，过程中不要按压密封垫

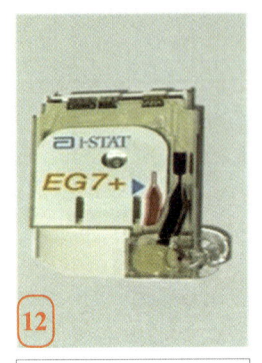

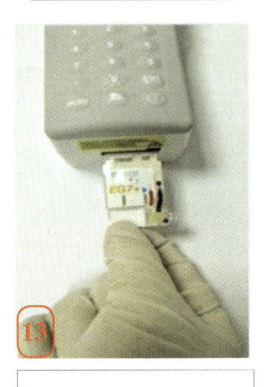

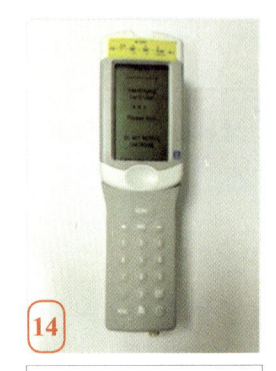

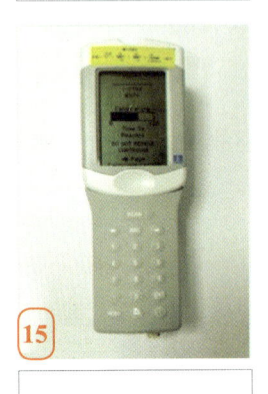

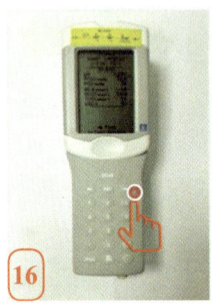

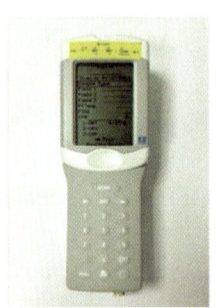

12 扣上锁盖

13 插入测试卡

14 插卡成功

15 等待测试结果

16 按方向键，翻页查看测试结果

168

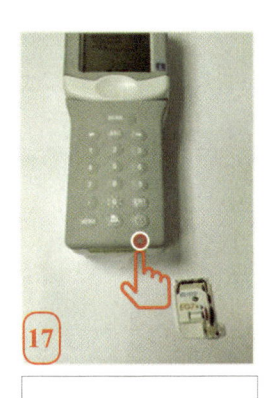

17 关机，处理用物，消毒

图10-2-3 雅培i-STAT便携式血气机血气测试流程图

（二）历史数据查看

雅培i-STAT便携式血气机历史数据查看流程图见图10-2-4。

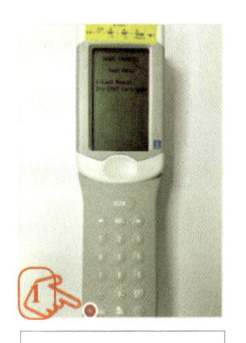

1 进入主界面，按"MENU"键

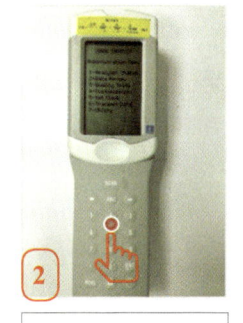

2 选择"2"查看历史数据

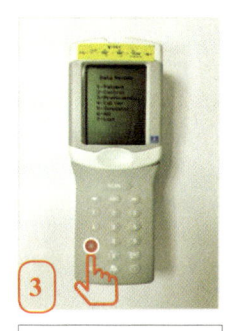

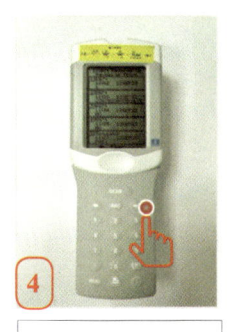

3 选择"7"进入列表

4 按方向键，翻页查找

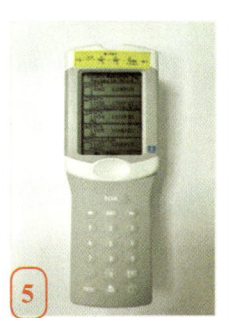

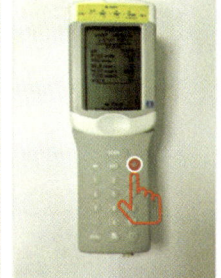

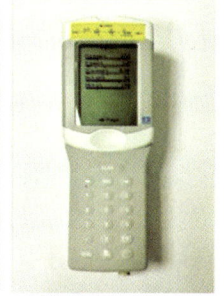

5 找到想查看的数据，按"ENT"键查看详细数据

按"MENU"键继续监测

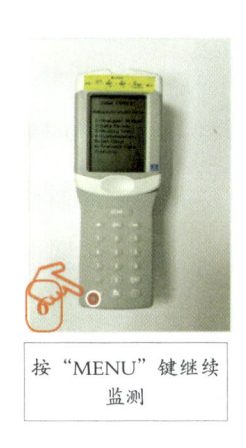

图10-2-4 雅培i-STAT便携式血气机历史数据查看流程图

（三）打印步骤

1. 当前检测结果打印（图10-2-5）。

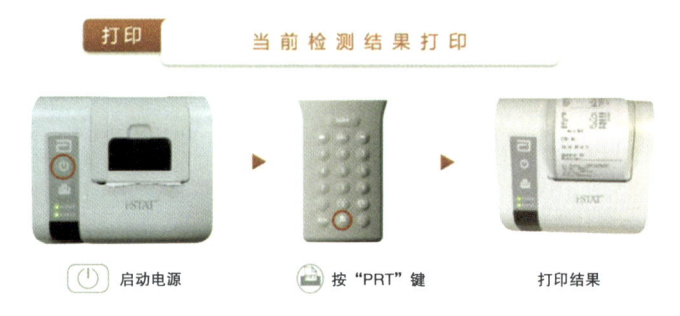

启动电源　按"PRT"键　打印结果

图10-2-5 雅培i-STAT便携式血气机血气结果打印流程图

2. 历史血气结果打印（图10-2-6）。

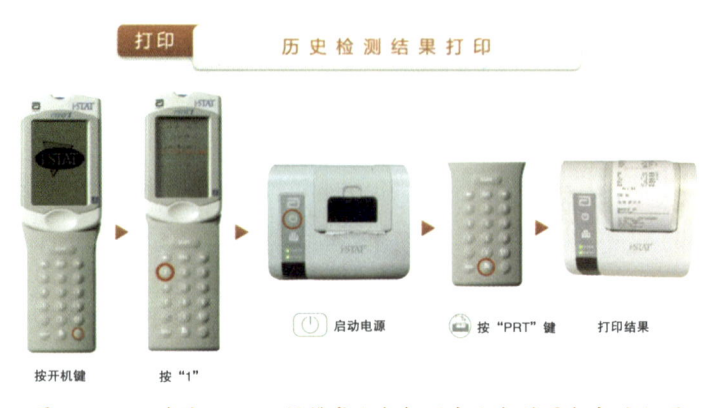

按开机键　按"1"　启动电源　按"PRT"键　打印结果

图10-2-6 雅培i-STAT便携式血气机历史血气结果打印流程图

注：在笔者单位，该设备检测结果已经实现上传至医院的HIS。

（四）错误代码及原因解析和措施

雅培i-STAT便携式血气机错误代码及原因解析和措施见表10-2-1。

表10-2-1 雅培i-STAT便携式血气机错误代码及原因解析和措施

错误代码	原因解析和措施
1	电池电量耗尽，更换电池或充电
2	环境温度超标，控制在16℃~30℃
4、5、6、8、9	由电池电量低或仪器自动关机前拔掉电池导致，更换新卡片测试
11、12、13	时间日期和当前软件不匹配，更改时间或升级软件
14	菜单—个性化设置—恢复出厂设置
15	条码类型与卡片不匹配，重扫条码或更换卡片
95	若外界原因导致操作中断，重新测试另一张卡片
21	定标液破裂，卡片已使用过或被冷冻
22、25	ACT卡片注样不足，标本有气泡或凝块
24	定标液破裂，更换卡片，故障未解决则送修
26	ACT卡片定标液底物失效，更换另一张卡片
20、23、27、29、32、40、41、87	卡片与仪器接触污染，清洗陶瓷片
69	卡片不能识别或接触不良，确认扫描卡片条码或陶瓷片是否清洁
31、34、44	加样过多或卡扣弹开，盖子没盖，更换卡片测试
45、55	卡片未复温充分，更换另一张卡片复温重测
79、80、81	加热探针接触不良，若重复发生，请联系送修
35、36	标本加样过少，更换卡片正常加样测试
30、37	标本加样过多，更换卡片正常加样测试
38、39	标本中可能含有气泡，重新检查标本并加样
46	凝血卡片中标本凝血或没盖上卡扣，重新采样测试
47、48	卡片未水平插入，更换卡片并重新水平插入
49、50	样本有气泡或卡片与仪器接触不良，检查样本并清洗陶瓷片，若故障仍未解决，则仪器需送修
51、52	凝血卡片无法注入标本或电池电压低，请更换电池
58、59、60、61、62	检查电池电压，运行外部模拟器

续表 10-2-1

错误代码	原因解析和措施
53、57、63、67、68、70、72、73、74、85、89、90、91、93、94、96、97	运行两遍模拟器和卡片,若故障仍存在,则需送修
56	噪声干扰,请远离干扰源
65	重装软件,若故障仍存在,则需送修
66	检查环境温度,若温度无显示提示则加热探针损坏,需送修
82、92	压力传感器损坏,需送修
86	仪器散热不均衡,拿出仪器底座或远离热源,更换电池
147	确认是否开启条码扫描功能,若未开启条码扫描功能则不可测试
123	卡片运输或存贮温度超标
128、131、132、133、134、135、36、137、138、146	加样不足或过多,样品有气泡,卡片插入不水平,更换卡片
129、142、143	卡片定标液被挤破,样品与定标液混合,更换卡片测试
130	样品有气泡,检查标本并重新测试
140	卡片过期,检查有效期
141	操作取消,扫描条码未成功,重新扫描测试
145	卡片泄漏,未扣紧卡扣,加样不足,更换卡片测试
149、50、151	检查是否伴随报错代码49、50,若有则参照前面的解决方法,否则需要更换卡片测试。检查采血管样本是否加到刻度,标本过少会导致该报警
Fail L	将模拟器和仪器放在通风阴凉处平衡20分钟再进行测量,若故障仍存在,则需送修
Fail B、t、G	仪器需要送修

注:ACT,激活全血凝固时间。

（五）注意事项

1. 测试卡匣可常温（18～30℃）保存2个月,避免阳光直射和高温。

2. 贮藏于2～8℃冷藏保存,远离冰箱壁,用前从冰箱取出于室温复温30分钟,标明取出日期,取出后14天内用完。复温过的测试片匣不可重新放回冰箱。

第三节 结果解读

一、动脉血气值

动脉血气值见表10-3-1。

表10-3-1 动脉血气值

项目	正常参考值	临床意义	异常值发生原因（CRRT护理相关）
iCa^{2+}	1.12~1.32 mmol/L	低钙血症、高钙血症、枸橼酸抗凝效果	1. 滤器前钙异常：①原发疾病；②医疗行为；③钙剂未按计划速度补入；④枸橼酸未按计划速度补入；⑤采样点选取错误；⑥导管连接方式为反接 2. 滤器后钙异常：①血泵未按预设速度运行；②枸橼酸钙未按计划速度补入；③解除报警后10分钟内采样；④导管连接方式为反接
K^+	3.5~4.5 mmol/L	低钾血症、高钾血症	1. 原发疾病； 2. 医疗行为； 3. 钾未按计划速度泵入； 4. 血标本溶血； 5. 不建议钾剂直接注入置换液； 6. 推荐用微量泵外周持续泵入
Na^+	135~148 mmol/L	低钠血症、高钠血症	1. 原发疾病； 2. 钠未按计划速度泵入； 3. 碳酸氢钠及枸橼酸未按计划速度泵入； 4. 高钠患者降钠24小时不超过10 mmol/L，每小时不超过0.5 mmol/L
pH值	7.35~7.45	酸碱失衡指标	1. 原发疾病； 2. 枸橼酸未按计划速度补入； 3. 碳酸氢钠未按计划速度补入； 4. 置换液未按计划速度补入； 5. 枸橼酸蓄积
Lac	0.7~2.1 mmol/L	无氧代谢程度	1. 原发疾病； 2. 组织灌注不良； 3. 缺氧； 4. 血样未及时检验，在室温下存放时间大于15分钟
PaO_2	80~100 mmHg	缺氧程度、呼吸衰竭	1. 原发疾病； 2. 医疗行为； 3. 采样点不同
$PaCO_2$	35~45 mmHg	呼吸衰竭类型、二氧化碳潴留程度	1. 原发疾病； 2. 医疗行为； 3. 采样点不同
SO_2	95%~98%	是否缺氧	1. 原发疾病； 2. 医疗行为； 3. 采样点不同

续表 10-3-1

项目	正常参考值	临床意义	异常值发生原因（CRRT护理相关）
HCO_3^-	22~27 mmol/L	代谢性酸碱失衡指标	1. 原发疾病； 2. 医疗行为； 3. 碳酸氢钠未按计划速度补入； 4. 枸橼酸未按计划速度泵入； 5. 置换液未按计划速度补入
BE	-2~+3 mmol/L	代谢性酸碱失衡指标	1. 原发疾病； 2. 医疗行为； 3. 碳酸氢钠未按计划速度补入； 4. 枸橼酸未按计划速度泵入； 5. 置换液未按计划速度补入
Cl^-	98~107 mmol/L	低氯血症、高氯血症	1. 原发疾病； 2. 医疗行为； 3. 置换液未按计划速度补入
Hct	温氏法： 男性：0.4~0.5 L/L （40~50 vol%） 女性：0.37~0.48 L/L （37~48 vol%）	贫血程度、血液浓缩	1. 原发疾病； 2. 医疗行为； 3. 采样点不同； 4. 超滤参数设置不合理； 5. 血标本未与抗凝剂充分混匀，出现局部凝血
tHb	成年男性： 120~160 g/L 成年女性： 110~150 g/L	贫血程度、血液浓缩	1. 原发疾病； 2. 医疗行为； 3. 采样点不同； 4. 超滤参数设置不合理； 5. 血标本未与抗凝剂充分混匀，出现局部凝血
Glu	4.1~5.9 mmol/L	低血糖、高血糖	1. 原发疾病； 2. 配置药品时使用葡萄糖注射液； 3. 置换液未按计划速度补入

二、常见感染指标

常见感染指标见表10-3-2。

表10-3-2 常见感染指标

项目	正常参考值	临床意义
降钙素原（PCT）	成人<0.15 ng/mL	严重全身性细菌感染时，PCT异常升高，升高程度与感染严重程度正相关；对无菌性炎症和病毒感染，PCT水平可正常或仅有轻度增高
白细胞介素-6（IL-6）	0~7 pg/mL	在感染、损伤以及其他情况的急性炎症反应中快速产生，早于其他感染指标，可以辅助急性感染的早期诊断；通过动态观察其水平也可对感染严重程度与预后做出判断
C-反应蛋白（CRP）	<2.87 mg/L（速率散射比浊法）	急性反应时的灵敏指标；升高见于化脓性感染、组织坏死、恶性肿瘤、结缔组织病、器官移植急性排斥等；鉴别细菌性或非细菌性感染：前者CRP升高，后者不升高；鉴别风湿热急性期及稳定期；鉴别器质性疾病和功能性疾病

续表 10-3-2

项目	正常参考值	临床意义
白细胞计数	成人：$(4\sim10)\times10^9/L$	白细胞计数的升高或降低主要受中性粒细胞数量的影响，淋巴细胞数量上的较大改变也会引起白细胞计数的改变
中性分叶核粒细胞百分率	50%～70%	白细胞计数升高+中性粒细胞比例升高见于急性感染、严重的组织损伤及大量血细胞破坏、急性大出血、急性中毒、白血病、骨髓增殖性肿瘤；白细胞计数降低+中性粒细胞比例降低见于革兰阴性杆菌感染，血液系统疾病，物理、化学因素损伤，自身免疫性疾病
淋巴细胞百分率	20%～40%	白细胞计数升高+淋巴细胞比例升高见于病毒感染、成熟淋巴细胞肿瘤、急性传染病恢复期、移植排斥反应、淋巴细胞比值相对增高的疾病；白细胞计数降低+淋巴细胞比例降低见于应用肾上腺皮质激素、烷化剂、抗淋巴细胞球蛋白等的治疗以及放射线损伤、T淋巴细胞免疫缺陷病等
嗜酸性粒细胞百分率	0.5%～5.0%	白细胞计数升高+嗜酸性粒细胞比例升高见于寄生虫感染、过敏性疾病、血液病、某些恶性肿瘤；白细胞计数降低+嗜酸性粒细胞比例降低见于伤寒、副伤寒初期，大手术、烧伤等应激状态，或长期应用肾上腺皮质激素后

三、凝血功能指标

常用凝血功能指标见表10-3-3。

表10-3-3　常用凝血功能指标

项目	缩写	正常参考值	临床意义
凝血酶原时间*	PT	9.6～12.8秒	外源凝血系统较为敏感和常用的指标，维持PT在正常对照的1～2倍最为适宜
国际标准化比值*	INR	0.88～1.15	INR为监测口服抗凝剂首选指标，2.0～2.5为抗凝治疗的合适范围，一般不要＞3
活化部分凝血活酶时间*	APTT	24.8～33.8秒	内源凝血系统较为敏感和常用的指标，用于出血疾病的初筛诊断及监测普通肝素抗凝治疗，普通肝素抗凝治疗过程中将APTT控制为正常值的1.5～2.0倍
凝血酶时间	TT	手工法：16～18秒	用于肝素用量的监测
纤维蛋白原	FIB	Clauss法：2～4 g/L	即凝血因子Ⅰ，常与PT、APTT同时检测，用于监测凝血机制；增高见于糖尿病、急性心肌梗死、风湿病、急性肾小球肾炎、肾病综合征、大面积烧伤、多发性骨髓瘤、休克、大手术后、急性感染、恶性肿瘤以及血栓前状态；降低见于DIC、原发性纤溶症、重症肺炎、肝硬化等
活化凝血时间	ACT	90～130秒	反映内源性凝血途径中各种凝血因子是否缺乏或功能异常，常用于监测肝素抗凝效果，以此调整肝素剂量，普通肝素抗凝时将ACT控制为正常值的1.5～2.0倍

续表 10-3-3

项目	缩写	正常参考值	临床意义
血小板计数*	PLT	（100~300）×10⁹/L	减少见于血小板生成障碍、血小板破坏或消耗增多、血小板分布异常；增多见于骨髓增殖性肿瘤、急性感染、急性溶血、某些癌症；监测血小板量级，特别是肝素抗凝及血液吸附治疗时，需关注此项目
D-二聚体	/	ELISA法：0~0.256 mg/L	不仅作为反映机体凝血纤溶状态的指标，也可以作为抗凝治疗和溶栓治疗的疗效判定指标；正常可排除深静脉血栓（DVT）和肺血栓栓塞（PE）

注：*，不同医疗单位采用的测定方法不同，其参考范围也有所不同，本书采用笔者单位应用的参考范围。

四、其他生化指标

其他生化指标见表10-3-4。

表10-3-4 其他生化指标

项目	正常参考值	临床意义
总胆红素	3.4~17.1 μmol/L	用于判断是否有黄疸
直接胆红素	0~6.8 μmol/L	用于判断黄疸类型
间接胆红素	1.7~10.2 μmol/L	用于判断黄疸类型，提示血管内溶血的可能
尿素	3.2~7.1 mmol/L	升高提示器质性肾功能损害、肾前性少尿、蛋白质分解或摄入过多
肌酐	血清或血浆：男性，53~106 μmol/L 女性，44~97 μmol/L	可协助判断肾小球滤过功能，肌酐越高提示肾功能越差；鉴别肾前性少尿或肾实质性少尿
甘油三酯	0.29~1.83 mmol/L	用于判断是否有高脂血症
胆固醇	2.9~6.0 mmol/L	用于判断是否有高脂血症
肌酸激酶	速算法：男性，50~310 U/L 女性，40~200 U/L	增高见于急性心肌梗死、心肌炎和肌肉疾病、溶栓治疗、手术，降低见于长期卧床、甲状腺功能亢进
总钙	2.25~2.58 mmol/L	用于判断骨矿物质代谢情况；血清钙浓度超过3.5 mmol/L时所出现的极度消耗、代谢性脑病和胃肠道症状称为高钙血症危象；总钙与游离钙的比值可用于判断是否有枸橼酸蓄积
镁	0.75~1.02 mmol/L	用于判断是否有低镁血症
无机磷	0.97~1.61 mmol/L	用于判断是否有低磷血症，以及评估补磷速度

（陈志文　代明金　唐雪　张玲溪）

第十一章 回血再循环与回浆

第一节 回血再循环

一、百特Prismaflex/PrisMax

百特Prismaflex/PrisMax在结束模式下可提供2种再循环程序，即血液循环和盐水循环。

（一）血液循环

点击（停止）→夹闭患者中心静脉留置导管输入端管夹，打开Y管与密闭式回血装置连接侧管夹→循环→血液循环→继续→开始循环→调整循环速率→调节排气室液面高度→回输血液完成→停止循环→夹闭患者中心静脉留置导管回输端管夹，将体外循环管路输入端与回输端通过三通连接→恢复循环→血液再循环最长执行60分钟→显示已超过循环时间→连接患者。

（二）盐水循环

点击（停止）→夹闭患者中心静脉留置导管输入端管夹，打开Y管与密闭式回血装置连接侧管夹→循环→盐水循环→继续→开始循环→调整循环速率→调节排气室液面高度→回输血液完成→停止循环→夹闭患者中心静脉留置导管回输端管夹，将体外循环管路输入端与回输端通过三通连接→恢复循环→血液再循环最长执行120分钟→显示已超过循环时间→重新预冲→测试→连接患者。

二、旭化成Plasauto∑

调整血泵速度≤100 mL/min，其他治疗参数均调为0→停止血泵→夹闭患者中心静脉留置导管输入端管夹，打开密闭式回血装置管夹→启动血泵→排尽回血装置与管路连接处的气泡或血栓→停止血泵→打开患者中心静脉留置导管输入端管夹→利用重力回输血泵前体外循环管路中的血液→血泵前体外循环管路中的血液回输完成，夹闭患者中心静脉留置导管输入端管夹→启动血泵→回输血液完成→停止血泵→夹闭患者中心静脉留置导管回输端管夹，将体外循环管路输入端与回输端通过三通连接→启动血泵→建议血泵量≥200 mL/min→进入再循环状态。

三、日机装（Aquarius/Aquarius V6 RCA）

选项→再循环→YES键→夹闭输入端导管夹，打开密闭式回血盐水夹→启动（血泵）→静脉壶液体颜色变淡→断开输入端与回输端，通过三通串联（夹闭密闭式回血盐水夹）→确认回输端管路断开→调整血流量≥200 mL/min→进入再循环程序→如需恢复治疗，进入连接→双连接/单连接→将动静脉管路连接至患者导管→YES键→启动血泵→启动治疗→待血流稳定，开启（治疗键）→机器恢复运行。

四、JMS JUN-55X

联动停止→调整血流量≤100 mL/min，其他参数均调为0→夹闭输入端，打开输入端带针输液器（墨菲滴管3/4满）→开启（血泵）→回输血液→当预冲液到达滤器前时，停止（血泵）→打开输入端管路夹，利用重力回输患者输入端导管血液→夹闭输入端管路夹，再次开启（血泵）→静脉壶液体颜色变成淡红色→停止（血泵）→分别将输入端、回输端与中心静脉留置导管分离，通过三通串联（夹闭输入端带针输液器）→开启（血泵）→调整血流≥200 mL/min→监视（Off键），进入再循环状态。

五、费森尤斯

（一）multiFiltrate

ESC键→进入Treatment治疗菜单→选择"Balance Data"→选择"Balancing Off"→按两次ESC键回到治疗界面→调整血流量≤100 mL/min→长按STOP键→夹闭输入端导管夹，打开密闭式回血盐水夹→START键→当光学探测器探测到透光液体时，报警提示（监测到透明液体）→静音→START键→Yes键/暂停治疗→长按STOP键→断开输入端与回输端，通过再循环连接器或三通串联（夹闭密闭式回血盐水夹）→START键→调整血流量≥200 mL/min→进入再循环状态。

（二）multiFiltratePRO

菜单→治疗中断→包含血液回输→停止血泵→夹闭输入端导管夹，打开密闭式回血盐水夹→启动血液回输→当光学探测器探测到透光液体时，血泵自动停止→断开输入端与回输端，通过再循环连接器或三通串联（夹闭密闭式回血盐水夹）→启动循环→进入再循环状态，最大循环时间4小时。

六、健帆DX-10

（一）非治疗状态

调整血流量≤100 mL/min，其他治疗参数均调为0→停止血泵→夹闭输入端导管夹，打开密闭式回血盐水夹→启动血泵→静脉壶液体颜色变淡，停止血泵→打开输入端导管夹→利用重力将输入端导管前端血液回输到患者体内→夹闭输入端、回输端导管夹→断开输入端与回输端，通过三通串联或连接回输管路侧支（夹闭密闭式回血盐水夹）→启动血泵→调整血流量≥200 mL/min→进入再循环状态。

（二）自设编程

点击"暂停"→点击"进入回血"→点击"确认"→再次"确认"→点击"自设编程"→点击"确认"→输入密码→点击"设置"，设置血流量≤100 mL/min→点击"返回"→夹闭输入端导管夹，打开密闭式回血盐水夹→点击"BP启停"→静脉壶液体颜色变淡→点击"BP启停"→打开输入端导管夹→利用重力将输入端导管前端血液回输到患者体内→夹闭输入端、回输端导管夹→断开输入端与回血端，通过三通串联或连接回输管路侧支（夹闭密闭式回血盐水夹），点击"BP启停"，调整血流量≥200 mL/min→进入再循环状态。

七、贝朗

（一）Diapact

调整血流量≤100 mL/min，其他治疗参数均调为0→停止血泵→夹闭输入端管路夹，打开密闭式回血盐水夹→启动血泵→回血至滤器处→停止血泵→打开输入端管路夹，靠重力回输前端血液→夹闭输入端管路夹，并再次启动血泵→静脉壶液体颜色变淡→停止血泵→断开输入端与回输端，通过三通串联或连接回输管路侧支（需夹闭密闭式回血盐水夹）→启动血泵→调整血流量≥200 mL/min→进入再循环状态。

（二）OMNI

点击"功能"→临时断开患者连接→确认→设定回输量→夹闭输入端管路夹，打开密闭式回血盐水夹→点击"再循环"→达到回输量→追加回输量/下一步→断开输入端与回输端，通过三通串联→点击"再循环"→调整血流量≥200 mL/min→进入再循环状态。

八、山外山SWS-5000

长按暂停键3秒→弹出对话框提示是否暂停治疗→确认→进入暂停治疗界面，血泵自动调整到100 mL/min→将生理盐水接到血泵前端支路→关闭血泵→利用重力先使血泵前端血液回到患者体内→将输入端夹子夹闭→启动血泵→继续回输滤器与回输端管路的血液→待血液回输完毕，将输入端与回输端用短接棒进行密闭连接→启动血泵→长按"泵速"→调节血泵流量为200 mL/min→进入再循环状态→待患者回来后将血泵流量调到100 mL/min→输入端与回输端分离→连接人体侧血液净化导管→开启血泵→向左方向键→查看生命体征（稳定）与压力→继续→治疗状态。

循环开始时，遵医嘱对血液净化导管进行冲管及封管。再循环过程中，为降低体外循环管路意外凝血风险，笔者单位现采用30 mg普通肝素预充体外循环管路。循环结束时，先用2 L生理盐水冲洗体外循环管路，冲洗残余肝素及微小血栓后再连接患者。接触患者体液后的体外循环管路，再循环时间不应超过4小时。

第二节 回浆

一、简化回浆程序

费森尤斯multiFiltrate DPMAS CVVH模式简化程序回浆示意图见图11-2-1。

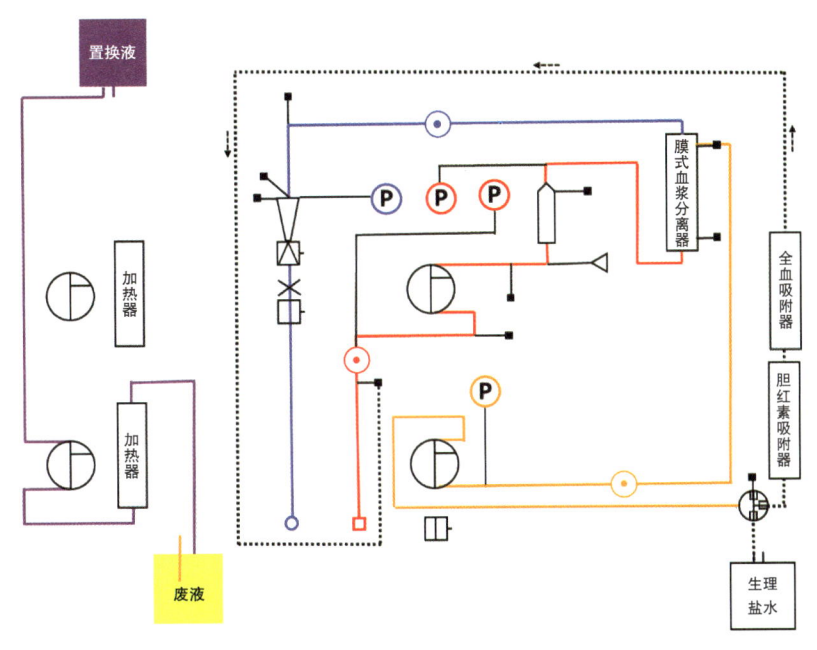

图11-2-1 费森尤斯multiFiltrate DPMAS CVVH模式简化程序回浆示意图

1. 血泵充当动力泵，既能回输血液也能回输吸附器及吸附器柱体内的血浆。

2. 当吸附器出现堵塞时，评估堵塞程度。如吸附器入口端阻力过大，不建议继续回浆。

二、改良回浆程序

（一）日机装Aquarius DPMAS CVVH模式改良程序回浆

日机装Aquarius DPMAS CVVH模式改良程序回浆示意图见图11-2-2。

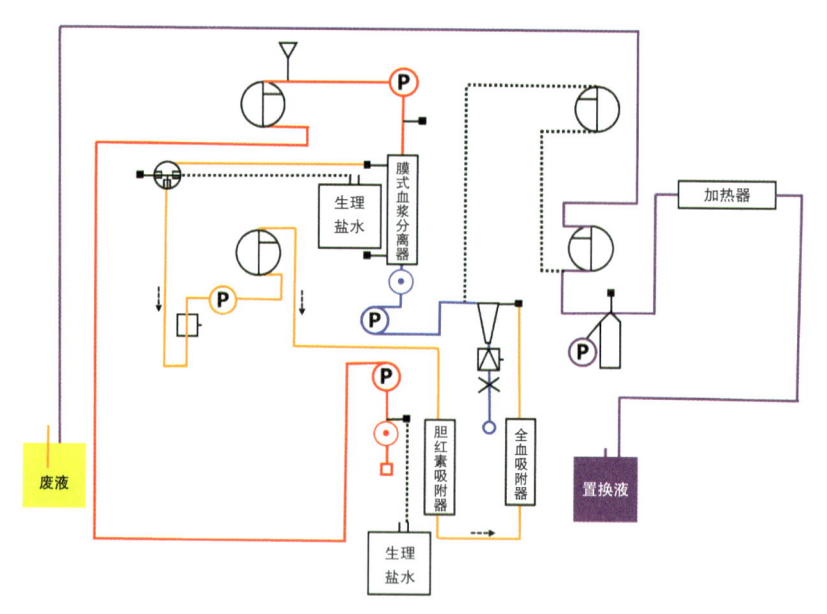

图11-2-2　日机装Aquarius DPMAS CVVH模式改良程序回浆示意图

1. 在治疗模式下，血泵运转回输体外循环管路血液；同时，翻转吸附器（血浆入口端垂直向上），关闭膜式血浆分离器旁路三通，打开连接生理盐水侧，超滤泵运转，同步回输膜式血浆分离器膜外、体外循环管路侧支、吸附器柱体内的血浆。

2. PA模式回浆可参照上述方法。

3. 贝朗Diapact DPMAS模式回浆可参照上述方法。

（二）费森尤斯multiFiltrate DPMAS CVVH模式改良程序回浆

费森尤斯multiFiltrate DPMAS CVVH模式改良程序回浆示意图见图11-2-3。费森尤斯multiFiltrate分浆管不能断开，因此，可采用此法。

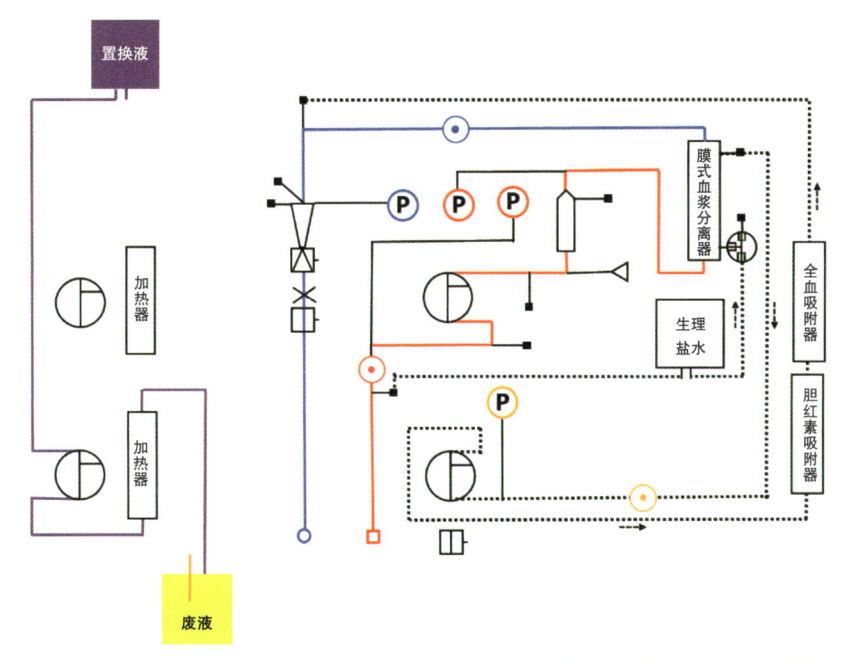

图11-2-3　费森尤斯multiFiltrate DPMAS CVVH模式改良程序回浆示意图

（三）贝朗Diapact DFPP模式改良程序回浆

贝朗Diapact DFPP模式改良程序回浆示意图见图11-2-4。

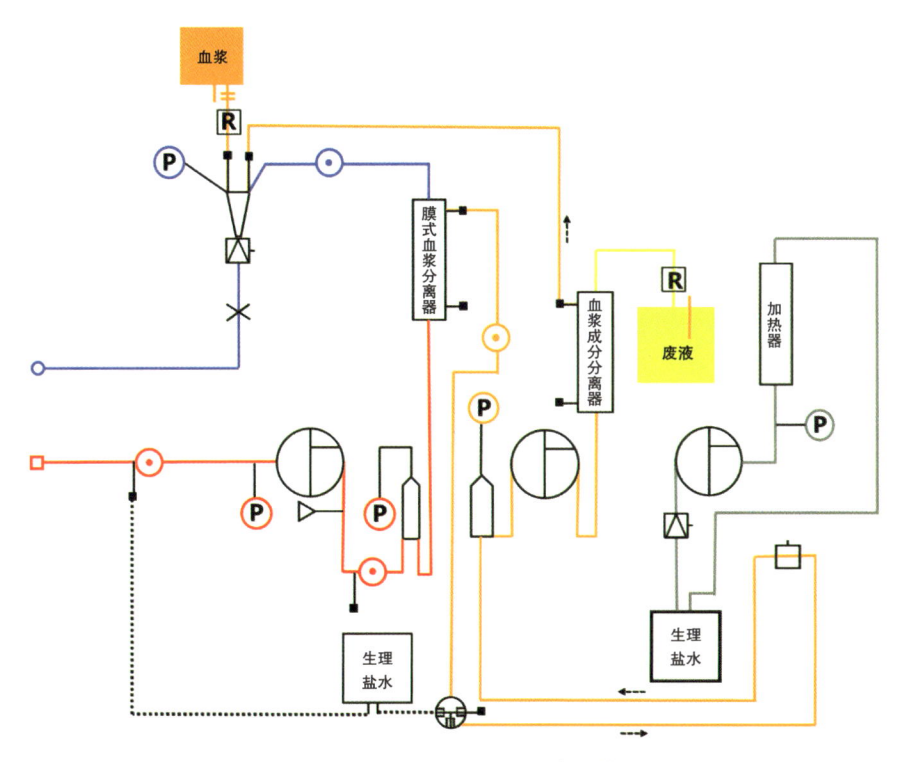

图11-2-4　贝朗Diapact DFPP模式改良程序回浆示意图

1. 同DPMAS模式回浆，血泵运转回输体外循环管路血液、分浆管中血浆，由超滤泵运转回输二级膜柱体内血浆。

2. 翻转血浆成分分离器（血浆入口端垂直向上），血浆补入侧更换为生理盐水，并调低补入速度；与此同时，调低废液侧调节阀流速。

（王蓓蓓　李洋　陈昕宇　代艺璇　代礼）

第十二章　CRRT常用血管通路

第一节　分类

一、CRRT常用通路分类

CRRT常用通路分类见图12-1-1。

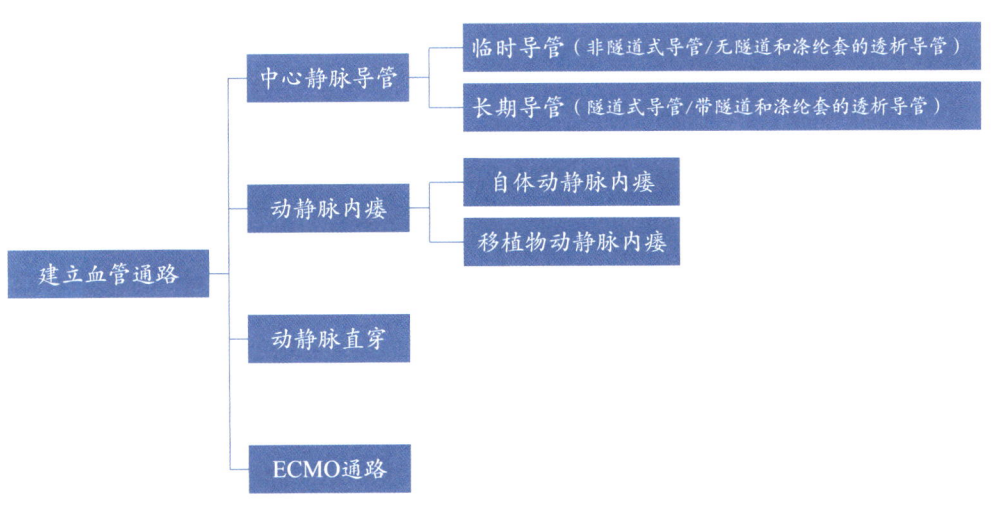

图12-1-1　CRRT常用通路分类

二、CRRT常用通路特点

CRRT常用通路特点见表12-1-1。

表12-1-1 CRRT常用通路特点

名称	优点	缺点	推荐度
临时导管	建立快捷、方便调试	使用寿命较短、易发生导管相关并发症	首选
长期导管	留置时间长	费用较高、操作复杂、不方便调试、易发生导管相关并发症	次之
动静脉内瘘	方便耐用	患者依从性要求高、易发生穿刺相关并发症、不适用于持续性治疗模式	部分特殊治疗模式
动静脉直穿	方便	穿刺技术要求高、易发生穿刺相关并发症	部分特殊治疗模式
ECMO通路	节省中心静脉资源、可"共享"ECMO系统抗凝	CRRT设备需匹配各部分压力才能减少压力报警,顺利治疗	接受ECMO治疗的患者

第二节 导管参数

CRRT常用成人型导管参数见表12-2-1。

表12-2-1 CRRT常用成人型导管参数

描述	导管种类	型号	外径	长度(mm)	常用选择部位
高流量双腔导管套装	临时导管	GDHK-1320	13 F	200	股静脉
高流量双腔导管套装	临时导管	GDHK-1325	13 F	250	股静脉
双腔导管套装	临时导管	GDK-1112.5J	11 F	125	颈内静脉
双腔导管套装	临时导管	GDK-1115	11 F	150	颈内静脉
双腔导管套装	临时导管	GDK-1115J	11 F	150	颈内静脉
双腔导管套装	临时导管	GDK-1120	11 F	200	股静脉
双腔导管套装	临时导管	GDK-1120J	11 F	200	股静脉
双腔导管套装	临时导管	GDK-1125	11 F	250	股静脉
双腔导管套装	长期导管	GDSK-1517	15 F	240	颈内静脉
双腔导管套装	长期导管	GDSK-1521	15 F	290	颈内静脉
双腔导管套装	长期导管	GDSK-1525	15 F	320	颈内静脉
双腔导管套装	长期导管	GDSK-1529	15 F	360	颈内静脉

CRRT常用儿童型导管参数见表12-2-2。

表12-2-2 CRRT常用儿童型导管参数

描述	导管种类	型号	外径	长度（mm）	常用置管部位
儿科双腔导管套装	临时导管	GDK-607.5P	6 F	75	
儿科双腔导管套装	临时导管	GDK-610P	6 F	100	
儿科双腔导管套装	临时导管	GDK-612.5P	6 F	125	见表12-3-2
儿科双腔导管套装	临时导管	GDK-810P	8 F	100	
儿科双腔导管套装	临时导管	GDK-812.5P	8 F	125	
儿科双腔导管套装	临时导管	GDK-815P	8 F	150	

第三节 置管部位

一、CRRT临时导管置管部位与推荐导管长度

CRRT临时导管置管部位与推荐导管长度见表12-3-1。

表12-3-1 CRRT临时导管置管部位与推荐导管长度

置管部位	推荐导管长度（cm）
右股静脉	20～25
左股静脉	20～25
右颈内静脉	12～15
左颈内静脉	15～20
右锁骨下静脉	15～20
左锁骨下静脉	20

二、CRRT临时导管置管部位优选顺序

CRRT临时导管置管部位优选顺序示意图见图12-3-1。

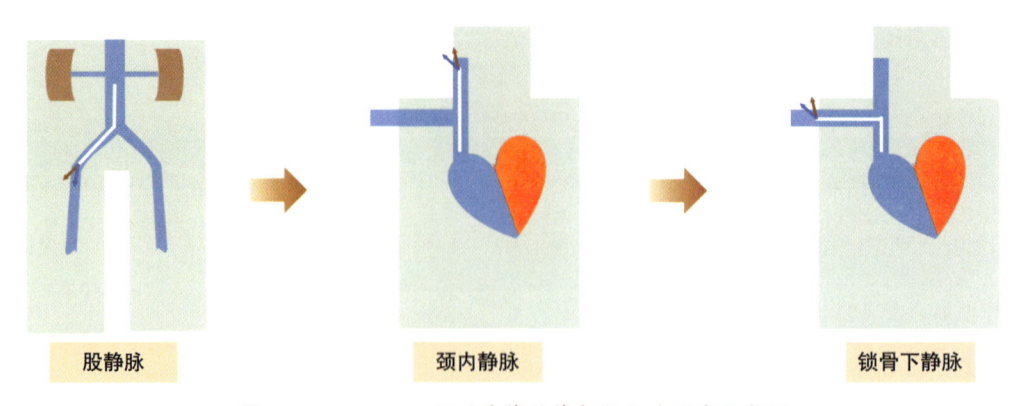

图12-3-1　CRRT临时导管置管部位优选顺序示意图

2012年，改善全球肾病预后组织（KDIGO）的《急性肾损伤临床实践指南》建议CRRT临时导管置管部位优选顺序依次为右侧颈内静脉、股静脉、左颈内静脉、锁骨下静脉。在笔者单位，CRRT临时导管置管部位优选顺序依次为股静脉、颈内静脉、锁骨下静脉，一般先右侧后左侧。《重症血液净化血管通路的建立与应用中国专家共识（2023）》推荐根据临床具体情况选择置管部位，需要关注患者个体因素。长期导管置入部位优选顺序依次为右颈内静脉、右颈外静脉、左颈内静脉、左颈外静脉、锁骨下静脉或股静脉。上位中心静脉导管近心端位置应在上腔静脉下1/3段内或其与右心房结合部上2 cm处，下位中心静脉导管近心端入下腔静脉。

儿童型血液净化导管型号及置管部位选择见表12-3-2。

表12-3-2　儿童型血液净化导管型号及置管部位选择

患儿体重	导管规格	置管位置
新生儿	6 Fr或7 Fr双腔导管	颈内静脉，若血管内径过细，可选择在颈内静脉及股静脉分别置入5 Fr中心静脉导管
3～6 kg	6 Fr或7 Fr双腔导管	颈内静脉或锁骨下静脉
>6～30 kg	8 Fr或9 Fr双腔导管	颈内静脉、锁骨下静脉或股静脉
>30 kg	10 Fr双腔导管或12 Fr三腔导管	颈内静脉、锁骨下静脉或股静脉

注：根据患儿的年龄、身高、体重及血管条件选择合适的导管及置管位置。

三、各置管部位优缺点

各置管部位优缺点见表12-3-3。

表12-3-3 各置管部位优缺点

置管部位	优点	缺点
股静脉	・节省上位中心静脉资源 ・穿刺技术要求低 ・压迫止血效果好	・不便于患者早期康复训练 ・不便于患者俯卧位治疗 ・不便于保护患者隐私 ・导管相关性血流感染风险增加
颈内静脉	・活动受限较少 ・便于保护患者隐私 ・便于患者俯卧位治疗 ・便于患者早期康复训练	・不易压迫止血 ・不便于导管维护与固定 ・易受呼吸支持系统影响 ・导管相关性血流感染风险增加
锁骨下静脉	・导管相关性血流感染风险低 ・症状性深静脉血栓风险低	・医疗性气胸风险增加 ・锁骨压迫致使管腔狭窄 ・穿刺技术要求高 ・压迫止血困难

第四节 导管连接

CRRT导管连接方式示意图见图12-4-1。

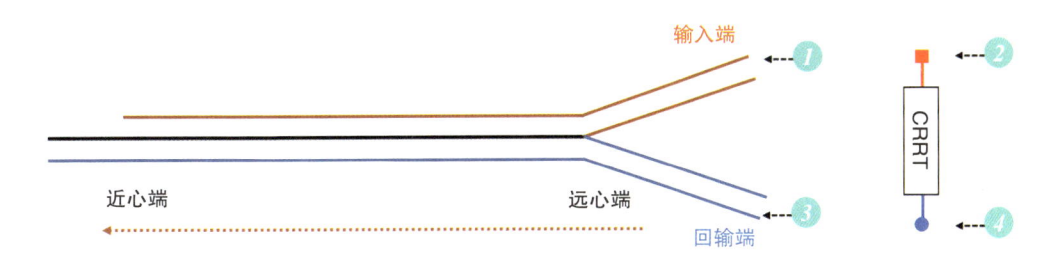

图12-4-1 CRRT导管连接方式示意图

正接：1连接2，3连接4；首选。

反接：1连接4，3连接2；次之，治疗时再循环率增大，治疗效率降低。

单连接：2连接1或3；适用于血流动力学稳定的患者，可在治疗前排出体外循环管路中的预冲液。

双连接：1连接2，3连接4；1连接4，3连接2。双连接适用于血流动力学不稳定的患者，减少上机引血对患者生命体征的影响。

第五节　血管通路穿刺护理要点

一、动静脉内瘘穿刺

（一）穿刺顺序与方法

1. 检查血管通路有无红肿、渗血、硬结，穿刺部位清洁度，并摸清血管走向和搏动，听诊瘘体杂音。

2. 选择穿刺点后，选用合规有效的消毒剂消毒皮肤，按产品使用说明书规范使用。

3. 根据血管的粗细和血流量要求等选择穿刺针。

4. 操作者穿刺前戴护目镜/防护面罩、清洁手套，在阳性治疗区穿隔离衣。

5. 采用绳梯式、扣眼式等方法，以合适的角度穿刺血管。先穿刺静脉，再穿刺动脉，以动脉端穿刺点距动静脉吻合口3 cm以上、动静脉穿刺点的间距5 cm以上为宜，固定穿刺针。

6. 根据医嘱推注首剂量抗凝剂，建立体外循环。

（二）穿刺针选择

1. 在动静脉内瘘使用的最初阶段，建议使用小号穿刺针（17 G或16 G），并采用较低的血流量（200～250 mL/min），以降低对内瘘的刺激与损伤。

2. 使用3～5次后，选用较粗的穿刺针（16 G或15 G），并在患者耐受的情况下，尽量提高血流量（250～350 mL/min）。

3. 有条件的单位建议使用套管针。

（三）压迫

1. 血液净化结束拔出穿刺针后，压迫穿刺点15～30分钟。

2. 如遇穿刺区域出现血肿，24小时内适当间断冷敷，并注意观察内瘘震颤情况，24小时后确认不再渗血可热敷或涂抹消肿类软膏，或采用理疗等方式消肿。

二、动静脉直接穿刺

（一）穿刺顺序与方法

1. 推荐先做静脉回路的穿刺，静脉可选四肢显露的浅表静脉如正中静脉、大隐静脉、头静脉、贵要静脉。

2. 穿刺针与皮肤成20°~30°角。

3. 动脉穿刺选择足背动脉或桡动脉，穿刺前评估动脉血管的位置和走向，根据搏动的强弱及皮下脂肪的厚薄来判断血管的深浅（条件许可的情况下，推荐超声引导下穿刺）。

4. 穿刺针与皮肤成20°~25°角，向心方向穿刺进针。

5. 桡动脉穿刺时，腕部垫一小枕使动脉显现固定。

6. 足背动脉穿刺时，足弓下压，沿穿刺点循动脉走行处由浅入深进针。

（二）穿刺针选择

1. 建议用小号穿刺针（JMS 17~18 G）穿刺。

2. 较低的血流量（180~200 mL/min）。

（三）压迫

1. 治疗结束拔针时先拔动脉后拔静脉，按压应有足够的力度，防止血液渗出形成血肿，压迫30~60分钟，防止血管压迫时间过长与周围组织粘连。

2. 压迫止血期间，密切观察局部有无出血，穿刺处有无肿胀、疼痛，以及皮肤颜色、温度、感觉和末梢循环情况。

（张凌　陈志文　杨莹莹　孙献坤　林丽）

| 参考文献 |

[1] 中国医院协会血液净化中心分会血管通路工作组. 中国血液透析用血管通路专家共识（第2版）[J]. 中国血液净化，2019，18（6）：365-381.

[2] 亚洲急危重症协会中国腹腔重症协作组. 重症患者中心静脉导管管理中国专家共识（2022版）[J]. 中华消化外科杂志，2022，21（3）：313-322.

[3] 中国重症血液净化协作组. 重症血液净化血管通路的建立与应用中国专家共识（2023）[J]. 中华医学杂志，2023，103（17）：1280-1295.

[4] 王刚，潘月帅，孟艳雷，等. ICU患者血液净化专用中心静脉导管封管情况的调查[J]. 中华护理杂志，2022，57（5）：525-531.

[5] 陈香美. 血液净化标准操作规程[M]. 北京：人民卫生出版社，2021.

第十三章 CRRT 导管维护

第一节 更换敷料

一、消毒剂与操作方法

（一）消毒剂

针对临时导管的建立与维护推荐首选2%氯己定乙醇溶液作为消毒剂。若患者对氯己定有使用禁忌，则可选用碘酊、碘伏或70%～80%乙醇。

（二）操作方法

1. 平行去除旧敷料后，戴无菌手套，以穿刺点为中心，自内向外环形消毒，顺时针、逆时针各一遍，每遍要求消毒无缝隙，消毒后，皮肤待干。

2. 消毒范围应≥15 cm×15 cm，消毒后，皮肤待干。

3. 导管肝素帽卸下前，需消毒肝素帽及导管体外部分。

4. 导管肝素帽卸下后，连接体外循环管路前，必须多方位擦拭消毒导管口，擦拭时间不少于15秒。

5. 每次换药前后均要消毒，消毒前洗手，保持手部清洁，遵循无菌原则。

二、选择敷料与更换频次

1. 无菌纱布：适用于高热、出汗、穿刺点渗血、渗液，对其他敷料过敏的患者，至少每2天更换1次。

2. 透明/半透明敷料：适用于穿刺点无渗液、渗血的患者，且具有粘贴牢固、防止导管牵拉及滑脱等优点，至少每5～7天更换1次。

3. 抗菌敷料：适用于导管相关性血流感染高风险患者，可每7天更换1次。

常用敷料实物图见图13-1-1。

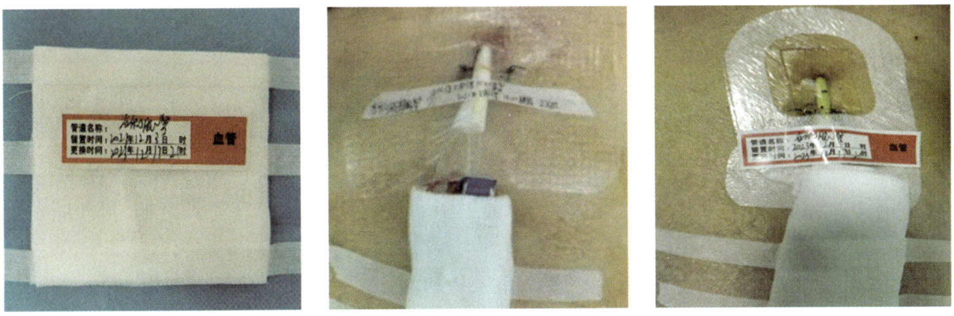

无菌纱布　　　　　　　　　透明敷料　　　　　　　　　抗菌敷料

图13-1-1　常用敷料实物图

注：1.覆盖于隧道或植入式导管的透明敷料的更换不应多于1次/周（除非敷料被污染或松弛），直至置管部位愈合。

2.若穿刺部位发生渗液、渗血或敷料出现潮湿、污染、卷边、松动、破损，应立即更换。避免过度活动，避免拉扯导管，避免接触水，减少导管损伤及感染风险。

第二节　冲封管

一、冲管

1. 治疗启动前，需检查导管功能，抽出每个管腔内3~5 mL含有封管液的血液。
2. "Z"字打在医用纱布垫上，观察有无凝血块，无凝血块后冲管。
3. 治疗结束后，需将导管内血液冲回患者体内，冲管。

冲管流程图见图13-2-1。

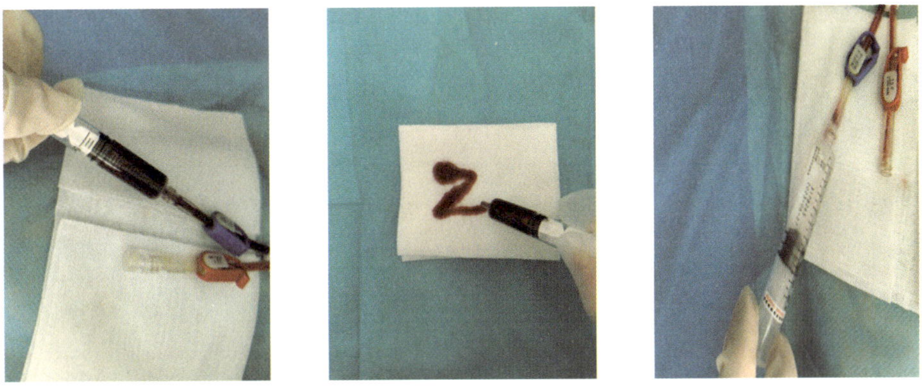

抽血　　　　　　　　　　"Z"字　　　　　　　　　　冲管

图13-2-1　冲管流程图

在进行冲管操作前,应先抽出血液,再冲管。对于CRRT建议使用预充式导管冲洗器。冲管时,需保证导管的每个管腔均被10 mL及以上生理盐水充填,并采用脉冲式冲管。建议冲管液最小剂量为导管系统总容积的2倍,若输注较黏稠溶液,应适当增加冲管液剂量。

二、封管

(一)常用封管液与配制

常用封管液与配制见表13-2-1。

表13-2-1　常用封管液与配制

封管液	配法	用量
肝素钠注射液 (2 mL:12500 IU)	原液	按导管标识的管腔容量
50%肝素钠注射液 (2 mL:12500 IU)	2 mL:12500 IU 肝素+2 mL生理盐水	按导管标识的管腔容量
30%肝素钠注射液 (2 mL:12500 IU)	2 mL:12500 IU 肝素+4 mL生理盐水	按导管标识的管腔容量
20%肝素钠注射液 (2 mL:12500 IU)	2 mL:12500 IU肝素+8 mL生理盐水	按导管标识的管腔容量
4%枸橼酸注射液	原液	按导管标识的管腔容量

部分抗生素与肝素混合封管液见表13-2-2。

表13-2-2　部分抗生素与肝素混合封管液

序号	抗生素名称	抗生素浓度	肝素浓度
1	万古霉素	5.0 mg/mL	5000 IU/mL
2	万古霉素	2.5 mg/mL	5000 IU/mL
3	万古霉素	2.5 mg/mL	2500 IU/mL
4	万古霉素	2.0 mg/mL	10 IU/mL
5	头孢他啶	0.5 mg/mL	100 IU/mL
6	头孢唑林	5.0 mg/mL	5000 IU/mL
7	头孢唑林	5.0 mg/mL	2500 IU/mL
8	环丙沙星	0.2 mg/mL	5000 IU/mL
9	庆大霉素	1.0 mg/mL	2500 IU/mL

注:有研究推荐,通常封管液用量为血管路及附加装置内部容积的120%。

（二）封管流程

治疗结束后，先用生理盐水冲管，然后遵医嘱封管。普通肝素稀释液甚至原液均可用于封管，并根据患者凝血功能、治疗频次，调整肝素稀释液浓度。4%枸橼酸封管不仅能起抗凝作用，还具有一定的抗菌作用。上述封管液基本满足临床需求。不推荐预防性使用抗菌药物溶液。

（三）封管频次

1. 中浓度肝素溶液（1000~1250 IU/mL），每12~24小时封管1次。

2. 高浓度或肝素原液，每2~3天封管1次。

3. 建议采用4%枸橼酸封管，每12~24小时封管1次。

4. 对于没有活动性出血或出血风险的患者，建议采用1000 IU/mL肝素生理盐水封管。

5. 对于患者因外出检查或调整通路等短时暂停治疗的情况，建议用4%枸橼酸封管。

第三节　留置时间与拔管时机

一、留置时间

1. 《中国血液透析用血管通路专家共识（第2版）》推荐，颈部静脉原则上使用不得超过4周，如果预计需要留置4周以上，则应当采用长期导管。

2. 《中国血液透析用血管通路专家共识（第2版）》推荐，股静脉原则上不超过1周，长期卧床患者可以视情况酌情延长至2~4周。

3. 《肾脏病生存质量指导（KDOQI）血管通路临床实践指南》推荐，临时导管留置时间最长限度为2周。

在临床工作中，在熟悉国内外相关指南及推荐的基础上，对患者病情的深入了解及对病情变化的充分评估，有助于做出最适宜的决策，如导管类型和型号选择、血管通路位置选择、导管尖端位置、封管液选择、导管留置时间等，以最大限度地维持血管通路的功能，同时降低血管通路相关并发症的发生率。

二、拔管时机

1. 不应以预防导管相关感染而常规更换导管。

2. 不应因单纯发热而拔除导管，应根据临床表现综合评估拔除导管的必要性。

3. 推荐根据患者和导管的具体情况决定是原位更换导管还是重新穿刺置管。

4. 如果仅为导管功能不良，无导管相关感染存在，而患者本身存在中心静脉资源不足或合并严重出血倾向，可考虑经导丝原位更换血液净化导管。

5. 不推荐在插管部位涂抹抗菌软膏，因其可能导致真菌感染和抗菌药物耐药。

6. 在不需要时，应尽快拔出导管（时间未明确）。

7. 当出现导管相关血流感染（CRBSI）或血栓征象时，拔出临时导管。若需要再次置管，应选择其他部位穿刺。

8. 导管拔除后穿刺部位的消毒、换药与置管部位维护相同，建议敷料覆盖，换药直至伤口结痂。

第四节　经验分享

CRRT导管是血液净化治疗得以实施的关键通路。危重症患者的导管容易出现血栓、出血、感染等并发症。因此，加强导管的维护是减少并发症、保证CRRT顺利进行的关键。

在临床上，导管维护的主要经验总结如下：

1. 定期检查置管处敷料是否清洁、干燥、完整，缝线是否脱落。

2. 观察管腔血液是否存在返流现象。

3. 妥善固定导管（缝线、思乐扣）。

4. 根据不同的导管类型及封管液的使用类型进行冲封管，导管连接口加盖肝素帽，无菌敷料包裹导管。

5. 根据不同的导管类型及封管液的使用类型定期维护导管。

6. 动态评估导管留置时间及必要性。尽快拔除不用的导管。

7. 根据患者导管留置部位进行相关健康宣教：股静脉患者下蹲时间不宜过

长；若血液返流入管腔，及时通知医护人员进行导管维护；穿病员服时应先穿留置导管侧，再穿健侧，脱时相反。

8.告知患者及家属导管的重要性，取得理解及配合，共同维护导管。

（杨莹莹　张雪梅　郑燚　王瑶　樊夏）

参考文献

［1］中华护理学会血液净化专业委员会，上海市护理学会血液净化专业委员会.血液透析安全注射临床实践专家共识［J］.中华护理杂志，2022，57（7）：785-790.

［2］亚洲急危重症协会中国腹腔重症协作组.重症患者中心静脉导管管理中国专家共识（2022版）［J］.中华消化外科杂志，2022，21（3）：313-322.

［3］中国重症血液净化协作组，中国重症血液净化协作组护理学组.中国重症血液净化护理专家共识（2021年）［J］.中华现代护理杂志，2021，27（34）：4621-4632.

［4］姜艳华，邢唯杰，周兴梅，等.连续性肾脏替代治疗患者中心静脉导管维护的最佳证据总结［J］.护士进修杂志，2021，36（6）：533-539.

［5］中心静脉导管冲管及封管共识专家组.中心静脉导管冲管及封管专家共识［J］.中华急诊医学杂志，2022，31（4）：442-447.

［6］中国医院协会血液净化中心分会血管通路工作组.中国血液透析用血管通路专家共识（第2版）［J］.中国血液净化，2019，18（6）：365-381.

［7］Mermel L A，Allon M，Bouza E，et al. Clinical practice guidelines for the diagnosis and management of intravascular catheter-related infection：2009 update by the Infectious Diseases Society of America［J］. Clin Infect Dis，2009，49（1）：1-45.

［8］王刚，潘月帅，孟艳雷，等.ICU患者血液净化专用中心静脉导管封管情况的调查［J］.中华护理杂志，2022，57（5）：525-531.

［9］中国重症血液净化协作组.重症血液净化血管通路的建立与应用中国专家共识（2023）［J］.中华医学杂志，2023，103（17）：1280-1295.

［10］Lok C E，Huber T S，Lee T，et al. National Kidney Foundation. KDOQI clinical practice guideline for vascular access：2019 update［J］. Am J Kidney Dis，2020，75（4 Suppl 2）：S1-S164.

［11］付平，张凌，陈志文，等.连续性肾脏替代治疗医院感染防控专家共识［J］.华西医学，2023，38（7）：961-968.

第十四章　凝血风险因素

第一节　血管通路因素

血管通路因素见表14-1-1。

表14-1-1　血管通路因素

影响因素	建议与经验
1. 导管位置	先考虑颈内静脉或股静脉，然后考虑锁骨下静脉
2. 导管所在体侧	建议先考虑右侧（惯用侧）
3. 长期导管vs临时导管	若有长期导管，先考虑长期导管（管径更粗，提供稳定血流）
4. 导管孔径	建议根据患者身高、体重及血管条件，尽可能选择大孔径导管（管径更粗，提供稳定血流）
5. 导管长度	建议考虑长期导管（可到达中心静脉更适宜位置，提供稳定血流）
6. 导管材料	考虑抗凝涂层导管（减缓导管内部血栓的形成）
7. 导管功能障碍	调整或更换导管

注：本表列举的凝血风险因素多是来自小样本研究和临床经验，仅供参考。

第二节　体外循环因素

体外循环因素见表14-2-1。

表14-2-1　体外循环因素

影响因素	建议与经验
1. 膜材	肝素涂层膜优于非肝素涂层膜，聚砜膜优于三醋酸纤维素膜，中空纤维膜优于平板膜

续表 14-2-1

影响因素	建议与经验
2. 治疗模式	建议考虑CVVHD模式、CVVHDF模式（降低滤过分数）
3. 稀释方式	建议非枸橼酸抗凝时，优先考虑前后稀释（降低滤过分数及保护静脉壶）
4. 血流量	建议成人非RCA-CRRT时血流量不低于200 mL/min（或不低于3 mL/min/kg）；RCA-CRRT时常用血流量为130～150 mL/min，以保证滤后钙水平达标
5. 生理盐水冲洗	不推荐常规冲洗
6. 报警干预	及时处理（减少停机频次、时间）
7. 静脉壶液面	建议静脉壶液面高于血液入口（减少气血平面接触）
8. 超滤速度	建议依据患者病情、干体重及水肿情况等进行精准的液体管理，减少高超滤量时长（降低滤过分数）
9. 跨膜压	及时动态关注机器运行压力变化，及时调整抗凝剂与治疗参数
10. 抗凝剂	及时动态评估，并合理调整抗凝剂种类及剂量

注：滤过分数（FF）是超滤率（Q_{UF}）和血浆流量（Q_P）的比值，即$FF=Q_{UF}/Q_P$。
$FF=Q_{UF}/(Q_B(1-HCT)+Q_R^{PRE})$，$Q_B$是血流量，HCT是血细胞比容，$Q_R^{PRE}$是前置换流量。
滤器内浓缩比例$CR=Q_{UF}/(Q_B+Q_R^{PRE})=(Q_R^{PRE}+Q_{UF}^{NET}+Q_R^{POST})/(Q_B+Q_R^{PRE})$，这里$Q_{UF}^{NT}$是净超滤流量，$Q_R^{POST}$是后置换流量。

滤过分数一般要求控制在25%～30%以下。

第三节　医患因素

医患因素见表14-3-1。

表14-3-1　医患因素

影响因素	建议与经验
1. 患者年龄	对于高龄患者，及时动态调整抗凝剂种类及剂量，优先考虑肝素涂层滤器
2. 患者意识	对于不配合治疗的患者，及时动态评估，合理约束、镇静、镇痛
3. 患者凝血功能（ACT、APTT、PT、PLT、ATⅢ、HCT等）	合理选择抗凝剂，加强动态监测患者凝血功能
4. 患者疾病因素（脓毒症、肝功能衰竭伴胆红素等）	动态调整抗凝剂及剂量

续表 14-3-1

影响因素	建议与经验
5. 治疗因素（红细胞、血小板、新鲜冰冻血浆、冷沉淀、脂肪乳等）	尽量减少CRRT中输注血液制品及脂肪乳等，建议错峰输注
6. 患者体位变化	加强健康宣讲，让患者保持合适的体位，取得患者及家属的理解与配合
7. 呼吸支持	及时干预；进行呼吸治疗操作时，充分评估镇静、镇痛效果
8. 血液循环或生理盐水循环	循环开始时加入肝素，尽量缩短循环时间
9. 预冲因素	按照产品说明书充分预冲
10. 医护人员专业知识及经验	加强培训考核，及时处理报警与调整治疗参数

（孙献坤 王芳 林丽 唐雪）

参考文献

[1] Brain M, Winson E, Roodenburg O, et al. Non anti-coagulant factors associated with filter life in continuous renal replacement therapy（CRRT）: a systematic review and meta-analysis [J]. BMC Nephrol, 2017, 18（1）: 69.

[2] Ronco C, 张凌, 陆任华, 等. 重症肾脏替代治疗和血液净化技术的标准化术语命名 [J]. 华西医学, 2018, 33（7）: 782-796.

第十五章 CRRT 联合 ECMO 治疗

第一节 ECMO概述

体外膜式氧合（extracorporeal membrane oxygenation，ECMO）通过体外膜式氧合器（人工肺）增加血液氧气含量，减排二氧化碳含量。事实上，它也是弥散的一种特殊形式，即气体自由扩散。氧合器由很多中空纤维丝构成，氧气入口端，纤维丝内二氧化碳分压低、氧分压高，血液中二氧化碳分压相对高、氧分压相对低。因此，二氧化碳向纤维丝内扩散，氧气向血液侧扩散，纤维丝内气体流动，使上述过程得以持续进行。体外二氧化碳清除（extracorporeal CO_2 removal，$ECCO_2R$）是通过体外膜式氧合的方式，利用二氧化碳易于弥散的原理，以较小的血流量清除血液中的CO_2，以纠正高碳酸血症及相关的酸中毒为目的的一项技术。临床上，ECMO是将血液从体内引流到体外，经膜式氧合器氧合和排出二氧化碳后再用离心泵将血液注入体内，承担气体交换和血液循环功能。1971年，ECMO首次成功应用于急性呼吸窘迫综合征患者的救治。虽然过去的ECMO结局较差、并发症发生率高，但随着技术的进步和日益增多的成功结局数据，ECMO的应用逐渐增加。

ECMO原理示意图见图15-1-1。ECMO简化示意图见图15-1-2。

连续性肾脏替代治疗护理（图解版）

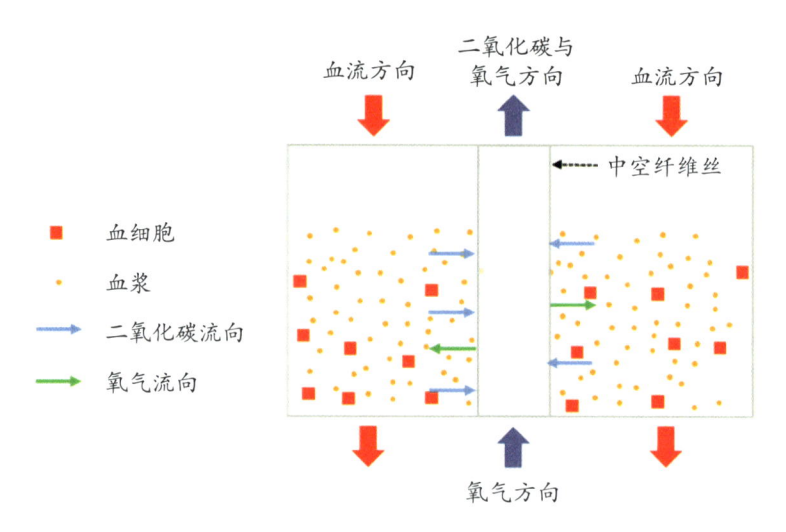

图15-1-1　ECMO原理示意图

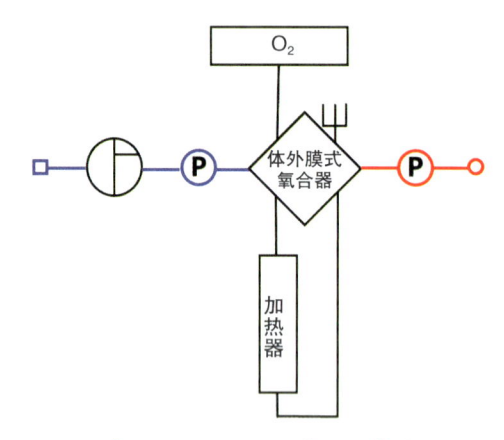

图15-1-2　ECMO简化示意图

注：1.氧合膜前为静脉血（采用蓝色线条），氧合膜后为动脉血（采用红色线条）。

2.需监测ECMO氧合膜前后压力，机型配置相应压力监测系统（如cardiohelp），有些需要临床自行建立。

第二节　CRRT连接ECMO方式

一、CRRT滤器直接串联ECMO

1.优点：方便、经济，相对容易设置且成本较低，无需额外抗凝。

2.缺点：缺乏压力监测，容易增加容量负荷，需要额外的泵来控制超滤量，无法有效清除溶质，效能差，容量不稳定及增加血栓形成的风险。

CRRT滤器直接串联ECMO示意图见图15-2-1。

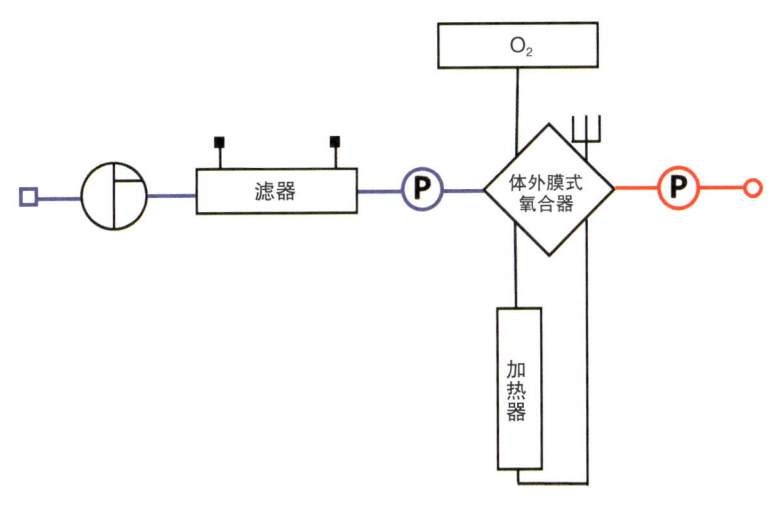

图15-2-1　CRRT滤器直接串联ECMO示意图

注：理论上，滤器及吸附器可与ECMO泵后管路直接串联，但事实上，需考虑耗材是否能耐受或影响ECMO的高流速。

二、输入端、回输端均在离心泵前（CRRT并联ECMO-1）

1. 优点：输入端阻力小。

2. 缺点：回输端低压报警，空气进入离心泵的风险增加。

CRRT并联ECMO-1示意图见图15-2-2。

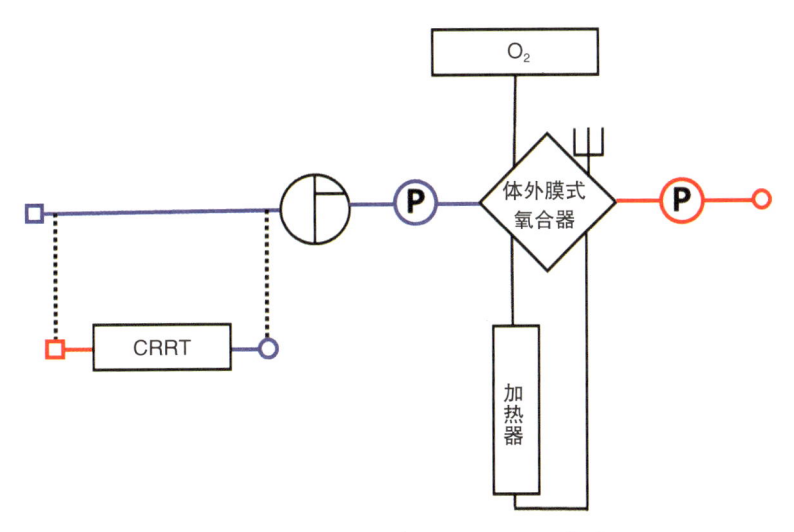

图15-2-2　CRRT并联ECMO-1示意图

三、输入端在离心泵与氧合器间，回输端在离心泵前（CRRT并联ECMO-2）

1. 优点：CRRT血流充足。
2. 缺点：易触发回输端低压报警，空气进入离心泵的风险增加。

CRRT并联ECMO-2示意图见图15-2-3。

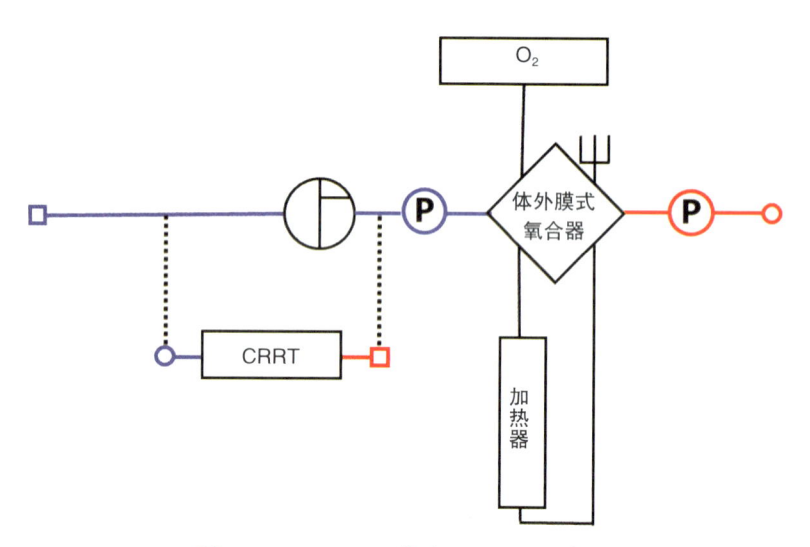

图15-2-3　CRRT并联ECMO-2示意图

四、输入端、回输端均在离心泵与氧合器间，输入端在离心泵近侧（CRRT并联ECMO-3）

1. 优点：避免空气进入离心泵，氧合器阻截血栓。
2. 缺点：CRRT管路压力高，易触发回输端高压报警。

CRRT并联ECMO-3示意图见图15-2-4。

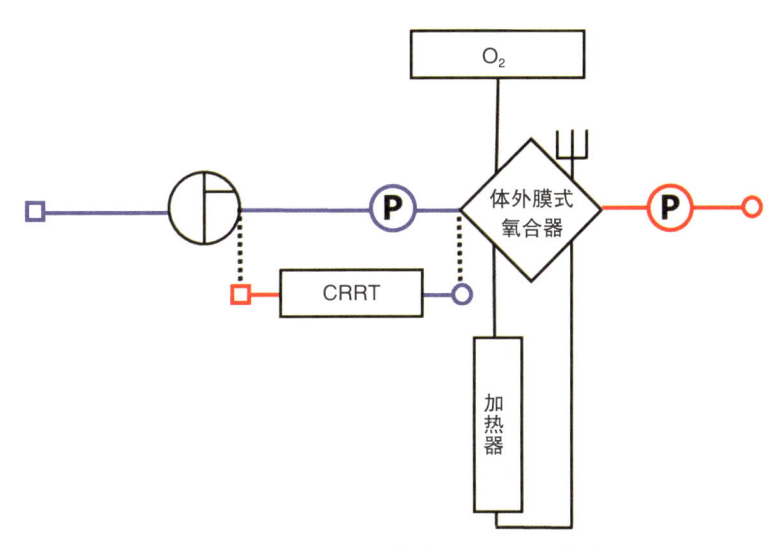

图15-2-4　CRRT并联ECMO-3示意图

五、输入端在氧合器后，回输端在离心泵前（CRRT并联ECMO-4）

1. 优点：CRRT血流充足。

2. 缺点：回输端低压报警，空气进入离心泵的风险增加，发生再循环。

CRRT并联ECMO-4示意图见图15-2-5。

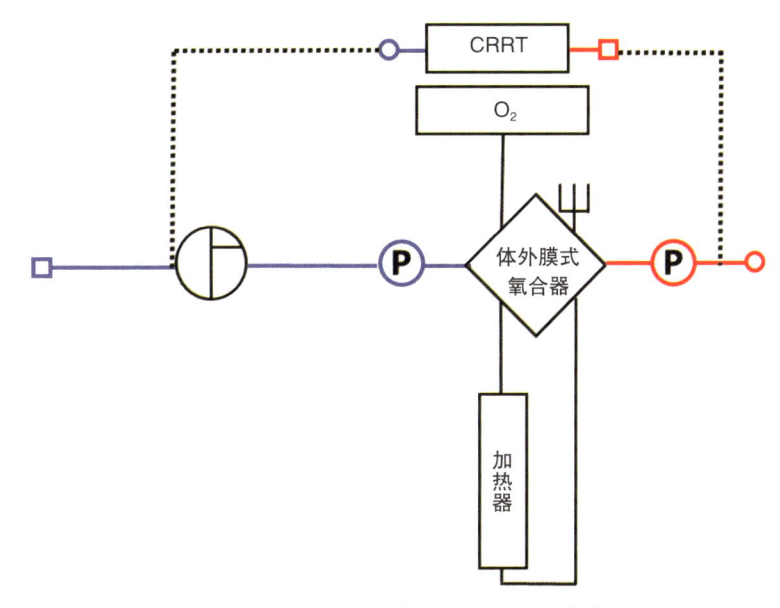

图15-2-5　CRRT并联ECMO-4示意图

注：血液吸附器可采用此法直接并联。

六、输入端在离心泵与氧合器间，回输端在氧合器后（CRRT并联ECMO-5）

1. 优点：CRRT血流充足，与ECMO血流方向一致。
2. 缺点：产生"分流作用"，易触发回输端高压报警，血栓风险增加。

CRRT并联ECMO-5示意图见图15-2-6。

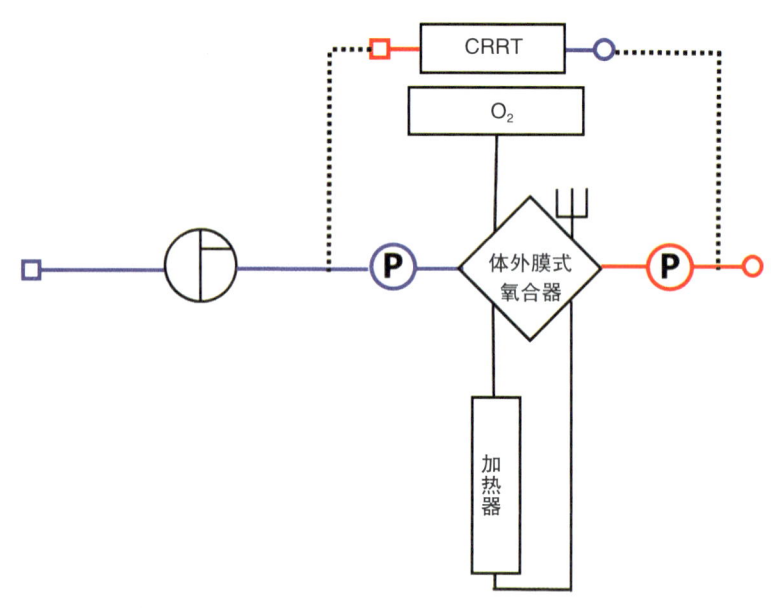

图15-2-6　CRRT并联ECMO-5示意图

七、输入端在氧合器后，回输端在离心泵与氧合器间（CRRT并联ECMO-6）

1. 优点：氧合器可充当血栓"捕捉器"，可监测氧合膜前后压力，使用原装接口。
2. 缺点：易触发动回输端高压报警，发生再循环。

CRRT并联ECMO-6示意图见图15-2-7。

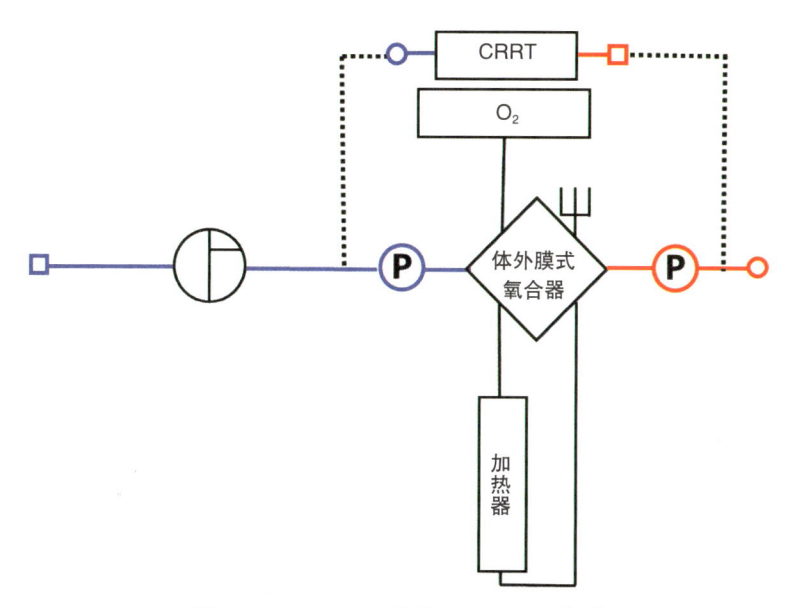

图15-2-7　CRRT并联ECMO-6示意图

八、输入端在离心泵前，回输端在离心泵与氧合器间（CRRT并联ECMO-7）

1. 优点：氧合器捕捉部分空气、血栓。
2. 缺点：易触发回输端高压报警。

CRRT并联ECMO-7示意图见图15-2-8。

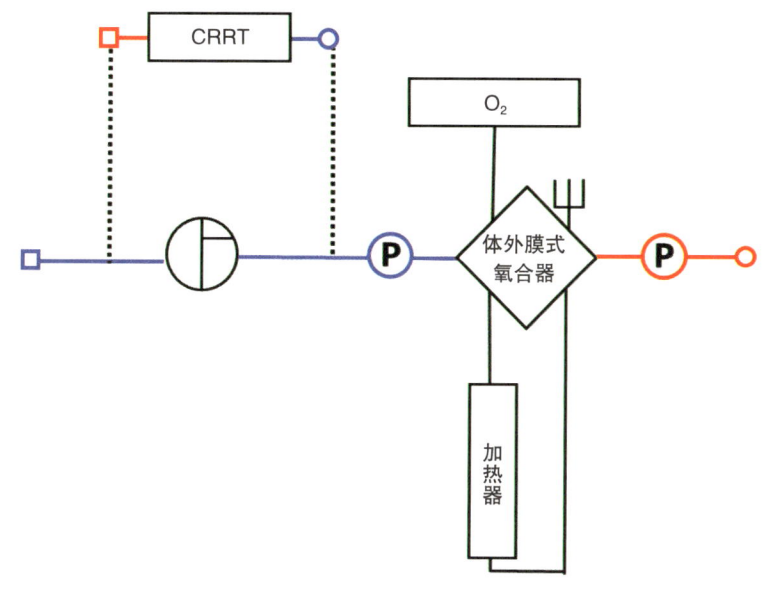

图15-2-8　CRRT并联ECMO-7示意图

九、输入端在氧合器后，回输端在氧合器后（CRRT并联ECMO-8）

1. 优点：CRRT血流充足。
2. 缺点：易触发回输端高压报警，血栓风险增加。

CRRT并联ECMO-8示意图见图15-2-9。

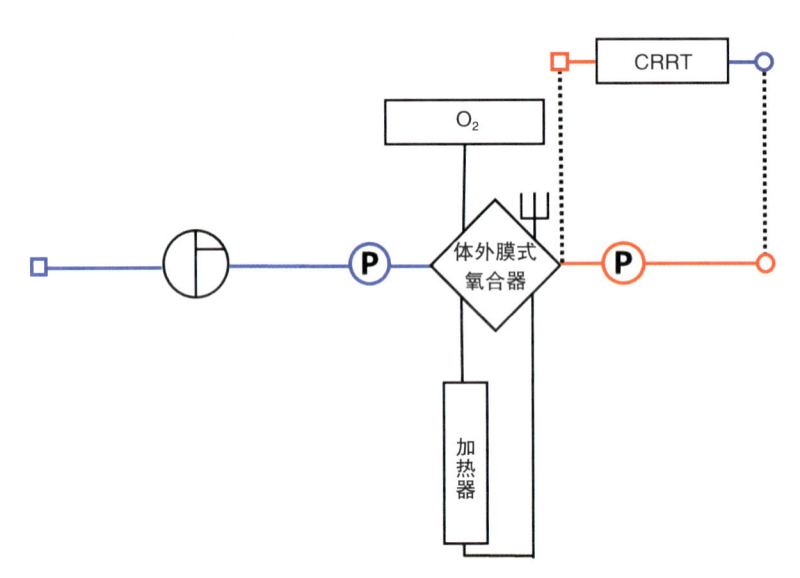

图15-2-9　CRRT并联ECMO-8示意图

第三节　经验分享

　　CRRT并联ECMO体外循环管路，连接点位受ECMO管路侧支接口和CRRT设备压力检测阈值的限制，以上几种连接方法仅供参考。当然，在ECMO管路之外单独建立血管通路同时行CRRT亦可。而CRRT并联ECMO不占用患者中心静脉，有助于降低导管相关感染风险。推荐ECMO同时行CRRT或其他血液净化时，首先尝试与ECMO并联。

　　笔者单位行CRRT并联ECMO时，常选用离心泵氧合膜之间引血+离心泵前回血，即上述CRRT并联ECMO-2方式。注意，若采用该种并联方法，建议从滤器前补入钾剂，避免滤器后补入钾剂，使钾剂被ECMO离心泵抽吸，导致高血钾风险增加。常选用百特Prismaflex进行治疗，但是易触发回输端低压报警（提示性报警），特别是ECMO血流量超过4 L/min时。

除并联CRRT基础模式外，笔者单位也开展血液吸附、DPMAS、PE、DFPP等模式并联ECMO。常选用JMS JUN-55X进行治疗，调整机器压力监测阈值，匹配ECMO流速，可使治疗顺利进行。

ECMO治疗期间，对于患者容量负荷极低或抢救时是否需要进入再循环模式待命，由临床医生评估后决定。

随着CRRT技术的不断更新改进，相信ECMO-CRRT一体机的到来会给CRRT联合ECMO治疗带来更优的解决方案。

（陈志文　孙献坤　刘小兰　马瑷梅）

参考文献

[1] Brodie D, Bacchetta M. Extracorporeal membrane oxygenation for ARDS in adults [J]. N Engl J Med, 2011, 365（20）: 1905-1914.

[2] Del Sorbo L, Cypel M, Fan E. Extracorporeal life support for adults with severe acute respiratory failure [J]. Lancet Respir Med, 2014, 2（2）: 154-164.

[3] 陈丽, 谢派, 曾丽, 等. 体外膜肺氧合联合连续性肾脏替代治疗的连接方式及护理 [J]. 护理研究, 2020, 34（18）: 3355-3358.

[4] 王庆云, 肖素飞, 卢嫦清, 等. 连续性肾脏替代治疗嵌入体外膜肺氧合管路连接方式的研究进展 [J]. 中华护理杂志, 2022, 57（7）: 811-816.

[5] 张磊, 王旭东. 体外二氧化碳清除技术的临床应用进展 [J]. 中华急诊医学杂志, 2023, 32（9）: 1268-1272.

[6] 中国心胸血管麻醉学会, 中华医学会麻醉学分会, 中国医师协会麻醉学医师分会, 等. 不同情况下成人体外膜肺氧合临床应用专家共识（2020版）[J]. 中国循环杂志, 2020, 35（11）: 1052-1063.

[7] Griffin B R, Liu K D, Teixeira J P. Critical Care Nephrology: Core Curriculum 2020 [J]. Am J Kidney Dis, 2020, 75（3）: 435-452.

第十六章　CRRT 院感防控

CRRT患者往往病情危重，伴多器官功能损害，极易诱发局部或全身感染，院感防控就显得尤为重要。目前，医院感染已成为全球面临的重要公共卫生问题之一，不仅会增加社会负担，也会给患者身心带来负面影响。然而，目前国内外尚缺少CRRT院感防控相关的指南或共识，且现有的血液透析标准操作流程尚不能完全替代CRRT的院感防控内容。因此，对于CRRT院感防控，可以参考笔者单位牵头撰写的《连续性肾脏替代治疗医院感染防控专家共识》。该共识旨在强化医护人员对CRRT院感防控工作的意识，规范CRRT临床操作，预防医院感染。

第一节　医护人员职业防护

一、健康管理

建立医护人员健康档案，让医护人员定期（原则上至少1次/年）进行健康体检以及乙型肝炎病毒、丙型肝炎病毒、梅毒螺旋体和人类免疫缺陷病毒（艾滋病病毒，HIV）标志物检测，并管理保存体检资料。建议医护人员接种乙肝疫苗。

二、标准预防

标准预防（standard precaution）是基于患者的体液（血液、组织液等）、分泌物（不包括汗液）、排泄物、黏膜和非完整皮肤均可能含有病原体，针对医院患者和医护人员采取的一组预防感染措施。它包括手卫生，根据预期可能的暴露穿戴个人防护用品（如手套、隔离衣、口罩、帽子、护目镜或防护面罩等），安全注射，以及穿戴合适的防护用品处理污染的物品与医疗器械等。

三、隔离预防

患者拟行CRRT前，应行乙型肝炎病毒、丙型肝炎病毒、梅毒螺旋体及人类免疫缺陷病毒标志物检测。

医护人员在接触患者前，应评估患者是否需要隔离及隔离种类；知晓隔离标识所代表的隔离病种，如黄色标识一般用于经空气传播的隔离，粉色标识一般用于经飞沫传播的隔离，蓝色标识一般用于经接触传播的隔离。

不同传播途径疾病相应的医护人员防护措施见表16-1-1。

表16-1-1 不同传播途径疾病相应的医护人员防护措施

项目	防护措施
经接触传播疾病的隔离	接触隔离患者的体液（血液、组织液等）、分泌物、排泄物等时，应戴一次性使用医用橡胶检查手套，手上有伤口时应戴双层手套
	接触污染物品后、离开隔离病室前应摘除手套，洗手和（或）手消毒
	进入隔离病室，从事可能污染工作服的操作时，应穿隔离衣
	离开病室前，脱下隔离衣，按要求悬挂，每天更换、清洗与消毒，或使用一次性隔离衣，用后按医疗废物管理要求处置
	接触甲类及乙类按甲类管理的传染病患者时应按要求穿脱医用一次性防护服，离开病室前，脱去医用一次性防护服，医用一次性防护服按医疗废物管理要求处置
经飞沫传播疾病的隔离	应根据诊疗的需要，穿戴合适的防护用品
	一般诊疗护理操作佩戴医用外科口罩，严格进行手卫生
	与患者近距离（≤1 m）接触或进行产生气溶胶的操作时，应戴帽子、医用防护口罩
	进行可能产生喷溅的诊疗操作时，应戴护目镜或防护面罩，穿隔离衣
	当接触患者及其体液（血液、组织液等）、分泌物、排泄物等时，应戴一次性使用医用橡胶检查手套，操作完成后，严格进行手卫生
经空气传播疾病的隔离	应严格按照区域医院感染预防与控制要求，在不同的区域穿戴不同的防护用品，离开时按要求摘脱，并正确处理使用后物品
	进入确诊或可疑传染病患者房间时，应戴帽子、医用防护口罩
	进行可能产生喷溅的诊疗操作时，应戴护目镜或防护面罩，穿隔离衣
	当接触患者及其体液（血液、组织液等）、分泌物、排泄物等时，应戴一次性使用医用橡胶检查手套
	按要求使用相应的防护用品

四、血源性职业暴露

发生血源性职业暴露后应立即进行局部处理：①用肥皂液和流动水清洗被污染的皮肤，用生理盐水冲洗被污染的黏膜；②如有伤口，应当轻轻由近心端向远心端挤压，避免挤压伤口局部，尽可能挤出损伤处的血液，再用肥皂水和流动水冲洗；③冲洗受伤部位的伤口后，应当用消毒液，如用70%乙醇或0.5%碘伏消毒，并包扎伤口，被接触的黏膜应当反复用生理盐水冲洗干净。

（一）乙型肝炎病毒

1. 未接种乙肝疫苗者，应采取注射乙肝免疫球蛋白和接种乙肝疫苗的措施。
2. 以前接种过乙肝疫苗，已知有抗体反应者，无需处理。
3. 以前接种过乙肝疫苗，已知没有抗体反应者，应采取注射乙肝免疫球蛋白和接种乙肝疫苗的措施。
4. 抗体反应未知者进行抗原抗体检测，如检测结果不充分，应采取注射乙肝免疫球蛋白和接种乙肝疫苗的措施。

（二）丙型肝炎病毒

没有推荐的接触后预防措施。

（三）人类免疫缺陷病毒

尽快采取接触后预防措施，预防性用药应当在发生人类免疫缺陷病毒职业接触后4小时内实施，最迟不得超过24小时。但即使超过24小时，也应实施预防性用药。对所有不知是否怀孕的育龄妇女进行妊娠检测。育龄妇女在预防性用药期间应避免或终止妊娠。预防性用药如下：

1. 如果存在用药指征，应当在接触后尽快开始接触后预防。
2. 接触后72小时内应当考虑对接触者进行重新评估，尤其是获得了新的接触情况或源患者资料时。
3. 在接触者可耐受的前提下，给予4周的接触后预防性用药。
4. 若证实源患者未感染血源性病原体，应当立即中断接触后预防性用药。

五、职业防护教育

1. 对所有医疗相关人员开展岗前职业防护培训，使其树立"预防强于处理"的职业防护理念。
2. 定期进行职业防护安全培训，每年至少1次；如发生新的职业暴露，用人单位应加强培训。

第二节　CRRT设备消毒

CRRT设备消毒见表16-2-1。

表16-2-1　CRRT设备消毒

注意事项	具体内容
消毒原则	仪器使用后需清洁消毒
	仪器表面平均菌落≤10.0 CFU/cm^2
	消毒不同患者单元时，应更换消毒媒介，一机一物
	未使用仪器至少每周消毒1次
	使用中的仪器应每班消毒1次，遇血液、体液污染时应及时清洁消毒
消毒媒介	一次性消毒湿巾
	重复使用超细纤维抹布
	棉质抹布
消毒顺序	自上而下（机身顶部、面板、机身两侧、底座）
	从前向后（机器正面、侧面、背面）
消毒剂	500 mg/L含氯消毒剂（适用于仪器机身、输液架、输液泵、注射泵）
	75%乙醇（适用于仪器机身、仪器屏幕、输液泵、注射泵）
	70%异丙醇（适用于仪器机身；可用于漏血探测器，但不常规擦拭）
	0.1%次氯酸钠（适用于仪器机身）
	2000 mg/L含氯消毒剂（适用于血液、体液污染，先用吸湿材料如毛巾或纸巾去除可见污染物，再用含氯消毒剂）

第三节　CRRT耗材使用

CRRT耗材使用见表16-3-1。

表16-3-1　CRRT耗材使用

物品	使用原则
CRRT高值耗材	一人一用，禁止违规复用，按说明书定期更换
CRRT废液袋	专人专用，一人一用，原则上禁止复用
一次性用品（三通、输液器、注射器等）	有效期内，一人一用，禁止复用
隔离病房耗材	不能带出隔离病房

第四节　CRRT医疗废物处理

CRRT医疗废物处理见表16-4-1。

表16-4-1　CRRT医疗废物处理

物品	处理原则
锐器（穿刺针、输液针头、安瓿等）	使用后立即放入锐器盒，禁止双手回套针帽，禁止弯曲或折断针头，禁止用手分离注射器针头
可回收废物（盐水袋、置换液袋、枸橼酸袋、碳酸氢钠瓶）	排空液体后按可回收医疗废物处理
感染性医疗废物（废弃管路、废液袋、被污染的可回收废物）	使用后放入黄色垃圾袋，禁止回收和二次使用（夹闭CRRT所有管路夹）
血袋/血浆袋	治疗后的血浆袋至少保存24小时
未污染的一次性使用外包装	按生活垃圾处理放入黑色垃圾袋，传染病患者的生活垃圾按医疗废物处理
废液	按照患者尿液和体液处理
甲类传染病或按甲类传染病管理的疾病产生的废物	用双层黄色垃圾袋收集，用鹅颈结式封口，分层封扎，封口严密，做好标识；离开污染区前对外包装表面喷洒1000 mg/L含氯消毒剂
甲类传染病或按甲类传染病管理的疾病产生的废水	卫生间门口地面铺设一次性吸水抹布（蘸取5000~10000 mg/L含氯消毒剂）；处理完毕后，5000 mg/L含氯消毒剂作用下水系统30分钟，然后用清水冲洗干净，悬挂"消毒中"警示牌，再用紫外线照射1小时

第五节　CRRT设备存放

1. 原则上保持干燥通风，定期清洁消毒，保证设备转运所需要的外部环境。
2. 外部存放环境：干燥、通风、无尘、无污垢、无碎屑、无异味。
3. 若有仪器保护罩，应套上保护罩。
4. 定点、定位放置是指CRRT设备按照分类放置于指定区域。
5. 存放间距：10 cm以上。

（陈志文　王芳　孙献坤　张雪梅　李旭）

| 参考文献 |

［1］付平，张凌，陈志文，等.连续性肾脏替代治疗医院感染防控专家共识［J］.华西医学，2023，38（7）：961-968.

［2］中华人民共和国国家卫生健康委员会.医院隔离技术规范：WS/T 311—2023［S］.北京：中国标准出版社，2023.

［3］中华人民共和国卫生部.血源性病原体职业接触防护导则：GBZ/T 213—2008［S］.北京：中国标准出版社，2008.

附录　中英词汇对照

附表1　中英词汇对照

中文	英文
安装	insert
白细胞清除疗法	leukocyte apheresis，LCAP
半透膜	semi-permeable membrane
报警	alarm
报警限值	alarm limit
补救	remedy
参数	parameter
超滤率	ultrafiltration rate，UFR
超滤目标	UF goal
秤	scale
冲洗	rinse
传感器	sensor
袋子更换	bag change
单超	isolated ultrafiltration
单通过白蛋白透析	single pass albumin dialysis，SPAD
蛋白A免疫吸附	protein A immunoadsorption，PAIA
当前剂量	current dose
电解质	electrolyte
动静脉内瘘	arteriovenous fistula，AVF
动脉壶	arterial blood chamber
动脉压	arterial pressure
对流	convection
二氧化碳	carbon dioxide

续附表1

中文	英文
废液	effluent
废液/超滤泵	effluent/ultrafiltration pump
分离	disconnection
分子吸附再循环系统	molecular adsorbent recirculating system，MARS
肝素	heparin
肝素注射器	heparin syringe
高容量血液滤过	high volume hemofiltration，HVHF
枸橼酸	citric acid，CA
枸橼酸-钙	citric acid-calcium，Ci-Ca
枸橼酸蓄积	citrate accumulation
关机	turn off
管路	line
过滤器	filter
壶	chamber
缓慢持续超滤	slow continuous ultrafiltration，SCUF
回路	return line
回输	reinfusion
回血	blood return
急性肾损伤	acute kidney injury，AKI
加热器	heater
钾	kalium/potassium
截留	cut-off
静脉壶	venous blood chamber
静脉夹	venous clamp
静脉压	venous pressure
局部枸橼酸抗凝	regional citrate anticoagulation，RCA
开机	turn on
抗凝作用	anticoagulation
空气检测器	air detector

续附表 1

中文	英文
跨膜压	transmembrane pressure，TMP
连接	connection
连续性动脉-静脉血液滤过	continuous arterio-venous hemofiltration，CAVH
连续性动脉-静脉血液透析	continuous arterio-venous hemodialysis，CAVHD
连续性动脉-静脉血液透析滤过	continuous arterio-venous hemodiafiltration，CAVHDF
连续性缓慢低效血液透析	sustained low-efficiency hemodialysis，SLED
连续性静脉-静脉血液滤过	continuous veno-venous hemofiltration，CVVH
连续性静脉-静脉血液透析	continuous veno-venous hemodialysis，CVVHD
连续性静脉-静脉血液透析滤过	continuous veno-venous hemodiafiltration，CVVHDF
连续肾脏替代治疗	continuous renal replacement therapy，CRRT
连续性高通量透析	continuous high flux dialysis，CHFD
连续血液净化	continuous blood purification，CBP
磷	phosphorus
流出端安全电子夹管阀	safety out-flow electroclamp
漏血探测器	blood leak detector
滤过分数	filtration fraction，FF
滤器超滤系数	filter ultrafiltration coefficient
滤器夹	filter holder
滤器前压	pre-filter pressure
滤器寿命	filter life
弥散	diffusion
模式	module
膜超滤系数	membrane ultrafiltration coefficient
膜式血浆分离	membrane plasma separation，MPS
目标剂量	target dose
钠	sodium
浓度	concentration
排斥系数	rejection coefficient

续附表 1

中文	英文
配对血浆滤过吸附	continuous plasma filtration coupled with adsorption, CPFA
平衡	balance
气泡捕捉器	bubble trap
气泡检测器	air bubble detector
前置换泵压力传感器	pre-replacement pump pressure sensor
确认	acknowledge
乳酸	lactic acid
入路	access line
筛选系数	sieving coefficient
生理盐水	saline
输出压	out-flow pressure
输入压	in-flow pressure
双重血浆分子吸附系统	double plasma molecular adsorption system, DPMAS
双重血浆置换	double filtration plasmapheresis, DFPP
探测器	detector
碳酸	carbonic acid
体积	volume
体外二氧化碳清除	extracorporeal carbon dioxide removal, ECCO$_2$R
体外膜肺氧合	extracorporeal membrane oxygenation, ECMO
体外清除率	clearance in vitro
体外循环	extracorporeal circuit
透析	dialysis
透析率	dialysance
透析液	dialysate
透析液泵	dialysate pump
团剂	bolus
温度	temperature
吸附	adsorption
稀释	dilution

续附表1

中文	英文
下机	unload
小气泡	microbubble
血泵	blood pump
血泵前泵	pre-blood pump
血泵前泵压力传感器	pre-blood pump pressure sensor
血管通路	vascular access
血浆	plasma
血浆分离	plasmapheresis
血浆分离吸附系统	fractionated plasma separation and adsorption，FPSA
血浆透析滤过	plasma diafiltration，PDF
血浆吸附	plasma adsorption，PA
血浆置换	plasma exchange，PE
血流	blood flow
血滤器/透析器	hemofilter/dialyzer
血气分析	blood gas analysis
血液灌流	hemoperfusion，HP
血液滤过	hemofiltration，HF
血液透析	hemodialysis
液体泄漏探测器	fluid leak detector
游离钙	ionized calcium
有效达成剂量	effective delivered dose
预冲	priming
再循环	recirculation
治疗参数	treatment parameters
治疗结束	end of treatment
治疗模式	treatment modes
治疗性血浆置换	therapeutic plasma exchange，TPE
置换	substitution
置换液/输入泵	replacement/infusion pump
终止	terminate

续附表1

中文	英文
重复白蛋白透析	repeated albumin dialysis,RAD
注射器	syringe
准备	preparation
总转运系数	mass transfer area coefficient

（王芳　刘悦）